现代著名老中医名著重刊丛书·《第九辑》

女科宝歌诀二种

程门雪 编

张镜人
张 天 整理
夏 玲

人民卫生出版社

图书在版编目（CIP）数据

书种室歌诀二种/程门雪编. —北京：人民卫生出版社，2012.10
ISBN 978-7-117-16293-7

Ⅰ.①书… Ⅱ.①程… Ⅲ.①《伤寒论》-方歌-汇编②中医妇产科学-方歌-汇编 Ⅳ.①R222.27 ②R289.4

中国版本图书馆 CIP 数据核字（2012）第 181516 号

门户网：www.pmph.com	**出版物查询、网上书店**
卫人网：www.ipmph.com	**护士、医师、药师、中医师、卫生资格考试培训**

现代著名老中医名著重刊丛书
第 九 辑
书种室歌诀二种

编　　者：程门雪
出版发行：人民卫生出版社（中继线 010-59780011）
地　　址：北京市朝阳区潘家园南里 19 号
邮　　编：100021
E - mail：pmph @ pmph.com
购书热线：010-59787592　010-59787584　010-65264830
印　　刷：北京盛通数码印刷有限公司
经　　销：新华书店
开　　本：850×1168　1/32　**印张：**12
字　　数：240 千字
版　　次：2012 年 10 月第 1 版　2024 年 1 月第 1 版第 5 次印刷
标准书号：ISBN 978-7-117-16293-7/R・16294
定　　价：28.00 元
打击盗版举报电话：010-59787491　E-mail：WQ @ pmph.com
（凡属印装质量问题请与本社市场营销中心联系退换）

出版说明

自20世纪60年代开始，我社先后组织出版了一些著名老中医经验整理著作，包括医案、医论、医话等。半个世纪过去了，这批著作对我国现代中医学术的发展发挥了积极的推动作用，整理出版著名老中医经验的重大意义正在日益彰显。这些著名老中医在我国近现代中医发展史上占有重要地位。他们当中的代表如秦伯未、施今墨、蒲辅周等著名医家，既熟通旧学，又勤修新知；既提倡继承传统中医，又不排斥西医诊疗技术的应用，在中医学发展过程中起到了承前启后的作用。他们的著作多成于他们的垂暮之年，有的甚至撰写于病榻之前。无论是亲自撰述，还是口传身授，或是由其弟子整理，都集中反映了他们毕生所学和临床经验之精华。诸位名老中医不吝秘术，广求传播，所秉承的正是力求为民除瘼的一片赤诚之心。诸位先贤治学严谨，厚积薄发，所述医案，辨证明晰，治必效验，具有很强的临床实用性，其中也不乏具有创造性的建树；医话著作则娓娓道来，深入浅出，是学习中医的难得佳作，为不可多得的传世之作。

由于原版书出版的时间已久，今已很难见到，部分著作甚至已成为中医读者的收藏珍品。为促进中医临床和中医学术水平的提高，我社决定将部分具有较大影响力的名医名著编为《现代著名老中医名著重刊丛书》并分辑出版，以飨读者。

第一辑　收录13种名著

《中医临证备要》　　《施今墨临床经验集》
《蒲辅周医案》　　《蒲辅周医疗经验》
《岳美中论医集》　　《岳美中医案集》
《郭士魁临床经验选集——杂病证治》
《钱伯煊妇科医案》　　《朱小南妇科经验选》
《赵心波儿科临床经验选编》　　《赵锡武医疗经验》
《朱仁康临床经验集——皮肤外科》
《张赞臣临床经验选编》

第二辑　收录14种名著

《中医入门》　　《章太炎医论》
《冉雪峰医案》　　《菊人医话》
《赵炳南临床经验集》　　《刘奉五妇科经验》
《关幼波临床经验选》　　《女科证治》
《从病例谈辨证论治》　　《读古医书随笔》
《金寿山医论选集》　　《刘寿山正骨经验》
《韦文贵眼科临床经验选》　　《陆瘦燕针灸论著医案选》

第三辑　收录20种名著

《内经类证》　　《金子久专辑》
《清代名医医案精华》　　《陈良夫专辑》

《清代名医医话精华》 《杨志一医论医案集》
《中医对几种急性传染病的辨证论治》
《赵绍琴临证400法》 《潘澄濂医论集》
《叶熙春专辑》 《范文甫专辑》
《临诊一得录》 《妇科知要》
《中医儿科临床浅解》 《伤寒挈要》
《金匮要略简释》 《金匮要略浅述》
《温病纵横》 《临证会要》
《针灸临床经验辑要》

第四辑　收录6种名著

《辨证论治研究七讲》 《中医学基本理论通俗讲话》
《黄帝内经素问运气七篇讲解》 《温病条辨讲解》
《医学三字经浅说》 《医学承启集》

第五辑　收录19种名著

《现代医案选》 《泊庐医案》
《上海名医医案选粹》 《治验回忆录》
《内科纲要》 《六因条辨》
《马培之外科医案》 《中医外科证治经验》
《金厚如儿科临床经验集》 《小儿诊法要义》
《妇科心得》 《妇科经验良方》
《沈绍九医话》 《著园医话》
《医学特见记》 《验方类编》
《应用验方》 《中国针灸学》

《金针秘传》

第六辑　收录11种名著

《温病浅谈》　《杂病原旨》
《孟河马培之医案论精要》　《东垣学说论文集》
《中医临床常用对药配伍》　《潜厂医话》
《中医膏方经验选》　《医中百误歌浅说》
《中药炮制品古今演变评述》　《赵文魁医案选》
《诸病源候论养生方导引法研究》

第七辑　收录15种名著

《伤寒论今释》　《伤寒论类方汇参》
《金匮要略今释》　《杂病论方证捷咏》
《金匮篇解》　《中医实践经验录》
《罗元恺论医集》　《中药的配伍运用》
《中药临床生用与制用》　《针灸歌赋选解》
《清代宫廷医话》　《清宫代茶饮精华》
《常见病验方选编》　《中医验方汇编第一辑》
《新编经验方》

第八辑　收录11种名著

《龚志贤临床经验集》　《读书教学与临症》
《陆银华治伤经验》　《常见眼病针刺疗法》
《经外奇穴纂要》　《风火痰瘀论》
《现代针灸医案选》　《小儿推拿学概要》
《正骨经验汇萃》　《儿科针灸疗法》

《伤寒论针灸配穴选注》

第九辑　收录11种名著

《书种室歌诀二种》
《女科方萃》
《干祖望医话》
《名老中医带教录》
《班秀文妇科医论医案选》
《疑难病证治》
《清宫外治医方精华》
《清宫药引精华》
《祝谌予经验集》
《疑难病证思辨录》
《细辛与临床　附（疑难重奇案七十三例）》

这些名著大多于20世纪60年代前后至90年代后在我社出版，自发行以来一直受到广大读者的欢迎，其中多数品种的发行量达到数十万册，在中医界产生了很大的影响，对提高中医临床诊疗水平和促进中医事业发展起到了极大的推动作用。

为使读者能够原汁原味地阅读名老中医原著，我们在重刊时尽可能保持原书原貌，只对原著中有欠允当之处及疏漏等进行必要的修改。为不影响原书内容的准确性，避免因换算等造成的人为错误，对部分以往的药名、病名、医学术语、计量单位、现已淘汰的临床检测项目与方法等，均未改动，保留了原貌。对于原著中犀角、虎骨等现已禁止使用的药品，本次重刊也未予改动，希冀读者在临证时使用相应的代用品。

人民卫生出版社
2012年6月

序

夫医书之撰用歌赋体裁，大抵肇自南齐徐文伯之《子午流注逐日按时定穴歌》。继而有金·何若愚之《流注指微针赋》、《五子元建日时歌》、窦杰之《标幽赋》、《通玄指要赋》。洎乎明清之季，最是盛行，如《医学入门》、《濒湖脉学》、《医宗金鉴》等。或谐音以成韵，修词以达远，骈四俪六，文采斐然，或为五、七言韵语，益朗朗便读，嘉惠后学。盖医道精湛，非深谙理法方药之义，焉能扶尪羸、起沉疴。而方书浩瀚，纵皓首穷经，亦安得详熟无遗，歌赋则可约其繁博，更有助于习诵记忆耳。

程丈门雪夙从名医汪莲石、丁甘仁受业，旋悬壶泸渎，并任教上海中医专门学校。临诊讲学之余，曾根据前贤理论，结合读书心得及实践经验，编成《伤寒论歌诀》、《妇科摘要歌诀》、《西溪书屋夜话录歌诀》、《藏心方歌诀选粹》等多种辅导课本。内容撷医论之菁华，汇方药之分析，“于古书则研求古训，于后人书则必分别疑似”。且去取审慎，注释明白，章句简练，音韵和谐，堪称歌诀上乘，门弟子珍比珠玉。据《藏心方歌诀选粹》自序谓：“第未老而先衰，读书苦不能熟，昔时所读已如隔尘，而则随读随忘，尤为可叹，不得已，乃节精华之点手抄而日诵之，如童蒙然，至所见各家方治，有好者亦如此缩为五七之言，以便读诵，不合韵亦得之，但图顺口易记而已，不以示人，庸何伤乎。此余晚学之始基，亦即补读之一种也”。其读书之勤奋，治学之谨严，秉性之谦逊，弥足矜式。

程丈与先君交谊甚笃，先君尤服膺程丈品学俱优，诗书兼擅，尝诲镜人宜瓣香之私淑，庭训面命，铭篆勿敢懈也。

全国解放，中医事业蓬勃发展，镜人随侍程丈筹建中医学院，纂修《辞海》，朝夕相聚，质疑问难，如坐春风。偶见案头《伤寒论歌诀》旧稿，因辗转传抄，鲁鱼亥豕，几难辨认，爰请于程丈，重加迻录校订，阙者补之，讹者正之，陆续交《上海中医药杂志》刊载。借为程丈花甲寿，韶光荏苒，忽忽二十余年，程丈墓木已拱，镜人亦六秩晋一，垂垂老矣。抚今怀旧，惆怅曷极。顷间曙光医院张天、夏玲二同志裒集《伤寒论歌诀》、《妇科摘要歌诀》将付剞劂，辄缀芜辞，聊当小序云尔。

公元一九八三年岁次癸亥，仲春之月上海张镜人识于锲不舍斋

目录

伤寒论歌诀

太阳篇………………………………………………… 3
一、太阳病大旨………………………………………… 3
二、桂枝汤方义及用法………………………………… 4
三、桂枝汤变化应用大纲……………………………… 6
四、桂枝汤加减方……………………………………… 7
五、麻黄汤方义及用法………………………………… 8
六、麻黄汤加减方 …………………………………… 12
七、桂枝麻黄各半汤，桂枝二麻黄一汤方义及用法 …………………………………… 17
八、五苓散方义及用法 ……………………………… 19
九、桃仁承气汤、抵当汤方义及用法 ……………… 20
少阳篇 ………………………………………………… 23
一、少阳病大旨 ……………………………………… 23
二、小柴胡汤方义及用法 …………………………… 26
三、小柴胡汤加减方 ………………………………… 28
四、大柴胡汤方义及用法（附：小柴胡加芒硝汤） …………………………………… 31
五、柴胡加龙骨牡蛎汤方义及用法 ………………… 35
六、热入血室 ………………………………………… 37
七、结胸胸痞大旨 …………………………………… 39

八、泻心诸汤方义及用法 …………………………… 40
九、陷胸诸汤方义及用法 …………………………… 48
阳明篇 ……………………………………………… 58
一、阳明病大旨 ………………………………… 58
二、葛根汤、葛根加半夏汤、葛根黄芩黄连汤
方义及用法（附：柴葛解肌汤） ………… 69
三、栀子豉汤方义及用法（附：栀豉加减诸方）……73
四、白虎诸汤方义及用法 ………………………… 76
五、承气诸汤方义及用法（附：麻仁丸、黄龙汤、
增液汤） …………………………………… 80
六、合病证治 ……………………………………… 85
太阴篇 ……………………………………………… 95
一、太阴病大旨 ……………………………………… 95
二、理中丸与汤方义及用法（附：附子理中汤、
枳实理中丸、连理汤、治中汤） ………… 101
三、桂枝加芍药汤、桂枝人参汤方义及用法
（附：桂枝加大黄汤、赤石脂禹余粮汤） …… 103
四、厚朴生姜半夏甘草人参汤方义及用法……… 108
少阴篇………………………………………………… 111
一、少阴病大旨……………………………………… 111
二、四逆汤、白通汤方义及用法（附：参附汤、
四逆加人参汤、通脉四逆汤、通脉四逆加
猪胆汁汤、白通加猪胆汁汤） ………… 121
三、麻黄附子细辛汤、麻黄附子甘草汤方义及
用法………………………………………… 127
四、附子汤、真武汤方义及用法

（附：桃花汤） …………………… 130
五、黄连阿胶汤、猪苓汤方义及用法（附：海藏黄连阿胶汤、驻车丸） ………………… 134
六、猪肤汤方义及用法（附：苦酒汤、半夏散及汤、甘草汤、桔梗汤） ………………… 138
七、四逆散方义及用法（附：加减法） ………… 141
厥阴篇 …………………………………… 147
一、厥阴病大旨 …………………………… 147
二、厥阴类证辨异 ………………………… 154
三、乌梅丸方义及用法 …………………… 163
四、当归四逆汤方义及用法 ……………… 165
五、白头翁汤方义及用法 ………………… 168
六、麻黄升麻汤证辨 ……………………… 170
七、劳复三方法 …………………………… 172
八、差后余证及阴阳易 …………………… 176

女科摘要歌诀

调经门 …………………………………… 183
一、经期 …………………………………… 183
二、经色不正病因 ………………………… 184
三、经事先期后期及先后无定 …………… 185
四、经行腹痛 ……………………………… 187
五、崩漏 …………………………………… 192
六、经闭 …………………………………… 200
七、经行音哑 ……………………………… 208
八、经行泄泻 ……………………………… 208

带下门…………………………………………………… 216
胎前门…………………………………………………… 228
一、受胎总论…………………………………………… 228
二、分经养胎…………………………………………… 229
三、辨胎脉法…………………………………………… 231
四、安胎大法…………………………………………… 237
五、恶阻证治…………………………………………… 243
六、胞阻腹痛、胎动不安……………………………… 249
七、漏胎小产…………………………………………… 252
八、胎前诸症…………………………………………… 258
九、胎前药忌…………………………………………… 274
临产门…………………………………………………… 284
产后门…………………………………………………… 293
一、产后大法…………………………………………… 293
二、产后通用生化汤方………………………………… 297
三、恶露不行、恶露不绝、血崩诸法………………… 300
四、血晕、癫狂、不语、神志诸症…………………… 304
五、产后发热诸症治法………………………………… 311
六、产后诸痛证治……………………………………… 321
七、产后中风发痉、瘛疭证治………………………… 331
八、产后乳症治法……………………………………… 335
九、产后杂症概治……………………………………… 341
十、妇人杂病证治……………………………………… 349

附：西溪书屋夜话录歌诀……………………………… 363
跋………………………………………………………… 369

伤寒论歌诀

这是我二十年前的旧作，系给门人学习用的。兴之所至，逞臆而写，没有复校，没有修改，所说的话，既主观又片面，同时原稿已为故友章次公兄借去遗失，门人辈辗转传抄，鲁鱼亥豕，不可辨识，本人阅之，亦多茫然。镜人兄不以为只供复瓿，为之整理芜杂，订正错误，复承刘树农、裘沛然、金寿山诸兄参阅修正，甚为感谢。历年二十载，所见亦复不同，老懒不复补充，以存其真。无当大雅，聊供参考之用耳。谬误之点，诸希指正。

门雪　时年六十

太 阳 篇

一、太阳病大旨

【伤寒第一太阳病，脉浮身痛头项强。无热恶寒发阴分，恶寒发热是发阳。因发知受理最确，审证求因大法彰。】

钱潢：因发知受四字最为确当，不独发阴发阳因发知受，即六经病证伤寒温病伤阴伤阳之辨，以及每一疾病的辨证，亦皆因发知受也。

【发阴每有直中虑，】

发于阴者，但寒不热，每有直中三阴之虑。

【发阳传经先三阳。太阳主药桂枝立，加减变化为诸方。】

自桂枝证、麻黄证、大青龙证、刚痉柔痉以下，无一方不用桂枝，即至犯本之时，蓄水之五苓，蓄血之桃仁承气，其中亦均有桂枝，可见桂枝一味实为太阳一经之主药，特以症情及体质之不同，加减变化，乃成诸方耳。

【无汗表实麻黄法，有汗配芍桂枝汤。】

无汗脉浮紧，则配麻黄、杏仁以发汗，成麻黄汤；有汗脉浮弱，则配芍药、生姜、大枣以和阴助阳，扶正达邪，成桂枝汤；桂枝解肌，发汗力薄，恃啜热粥，鼓其胃气，再加温覆；盖毛孔本开，故能作汗，托邪外出，如不汗出，脉浮紧者，不可用也。

【青龙加膏为烦躁，】

大青龙汤于麻黄汤加石膏，以其不汗出而烦躁，内有热也。喻嘉言解作风寒两伤营卫，殊失经旨。

【三纲之说宜商量。】

三纲之说，始于宋孙尚，喻嘉言因而以风伤卫为一纲，主桂枝汤，寒伤营为一纲，主麻黄汤，风寒两伤营卫又为一纲，主大青龙汤。看似整齐清楚，但将风寒与荣卫，独立起来，与事实不符，勿为所误。

【柔痉有汗桂加葛，】

项背强几几有汗者，名柔痉，桂枝汤加葛根治之。

【刚痉无汗麻葛襄。】

项背强几几无汗者，名刚痉，因项背强无汗，故予桂枝汤加葛根，又加麻黄以取汗。

【太阳犯本症有二，蓄水蓄血肠膀胱。】

小肠膀胱为太阳府，故名犯本。

【小便不利渴饮吐，蓄尿五苓气化良。蓄血如狂小便利，少腹硬满瘀热藏。辨证施治分轻重，桃仁承气与抵当。太阳篇中条最富，大半治误救误章。此是太阳自有症，原文熟读细思量。】

二、桂枝汤方义及用法

【恶风发热脉浮缓，】

桂枝证之发热，热必不高，其脉浮而缓，今人多用于高热，大误也。

【自汗中风实伤风。】

喻嘉言云：中字与伤字无别，即谓伤风亦可。杂病中另有中风，不可误会。

【桂枝芍药草姜枣，调和营卫解肌同。更啜稀粥助药力，表虚感冒奏奇功。】

此方实治表虚感冒无其他变症者，故桂枝证有十余日仍在之条，体虚邪留也。

【真正伤寒却无用，脉紧脉缓殊其踪。】

桂枝汤不治伤寒，伤寒初起以麻黄汤治之，但散表不温里，因未知其后来如何变化也。仲景另以中风名之，正恐后人误认为伤寒耳。紧与缓乃相对而言，一紧一缓，一虚一实，对比明晰。

【自汗腹痛虚疟痢，】

杂症腹痛虚疟痢，均借用之甚佳。

【久病寒热效尤崇。】

日久寒热经数候高低不常，汗多指尖冷者，此方有奇效，小儿尤佳，然必脉虚数者方可用之。

【南方伤寒多温热，】

伤寒有五，温热亦概括其中，每每初起恶寒，后复壮热，用此方最应留意。宜加减施治，一候以外无它变，仍显桂枝证者，庶可全用此方。

【原方姜枣勿轻从。纵有恶寒头项痛，轻投桂芍尚相容。更当参入清宣品，慎勿盲从吴鞠通。】

温病初起，亦必有外感新邪引动之，每见恶寒头痛，不能尽如方书所说，温病不恶寒也。惟二三日后寒自退而热大发矣。吴鞠通《温病条辨》，首列桂枝汤，即是此意，惜呆用古方，未言变化之法，反误后人，须知方中姜枣决不可用，纵有恶寒头项强痛如桂枝证者，亦只能轻投桂芍二味，或更兼清解药治之，如佐黄芩，阳旦法也，脉不缓而数者，尤当注意，时法每以荆苏葱豉代桂芍治之。

【脉缓不数是真诀，脉数为温辨须工。】

前言久病寒热，脉数而虚，别无变症者，可用此方，即经云：甘温除大热是也，若外感初起脉转数，桂枝便非所宜，可以荆芥、苏梗代之。若一候外仍恶风形寒，自汗发热，热不高者，则荆苏无效又非桂芍不为功矣。

三、桂枝汤变化应用大纲

【桂枝变法要精详，口苦加芩阳旦汤。】

阳旦亦有谓加附子者，今均以加芩为阳旦。

【漏汗恶风四肢急，桂枝加附治亡阳。虚痛桂枝加饴芍，大实而痛加大黄。】

桂枝加芍，进一步加饴糖，则为小建中。加大黄者，即表里双解之意也。

【寒热虚实四大法，变化无穷此领纲。】

例如寒加附子，热加黄芩，虚加芍药、饴糖。实加大黄。

四、桂枝汤加减方

【脉涩弦急腹中痛，倍芍加饴小建中。喘加厚朴杏子入，加桂奔豚治气冲。头项强痛仍发热，胸满溲难苓术从。温宣气化兼解外，桂不可去去芍通。】

《金鉴》谓：去桂，当是去芍药之误。钱潢亦云：桂枝汤之能解风邪，皆赖桂枝之辛温，可以汗解其邪，用芍药者，因营阴弱而汗自出，故用之以敛阴收汗。若伤寒无汗者，必不可用，今仍头项强痛，翕翕发热无汗，既不以麻黄桂枝并用，若曰桂枝去芍药则可，若反去桂枝而留芍药，其如无汗何，茯苓渗利小便，白术除湿，将置未解之表证于何地耶。按头项强痛，发热多汗，太阳表证犹存，无去桂之理，必误也，因胸满当去芍药，无汗亦当去芍，因小便不利，参五苓意，加茯苓、白术，面面俱到矣，《金鉴》之言是也。

【亡阳不卧惊狂作，救逆去芍漆牡龙。误下烧针更烦躁，桂甘龙牡方意同。脉沉而迟身疼痛，汗过津伤正气穷。新加人参芍姜倍，益阴和阳法所宗。叉手冒心心下悸，桂苓甘枣保心阳。茯苓重用法先煎，甘澜水以万遍扬。通阳泄水蠲心悸，茯苓甘草桂生姜。】

《厥阴篇》云：伤寒厥而心下悸，宜先治水，当服茯苓甘草汤，却治其水；不尔，水渍入胃，必作利也，据此知茯苓甘草汤，本是治水饮之方，其证应有心下悸。

【胸胁支满头目眩，振摇苓桂术甘汤。】

身振振摇者，因误汗动经气也。

【桂苓味甘纳冲气，去术易味理精良。】

白术能动冲气，五味子则专纳冲气，一味之增减，均有至理存焉。

【四方增损均一味，一味之差变化长。】

五、麻黄汤方义及用法

【麻黄汤亦桂枝主，】

本方除桂枝一味外，麻黄、杏仁，不入营分，惟桂枝色赤通心入营耳，焉能谓本方专治寒伤营耶。桂枝汤既主桂枝，复有大枣，断无不入营分之理，更焉能谓之专治风伤卫耶，况本篇有发热汗出营弱卫强之条，主以桂枝汤调和营卫则愈，盖桂枝汤之功用，一能扶营弱，一能抑卫强，自有明训，嘉言等犹独分二者对立，《金鉴》亦然，殆以可汗篇有风则伤卫，寒则伤营，营卫俱病，骨节疼痛，当发其汗一条，遂引以为据耳，岂知此篇非仲景原文，不足为据。若论其所主应是麻黄汤而非大青龙汤，假如依喻氏三纲之制，则麻黄汤亦当列于风寒两伤营卫之治矣，愈分析愈混蒙，还是不言为佳，善乎王旭高言表虚表实，只在有汗无汗之分，不在风寒营卫上分也，今更拈出桂枝一味为太阳主药，余均因症加减，更易明了，知此则麻黄不能与桂枝对立明矣。

【杏仁甘草四味药。太阳伤寒第一方，】

或已发热，或未发热，必恶寒，体痛呕逆，脉阴阳俱紧者，名为伤寒，此汤即初起主方也。

【脉浮而紧是要着。恶寒发热头身痛，诸般全仗桂枝却。】

原文云：太阳病头痛发热，身疼腰痛，骨节疼痛，恶风无汗而喘者，麻黄汤主之，须知自头痛至恶风，均桂枝一味之功，只无汗而喘，方是麻黄主症，于此可明宾主之分。

【因何要用杏麻黄，无汗而喘四字确。】

无汗而喘乃用麻黄的症，拟方定药，如有确当之点，无一虚设，所以经方为一切方之祖也。必先辨此，方不至拘泥不化。如知无汗而喘，为麻黄的症，则非伤寒而有此症，即可用之，后人方治风寒束肺，咳嗽喘急者，有三拗汤，即本方去桂枝，因无太阳证耳，知麻黄汤用法，亦知三拗汤用法，可举一反三也。

【辛甘发散《内经》旨，】

桂枝、甘草辛甘合化，《内经》云：辛甘发散为阳。

【桂草相监理枘凿。】

桂草监制麻黄之说，诸家均乐道之，贤如旭高亦未能免，实大误也，甘草调和药性，尚有可说，但亦只可谓调和，不能谓监制也。至谓麻黄性烈，以桂枝监之，不使其大汗亡阳，则殊非是。如言监制，则各半汤之芍药、大枣，小青龙汤之芍药、五味子，庶几近之。此方则断不能作如此解也。

【发汗定喘入肺经，】

风寒束肺，则肺系急而为喘。麻黄宣肺发汗，肺系不急，则不喘矣。麻黄非特发汗要药，亦治喘要药也。杏仁肃肺，仅辅助之用耳。诸家因惑于伤寒不入手经之说，无言及治肺者。独李濒湖谓：虽是发汗重剂，实能发散肺邪，钱潢称之，以为发千古之秘。其说固是，惟其理亦甚明显，并不足异。只是诸家为前说所囿，印定眼目，遂不敢昌言耳。

【专治太阳何浅薄。】

太阳膀胱经主表，肺主皮毛，风寒外束，最先犯肺，肺亦主表。且肺为水之上源，与太阳膀胱经实相连属，麻黄汤实为治肺之药，必纳之太阳一经，何拘泥之甚耶。

【不须啜粥恐留滞，减除姜枣防腻膈。】

不须啜粥者，因本方治伤寒初起，以后传经热症甚多。恐谷气夹热留滞于中，不易解也。旭高谓：恐留麻黄之性，非也。生姜之热，大枣之腻而温补，倘内有伏热蕴邪，必如火上加油。旭高谓生姜横散，恐碍麻黄上升，大枣缓中，恐碍杏仁下降，言似成理，实为穿凿。此二点，诸家均不言其所以，王氏独能留意之，可称别具慧心，惜因受昔人伤寒温病界限之说，不敢贯串于一，故尚未能尽其微奥耳。

【总为伤寒变化多，传经热病难先测。】

初起汗未出，恶寒未解，以后变化若何，原无一定。脉紧为寒束之象，转为急数，则从热化矣。若从寒化，则有麻黄、附子。若从热化，则有麻黄、石膏。惟其初起，当预留地步，故不用姜枣，不须啜粥，以防传变，此诸家所未解也。凡初起外感重者，风寒闭郁无汗，后世诸方、无不从此化裁，或加减之，或师其意而易其药，故名之曰伤寒首方。又传经热病，轻者由太阳之表不彻，余邪留恋而成，重者则必有伏气，惟伏气无外感不发，初起外邪未罢，寒热无汗，后人以葱豉汤代之，或用银翘散之半，荆芥、豆豉、牛蒡、薄荷等亦妙。南方地暖肌松，纵有寒束，郁从热化，二三日间，无不寒解热发汗出，得此等方已足，毋俟麻黄矣，若夏月发热，终不汗出者，薛生白亦有六一散同研细薄荷钱许，泡汤调服之法，甚效。此等因地制宜，因时变化，须熟记之。

【温热初起表热时，师其意而变其制。冷风哮嗽用最灵，】

冷风从背俞袭肺，久成根株，逢冷恒发哮喘，本方散寒宣肺最效。

【咳嗽杏麻法不易。】

咳喘肺系急，由于风邪感袭者，麻杏为不易之药，桂枝则随症而定，昔贤所谓夏日忌麻黄，以夏日阳气浮于外，汗出多，易于亡阳，固经验之谈，惟咳喘哮嗽，夏月不忌，且纵服麻黄，亦不致发汗也，江南用麻黄为发汗剂者甚少，因无须乎此也，用麻黄于咳嗽哮喘者极多，即有自汗见症，只要确是肺闭不利之喘，依然可用，经方麻杏石甘汤，其见症即是汗出而喘也，须知此汗是热郁于肺，闭而不宣之汗，与阳虚之汗，大有差异，服麻杏石甘汤后，非但不致汗多，且能因喘平而汗少，惟当详察脉证，勿误认为要。

【尺脉微迟不可投，寸关浮弱亦须忧。脉浮紧实麻黄谛，亡血亡阳须细求。】

汗即血，汗为心之液，心阳虚者，汗多亡阳，心阴虚者，汗多亡阴，因人而异，最当细辨，阳虚者勿服，亡血者亦不可用也。

六、麻黄汤加减方

【大青龙即麻黄汤，再加石膏枣生姜。寒热身疼脉浮紧，无汗烦躁用此方。】

太阳病，发热、恶寒、无汗、烦躁八字，是大青龙证着眼处；有汗便不得用麻黄，无烦躁便不得用石膏。此较麻黄证尤剧，表邪紧束，郁热不宣，故用麻桂解表，石膏清里，其兼姜枣者，恐无汗用石膏，抑麻桂发散之力，又恐寒凉太过，转属太阴，故加姜枣以培中气而助宣发，使一汗而表里双解，其配合之苦心，微矣妙矣；此证用此方，不必问中风伤寒，伤营伤卫也。前人解此，繁而无当，多不足取，本方为解表兼清里诸法之祖，若外感引动伏气，外邪未解，伏热已动者，方虽不同，法实本此，银翘散即其例也。玩古人方，须先审其法，再究药味，药虽因病而变动，法则百变不离其宗。能知制方法理，十得八九矣。又经方份量，大有研究，如大青龙汤各味，类似麻黄汤，独麻黄一味用六两，倍麻黄汤之数。固由旨在取汗，亦以内有石膏，不得不重其量以配合之耳，故云一服汗出者，停后服，毋庸尽剂。汗出多者，以温粉扑之，足证其考虑之周密矣。

【少阴亦有烦躁症，汗出脉弱不相当。】

少阴烦躁，汗出脉弱，万不可服大青龙汤，误服必致惊惕肉瞤，促成亡阳之祸也。

【热因寒用方须晓，误服青龙阳必亡。】

少阴烦躁，须热因寒用。如四逆加人尿猪胆汁之例，庶可救其万一耳。《明理论》所载温粉扑法，不甚佳。今人多以龙骨、牡蛎、麻黄根、糯米等研末，匀置粗绢包扑之，颇佳。惟只是一时治标之法，无大效力，根本仍在内治也。

【麻杏石甘易一味，】

麻黄汤桂枝一味易石膏即成麻杏石甘汤。

【汗出而喘无大热。】

本条云：汗出而喘，无大热者，可与麻黄、杏仁、甘草、石膏汤。后人多疑之，谓既汗出，何以用麻黄，既无大热，何以用石膏。柯韵伯改作无汗而喘，大热者，似颇得当，然经文自有至理，原条不可废也。

【其中却有至理存，无汗汗出休拘泥。】

王旭高曰：以余阅历，喘病肺气内闭者，往往反自汗出，外无大热，非无热也，热在里也，用麻黄是开肺不是发汗，且病喘者，虽服麻黄而不作汗，古有明训。肺热则叶举作喘，重用石膏以消肺热，热清肺肃，喘自定矣。本方石膏独多，用至半斤，与大青龙之麻黄独多，正一比例也。此方麻黄治喘，本不作汗，况有如许石膏在内耶，其着重在一“热”字。按肺气内闭，郁热上蒸之汗，多出于头部，此辨证要诀也。

【烦渴舌红脉滑数，】

旭高谓：无大热，乃外不见大热，热在里也，必有烦渴，舌红见老。以补经文之不足，真实凭据，胜诸家空论多矣，应知舌边尖红，中间不一定红绛，多见白苔，所谓苔白者，属肺热是也。又其脉浮滑洪数，亦堪作据。

【泄肺存阴定热喘。麻黄（汤）用桂此易膏，一寒一热堪为比。】

麻黄汤用桂枝治寒喘也，此方用石膏，治热喘也。二方正是寒热对待。

【风温犯肺法当师，肺风痰喘效更奇。】

小儿肺风痰喘属热者，此方甚效。或谓此方无化痰能力，不知平日无痰，一病而痰骤生，是肺热不能肃化，津液壅聚为痰也。痰因热生，热退津行，则痰自化矣。若平素痰多者，可参入瓜蒌、蛤壳、贝母、竹沥、莱菔汁及雪羹汤等。

【暴病多从实证看，】

此要诀也。不独喘病为然，麻黄治喘专药，寒则助桂以温之，热则助膏以清之，不必拘有汗无汗之分，益有的据脉证在也。

【能分脉症便无疑。】

大青龙证，无喘而有恶寒；麻杏石甘证，但热不寒而有喘；大青龙证脉浮紧，麻杏石甘证则浮而滑数。此方为风温上犯，肺热叶举之专方。故暴病身热，渴而咳喘者最适合，若无上焦证，便非所宜。少阴证烦躁，以脉微弱汗出恶风为辨。与大青龙证无汗烦躁脉浮紧者不同，误投即有亡阳之祸，此方汗出不忌者，盖阳虚之汗，与热蒸之汗，虚实有异也。其分辨处在脉则少阴证脉微弱，或寸关浮弱，尺迟微，麻杏石甘证，则脉必滑数有力。在证则少阴证烦躁恶风，麻杏石甘证则无烦躁恶风而为热渴咳喘，显然不侔，决不致误认也。仲景独致意于大青龙证者，为其中烦躁一症相似耳，故谆谆以脉辨之，此则证异脉异，无须辨也，近人治肺热叶举之咳喘，以麻黄入芦根内扎好入煎，即从麻杏石甘汤化出，以芦根代石膏，稳而巧妙，甚可佩也。

【除却石膏加薏苡，发热身疼风湿医。】

《金匮》治风湿一身尽疼，发热日晡所剧者，则用此方。

【风寒湿热易一味，各成主体细寻思。】

合桂枝以治风寒，合石膏以治风热，合苡仁以治风湿，只易一味，各成专治，精当不移，简练妥贴，此其所以为经方。不似后人方之驳杂不纯也，须寻思其意旨，便知制方选药之法，麻黄汤证，麻黄石甘汤证，均有喘，故均用麻杏入肺金，麻杏苡甘证，无喘而一身尽疼，风湿在表，肺主一身之表，因而亦用麻杏，然湿家不可大发汗，经有明训，若喘者虽服麻黄而不作汗，古亦有明训。今无喘而用麻黄，但取其微汗耳。微汗则风与湿俱去也。观其剂量，麻黄只用半两，余药相等，且每服四钱匕，量甚轻也。经方非特药味取舍甚严，即份量亦极有斟酌焉。

【小青龙汤治水气，】

本方为治水饮在肺胃之要剂，原文二条，应以第二条为主，即伤寒心下有水气，咳而微喘，发热不渴者是也，第一条只上半段是正文，伤寒表不解，心下有水气，干呕发热而咳为止，以下或渴、或利、或噎、或小便不利、少腹满诸症，在本方后加减症中，另有他药加减以当之，并非本方所主治也。后人误入于原文之中，前辈作小青龙汤语诀，均收入之，实不合也。

【咳逆倚息支饮是。】

支饮咳逆倚息，不得卧者，本方甚效。重用辛温散水寒，兼以酸苦而安肺。

【姜桂麻黄芍药甘，细辛半夏与五味。】

桂麻解表，甘芍和中，辛姜散水寒，半味降逆气，配合妥当，无一闲味，玩味此等方，方知仲圣之妙也。

【肺痿烦躁加石膏，寒温并进法尤致。】

肺痿咳喘，多因水饮为患。小青龙实治水饮之正方，若水饮夹热而烦躁者，于小青龙汤加石膏，寒温并进，水热俱蠲，于法尤致密。此即《金匮》小青龙加石膏汤也。然则何以不用大青龙汤欤。曰大青龙汤不能泄化心下水邪，故当以小青龙汤加石膏治之耳。心下乃肺胃之分，水饮聚于胃，渍于肺而成诸证，本方有麻桂之散，甘芍之和，辛夏一升一降是一对，姜味一散一收，亦是一对，配合至有法度，后人治水饮喘咳多从本方出入。如《御药院方》细辛五味子汤，治肺气不利，咳嗽喘满，胸膈烦闷，痰多喉中如有水鸡声等证，即本方也，《外台》古今录验沃雪汤治上气不得息，喉中水鸡声，即本方去芍甘二味也，局方从此增损者颇多。又经方用药，每多专治，如芍药治腹痛，茯苓治心悸，及此方之干姜五味治咳，均一定不移者，凡见症有咳，则必云五味干姜，徐灵胎批《临证指南》，亦云用五味治咳，必与干姜同用，一散一收，庶不致敛住肺邪，叶氏用之，深得经旨，惟阴亏有火者，万不可投。

七、桂枝麻黄各半汤，桂枝二麻黄一汤方义及用法

【寒少热多如疟状，日二三度发无时。面有热色邪未解，身痒因无小汗知。桂枝麻黄各半汤，偶方小剂为轻治。】

本方虽名各半汤，照原方分量考之，只是三分之一耳。庞氏总病论，则云桂枝汤末三分，麻黄汤末三分，姜三片，枣三枚，煎去渣，温服一盏。宋时对于经方、局方之常用者，均配合成剂，备人服用。此二汤研末煎服者，谓之煮散，较为和缓，亦可仿法也。观原注之每方汤三合，及庞氏之每汤末三分，则本方之分量，确是三分之一，而非各半也。按《伤寒类方》云，此方分量甚轻，计共约六两，合今之秤，仅一两三四钱，分三服，只服四钱零，乃治邪退后至轻之剂。

【桂二麻一用相同，】

桂二麻一治形如疟，日再发者，与各半汤之证相似，惟分量之别耳。

【只因汗后故参差。】

《伤寒类方》云，与此桂枝麻黄各半汤意略同，但此因大汗出之后，故桂枝略重，麻黄略轻。

【方药尽同分量异，】

此二方以方为单位，非以药为单位，二方即麻桂原方，无一味增减，只在分量煎法上变化之，在仲景方中另具一格，触类旁通，可资隅反，应变无穷也。前人注伤寒，胶柱鼓瑟，每斤斤于桂枝汤麻黄汤之分，一若界限森严，丝毫不可通融者，岂知经方即有二方并用者耶，尤有参差多少而并用者耶，但减其分量变为小剂，便能别有作用。观此方知医者意也，运用之妙，存乎一心，贵能活泼泼地，二方之法为经方变例，须注意熟记之。

【未有小汗再服之。合作一方失本意，长沙妙旨费寻思。】

今人用桂枝麻黄各半汤及桂枝二麻黄一汤，均是等其分量，并合一方，殊失仲景原意，当依方法，分煎去渣，和合再温服之，应知经方每一方之药味，先煎后煮，均有变化作用，分煎后煎，亦有意义，不似后人笼统煎药之法，全不考究也，凡经方中煎煮方法不同者，均须留意研求之，如前辈用交泰丸治不寐不应，后仍用原方，而以肉桂黄连分煎，候稍冷，同和饮服，便效。此分煎之法，仿自斯者，记之以例其余。

八、五苓散方义及用法

【发热而烦渴饮水，水入则吐名水逆。】

胸中有水则不能容水矣。

【水蓄不化津不升，小便不利是其的。】

五苓散以小便不利为主症，水不化，故小便不利，津不升，故口渴欲饮水也。

【脉浮微热消渴句，字字有因认清晰。消渴二字勿误会，】

本条所谓消渴，即渴欲饮水之代名词，非消渴引饮，水不济渴之消渴也。因五苓散所治是渴欲饮水，小便不利，水不能消之证，故知非真消渴也。

【微热一症当辨悉。】

五苓散所主原有表证，一则曰脉浮微热，再则曰发热不解。故方中用桂枝，方后服法云：多饮煖水，汗出愈，仍是解表之意，今人但知利小便，用之犹未尽其功也。惟最要者，须知五苓散所治之脉浮发热，并非大热，故特著“微热”二字以昭示之，否则桂枝白术之辛温便不能合辙矣。倘若不知此理，以为五苓散能治表证，而已消渴，见壮热烦渴，饮入旋消之热证，亦冒昧取用，为害定匪浅鲜。

【五苓散用术桂枝，猪苓茯苓泽泻随。辛温散水淡渗利，汗出溲通病可医。】

温通气化，升津散水，祛邪利小便，乃五苓散之功用也。

九、桃仁承气汤、抵当汤方义及用法

【热结膀胱血蓄肠，】

蓄血证前人均以为血蓄膀胱，此误会也，若果膀胱瘀塞，血蓄不行，又何能小便自利耶。此理所不能通者也，原文谓血自下者愈，若血蓄膀胱，又焉能从小便而下耶，由此推之，是血蓄于肠无疑。按太阳之邪，随经入腑，热虽结于膀胱，血实蓄于回肠，自来注家，只钱潢一人明其旨耳。

【少腹急结入如狂。小便自利血谛证，】

小腹急结是蓄血现症，尤须验其小便，小便自利而少腹仍急结者，方能确诊为蓄血证耳。此与五苓散证之小便不利，正相对待。

【攻瘀大法不可忘。】

伤寒四大法，发表、温里、清气、攻瘀是也，四法错综变化而成诸方。

【其外不解兼解外，】

此条诸家所解，均不甚合蓄血应用抵当汤，既谓尚未可攻，则知可攻者，是指抵当汤言也，诸家惑于当先解外一语，遂有桂枝汤、麻黄、葛根诸汤之说，不思热结下焦，人已如狂，症非轻浅，岂能舍之不治，但顾其外，况麻桂等方又何能愈此证象耶，其实桃仁承气汤之桂枝，即为表证而设，且方中攻里之药，轻于抵当，明是表里并治之法。宜桃仁承气汤之句，系承接先解外而来，非直接乃可攻之句下者，为遥接法也。否则本证与抵当同，何必另出一方，所以另出一方者，即以有表证在，非纯攻血所宜耳，抵当纯攻，桃仁承气攻里兼解外邪，此二方异用之旨也。

【桃仁承气正相当。桂枝桃仁合调胃，甘草芒硝与大黄。】

调胃承气乃大黄芒硝甘草三味，再增桃仁桂枝，便是桃仁承气汤也。调胃缓下，桃仁去瘀，桂枝解表，因当先解表，故下不用峻，即原文刻不可攻之意耳。桂枝合芒硝大黄同用，不致辛温助热，与单用桂枝汤者，不可同日语也。此证与此方极贴切，舍之另求他方，自趋歧路矣。

【硬满已较急结甚，】

少腹硬满，比少腹急结者更甚。

【发狂更比如狂张。】

如狂，似狂未狂，尚有清晰时候也。发狂则势更甚矣，一字之差，轻重大别。

【抵当汤丸分缓急，】

汤与丸药味相同，丸者缓也，分量较轻，服亦较少，不似汤之荡涤力猛也。

【症重剂猛方抵当。】

徐灵胎云：桃核承气乃治瘀血将结之时，抵当乃治瘀血已结之后，惟坚结甚者，方可用之，不可妄投也。

【虫类灵动善走窜，水蛭虻虫力最强。】

蛭，虫之善饮血者而利于水；虻，虫之善吮血者而猛于陆。仲景于血结重证，破血活血，一切草木药力所不及者，必取用之，灵活生动，同气相求之意耳。不独本证也。

【桃仁大黄以为佐，攻瘀峻剂惟此方。】

少 阳 篇

《伤寒》诸本，均先阳明而后少阳，仅常熟丁国钧《荷书馆琐言》称：邴味清得《伤寒论》真本，其编次首太阳、次少阳、次阳明。此说是否确实，姑且勿论，但少阳为枢，半表半里也；太阳开为表，阳明阖为里，是少阳应居太阳、阳明之间也。症由太阳传少阳者有之；迳传阳明者有之，独未见由阳明而传少阳者，以阳明中土，无所复传也。况阳明篇中，言及少阳者颇多，不先读之，何能明了，故移列于前。

一、少阳病大旨

【脉静不传数急传，】

自来于“传经”二字，多所误解，传者由此移彼之意，从太阳移至少阳或阳明，则谓之传经；传者转移其病所与症象也。世人总以为少阳、阳明之邪都由太阳传来，实误。太阳余邪不解而转移者，固亦有之，但其病不重，其势不张，只是余邪耳。其重者，均是本经自发，自发之因，由于蕴伏，并非太阳传来。然既发之后，由太阳证而转为少阳证或阳明证，则固同也。转移一证，传易一经，亦可谓之传，惟非邪传而是证易耳。如本文脉数急者传，脉静者不传，正是蕴伏之邪，续发之证。躁烦欲吐，其机显然，至二三日间，少阳、阳明证见者为传，更是自发之征。否则如柯氏之汗不澈传少阳，汗太过传阳明；太过与不及，岂能于二三日间分晓耶，当细思其理，勿忽视也。

【躁烦欲吐症居先。】

躁烦欲吐，脉数急，为伏邪蕴热欲动之象。脉静即是不数急也，脉不数急，内无邪热，故知不传；若传者，实新邪引动伏气也。

【少阳阳明二三日，如随所见治分诠。余邪不解仅其一，本经蕴发却纷然。】

如汗不澈之少阳证、汗太过之阳明证，余邪为患，仅其中之一，且病轻易愈，其重证者，均自本经自发，伏邪为患。若依昔人所说，少阳、阳明传经，都是太阳治不得法而来，然则治疗得法者，将只有太阳证，而无复诸传经病变耶。世俗每以此说苛求医者，其冤甚矣。其实同一人治，同用一方，而有传有不传。盖有伏邪则传，无伏邪则不传，不关医治之过也。

【少阳为枢半表里，】

少阳为枢，表接太阳，内近阳明，可表可里，故少阳兼症最多，传变亦最多也。其表为少阳经，里为三焦胆腑，近表近里，随症不同，各有治法。

【口苦咽干而目眩。】

口苦咽干目眩，为少阳主证，而口苦尤为重要，必口苦乃可用黄芩泄胆热，以口苦为胆热上泛，胆瘅之象也。

【往来寒热喜烦呕，胸胁苦满胁下痞，】

痞，硬也。

【此是少阳主要症，但见一二无须备。】

“但见一证便是，不必悉具”。指主症也。

【大小柴胡是主方，治兼有表复有里。余邪尚恋小柴清，本经自发大柴平。】

小柴胡汤扶正达邪，为治余邪留恋之妙法，若本经蕴发重症，大柴胡汤较小柴胡汤有效多矣。且蕴发者，辄从腑而出经，半里及半表，大柴胡汤表里并顾，又无小柴胡汤姜枣等壅中留邪之患，昔人于少阳病主小柴胡汤而忽视大柴胡汤之效用，实未审病之轻重、方之进退也。

【兼表自有柴桂法，】

兼太阳表者，有柴桂合法。

【兼里硝黄参以行。】

兼阳明里证者，有柴胡加硝黄法。

【少阳三禁汗吐下，】

少阳非最表，系次表，故忌大发汗，以大发汗则过病所也。然不忌汗出，原文云：“与小柴胡汤，上焦得通，津液得下，胃气因和，身濈然汗出而解。”是小柴胡汤之用，亦从汗解，惟不强发汗耳。少阳腑三焦、胆，三焦为次里，胆为清净之腑，与阳明不同，故忌下，以下亦过病所也。然大柴胡证云：下之则愈。小柴胡汤亦有加芒硝法，须里近里时，有兼见阳明腑实者，故禁下是言本经，可下是言兼见，同而不同，不可不细辨也。少阳主症有口苦喜呕，乃胆液上冲之故。胆胃为降顺之腑，肝脾主升，胆胃主降，升降调和，气机周转，乃为平人，胆失其降，故喜呕，若用吐法，是更增其逆上之威，窒其降顺之势，为大逆也。三禁中以吐法为最要，汗下犹有变通处，吐则不可犯也。栀豉汤虽治三焦病，而山栀苦寒能泄胆热，非但不致引吐，且能止热烦、热呕也。今人用此汤最多，作吐者极少，以山栀既炒焦，豉复炒香，无作吐之能矣。大小柴胡均有半夏、黄芩、生姜等苦辛通降，治呕吐最效，三禁之旨，变通之理，须熟记之。

【汗谵吐下悸而惊。】

汗则谵语，吐下则惊惕心悸也。

【吐下甚则利不止，水浆不入命难生。】

下之甚则利不止，吐之甚则水浆不入，变成危候。盖病不在脾胃，无故攻伐，脾伤则下利不止，胃伤则水浆不入，有病病当之，无病则伤其正也。

【可汗可下有兼见，变化随宜活法精。】

二、小柴胡汤方义及用法

【小柴胡汤和解供，少阳百病此为宗。】

少阳为半表半里，汗吐下皆禁，法当和解，此乃和解之主方也。

【柴胡独重少阳主，】

柴胡一味，分量独重，乃少阳经之主药也，且重则力专，不致为参枣掣制其达邪散结之功。今人用小柴胡，去参而柴胡之量极轻，然仲景制方之妙，每在分两中有深意，不可不知。

【半夏黄芩为其从。】

半夏、黄芩苦辛合化，开结泄热，为其从佐。本方此三味最要，一主二佐，合成小柴胡之用。

【更用参甘与姜枣，合成扶正达邪功。】

少阳之邪留恋不解，正虚不能达邪者，原方最效。

【升降阴阳通津液，】

本方柴胡、姜、枣辛温升散肝脾，半夏、黄芩苦辛降泄胆胃，升降顺则阴阳交，升降调则津液下。原文所谓："上焦得通，津液得下"也。

【去渣重煮取和融。】

原注以水一斗二升，煮六升，去清再煮取三升，分三次服。盖取其力缓和融。

【往来寒热须分辨，】

太阳恶寒发热，是寒热不分，寒时亦热，热时亦寒；阳明但热不寒；少阳往来寒热；此三阳经发热分辨处也。所谓往来寒热者，寒已而热，热已而寒，故曰往来，此往彼来之义，其证与疟相似，亦多是朝轻暮重，先寒后热。惟少阳寒热往来，非只一次，且发无定时，虽有重有轻，而无绝对休止时，与疟之日一度发有定时有休止时者，稍有不同耳。虽疟疾亦不离少阳，故疟脉自弦，与少阳病同。小柴胡一方，其用最广，并为治疟疾之要方，但分辨处必须明晓。

【但热但寒非所治。】

全日寒热不退者，亦然。

【日晡寒热用之灵，若使无寒潮热是。】

日晡寒热者，小柴胡甚效，惟须有先寒而后热者方合。若但热不寒，便是阳明潮热，非其所主。小柴胡之热，必先有微寒也。

【口苦耳聋苔白黄，胸胁苦满均要旨。咽干目眩诸症间，但见数种不必全。】

口苦、耳聋、胸胁满、咽干、目眩均为要旨，惟不必全见，但见一二症便可也。口苦为用黄芩之主证，无口苦者，不宜用黄芩。胸胁满痛，当主重胁下，以少阳经行身之两侧，胁乃肝胆分野，但胸满胁不苦满者，便非少阳证也。前人均以小柴胡证，舌苔是白苔，邪在半表半里，若全入里，则焦黄矣，其实不然。口苦者，苔多黄，小柴胡证亦见黄苔，惟多黄白相兼而润，非焦黄可比也。

【小柴之用最广博，杂病风寒俱可痊。】

总括《伤寒》诸方，小柴胡汤为用最广，无论伤寒、杂病，但见其所主治之症，均可用也。

三、小柴胡汤加减方

原文："伤寒五六日，中风往来寒热，胸胁苦满，默默不欲饮食，心烦喜呕，或胸中烦而不呕，或渴，或腹中痛，或胁下痞硬，或心下悸，小便不利，或不渴，身有微热，或咳者，小柴胡汤主之。"按：自起至喜呕，是小柴胡主要证候，心烦或是衍文；其下云胸中烦，当在去参之例，即本文主症中亦不应有心烦也。自或胸中烦而不呕起至末，诸或有症，均是加减方治，非但用小柴胡原方所能取效者，当是后人误收入原条中耳，不可不为详辨也。

【小柴加减用药法，烦而不呕去参夏。】

仲景法烦者去人参。心烦乃邪热郁结于胸中，半夏降逆止呕吐，今不呕而烦，半夏辛燥，非烦所宜，故亦去之耳。若烦而兼呕吐者，半夏仍当用之；况半夏与黄芩合成苦辛泄化，乃小柴胡汤中要药，有黄芩以调和之，虽烦热亦不害也。惟黄芩之分量可随症加重，此变通法也。

【加入栝蒌实一枚，清热除烦结满化。】

烦者加栝蒌实一枚；栝蒌甘寒清热，润燥化痰结，乃除烦满之要药也。

【渴除半夏加蒌根，】

渴乃津液不足，半夏辛燥伤津液，故当去之。栝蒌根即天花粉，为生津止渴，清热润燥之品。

【再增人参以生津。】

本方原有人参三两，今再增一两五钱，合成四两五钱，以人参乃益气生津之主药也。

【腹痛减芩加芍药，】

腹痛者，原方减黄芩加芍药。仲景法凡腹痛者必加芍药，有黄芩者必去之，以其苦寒非腹痛所宜也。芍药和肝脾，为腹痛主药，诸方皆示，不独此也，惟热实痛者，不忌苦寒，如痢下用芩、连、大黄之类是也。

【外热加桂（枝）须除参。】

不渴外有微热者，加桂枝以解肌，去人参恐其留邪。太少同病之柴桂各半汤，亦即从此扩大也。

【胁下痞硬去大枣，】

大枣甘壅，非胁下痞硬者所宜，故去之也。

【加以牡蛎软坚好。】

胁下痞硬者，加牡蛎以软坚化结。近人每以小柴胡汤治留饮胁肋作痛，其实不如取去大枣加牡蛎之加减方更为适合。若再进一步，则当从庞安常《伤寒总病论》所云：咳而胁下痛者，此为有饮，主以十枣汤泄水热。

【小便不利心下悸，通阳利水茯苓效。】

心下悸、小便不利，去黄芩加茯苓。小便不利而心下悸为有水，阳气不化也。通阳不在温而在利小便，茯苓一味为心下悸主药，兼通阳利水之功能也。

【苦寒伤阳去黄芩，】

去黄芩者，以其苦寒伤阳也，然必心下悸而小便不利者方合；若无心下悸，但小便不利，则有属热者，即不必拘泥此说也。

【一加一减理尤妙。咳加五味与干姜，枣姜人参减宜晓。】

咳者加五味子、干姜，去参、枣者，以其补壅，非咳所宜。以生姜易干姜合五味子，即小青龙之意，仲景用药，变化中颇有定律。如咳者，必用干姜、五味；心悸者，必用茯苓；腹痛者，必用芍药，每处皆然，不仅本方加减也。能留意于经方加减之例，则于药味之专长，十得八九矣。

【柴胡桂枝汤所主，】

柴胡桂枝汤，即小柴胡汤与桂枝汤二方合用而各半其分两，故亦称柴桂各半汤。

【外证未去兼太少。】

原文："伤寒六七日，发热微恶寒，支节烦痛，微呕，心下支结，外证未去者，柴胡桂枝汤主之"。云外证未去者，与前加减例中所谓外有微热加桂枝者相近，惟此见桂枝证多，仅心下支结属少阳，故用全方合入耳。此方用处极广，须熟记之。

【柴桂干姜加减同，】

原文：“伤寒五六日，已发汗而复下之，胸胁满微结，小便不利，渴而不呕，但头汗出，往来寒热，心烦者，此为未解也，柴胡桂枝干姜汤主之。”观其用意，与前加减法相同，即照见症加减之而成方。惟其中稍有一二变化处为异耳，故附以备考。

【变化之微亦当考。】

按：柴胡桂枝干姜汤，即小柴胡加减方，据原方加减法云：“胸中烦而不呕者，去半夏、人参，加栝蒌实；若渴者，加栝蒌根、人参。”兹者渴而不呕，又心烦，故去半夏、人参加栝蒌根。渴本加参，今心烦而不加，但用花粉，则知心烦去参，是最要也。若胁下痞硬者，去大枣加牡蛎，胸胁满微结，即痞硬之症也，故去大枣加牡蛎。惟原方加减法，心悸小便不利者，去黄芩加茯苓。今小便虽不利，无心下悸而烦，是为津液少而有燥热，非水蓄阳不通也，故留黄芩，不加茯苓。又本方无咳症，而以干姜易生姜者，其用有二：一以辛散胸满之微结，一以热济黄芩、栝蒌根之苦寒，使其阴阳和而寒热已焉。此即原方加减法不同之变化也。

四、大柴胡汤方义及用法

（附：小柴胡加芒硝汤）

【少阳有表复有里，】

少阳之表，少阳经也；少阳之里，三焦胆腑也。

【表里并重大柴意。】

大柴胡治少阳病，表里并重者也。

【本经自病乃蕴发，】

此乃本经自病，由伏邪而然，与太阳病汗出不澈，余邪留恋少阳者，轻重不同。世人但知小柴胡为少阳主方，不知大柴胡乃少阳正法也。

【少阳之里亦有异。】

少阳之里，乃三焦胆腑，与阳明胃腑之里实有异，惟胆胃同降，固亦相近，殊途同归，但轻重有不同，深浅为各异耳。既是少阳之里而非阳明之里，则知本方实不当有大黄。叔和谓：无大黄恐不成大柴胡，乃未之思耳。又小柴胡治表复有里，其见症中之胸胁痞满即里实也，惟较此为轻耳。

【郁郁微烦心下急，小柴症具呕不止。】

如往来寒热、口苦咽干、目眩、胸胁硬满等症具，用小柴胡而呕仍不止，且增郁烦心下急诸象，故知其邪势鸱张，病由蕴发，非余邪留恋可比，表不和而里热结，非大柴胡不能为功矣。

【二三下后症仍存，】

太阳病过经十余日，反二三下之，柴胡证仍在者用此方。

【更辨其间有下利。】

又治伤寒发热、汗出不解、心中痞硬、呕吐而下利者，以其下利是热利，方中芩芍正治之也。然其所主治之症，现在二三误下之后，又兼有自下利症，则可知方中本无大黄，并非遗失也。叔和以原文有“下之则愈”

句，遂以为必有大黄，无大黄不成大柴胡，不知此方无大黄亦可云下也。原文又云："热结在里，复往来寒热者，与大柴胡汤。"是大柴胡之下，乃下其热结耳。王旭高所云：此下气分无形蕴热也，故不用大黄。可谓深得经旨，何诸家仍哓哓不释，必加大黄以合原方耶！何谓无形热结在里？曰心下急，心下痞硬，胸胁痞满均是，即前所谓少阳之里是也，与阳明里实症不同，只是无形气热，痞结三焦，方中半夏、黄芩、生姜、枳实，正下其结热也。

【表热不除里热结，】

汗出热不解或往来寒热不解。心下痞硬，心下急，胸胁满硬痛，均是热结在里之征，此乃本方主旨也。

【小柴四逆合成剂。】

此乃小柴胡四逆散二方合剂，但除参、草二味耳。小柴治表，四逆治里，以里实邪盛，故去参、草。观此方便知本方实少阳病之主方；又可知本方不用大黄，实其本意，王旭高言之深得我心焉。

【柴胡半夏共黄芩，生姜大枣芍与枳（枳实）。】

柴胡解外，黄芩清里，生姜、半夏开结降逆，只此四味已具少阳表里并解之功，去参、草则祛邪力专，加枳实则破结力猛。所谓："下之者，下少阳之里。"枳实一味，力已足矣。又芩、芍、大枣合而治下利，芩、夏、生姜合而治呕痞，面面俱到；且枳实得芍药，则缓其冲破之势，使与生姜、芩、夏合成泄化结热之功耳，用枳实已当配制，况再加大黄耶。而叔和倡于先，叔微继其后，均谓当有大黄，独旭高之言，先得我心，若另有当加大黄者，不在此例。又里结邪盛者，即本方仅存之大枣亦可去之，大柴胡之理尽于此矣。

【胸胁硬满主少阳，阳明见之从少治。】

原文："阳明病，发潮热，大便溏，小便自可，胸胁满不去者，与小柴胡汤方。"又："阳明病，胁下硬满，不大便而呕，舌上白苔者，可与小柴胡汤。"是知阳明病而见有胸胁硬满者，不论大便结与溏，均当从少阳主治而用小柴胡汤也。胸胁硬满，可征是少阳主要证候。

【呕而微利下之余，】

下之不得其法也，呕是少阳本症。

【日晡潮热实热是。】

原文："伤寒十三日不解，胸胁满而呕，日晡所发潮热，已而微利，此本柴胡证，下之而不得利，今反利者，和医以丸药下之，此非其治也。潮热者，实也，先宜服小柴胡汤以解外，后以柴胡加芒硝汤主之。"按潮热者实也一语，但能作阳明实热解，不能作可下实证解。以上文明明有阳明病，发潮热，大便溏，胸胁满而不去，用小柴胡汤一条，同一潮热属实；且上文尤明称阳明病，何但用小柴胡而不加芒硝耶。余意潮热外必更有谵语，方合阳明实热之旨，以本文引证原文，可征也。此数条合之得一总解，即潮热本阳明主症，与少阳寒热往来亦本不同，惟一见少阳主症之胸胁满，则无论大便或溏或结，终当舍阳明而从少阳，以小柴胡为主治。至若阳明实热见症较多者，则于小柴胡方中加芒硝一味治之。潮热亦有微甚，甚则谵语，可临时斟酌之也。此段甚有意义，须熟记之。

【柴胡芒硝义亦同，】

柴胡加芒硝汤，即小柴胡原方加芒硝一味是也，惟其分两则不同，此方诸味只用一二两，较之原方仅三分之一，为药剂之较轻者。以既利复下，邪不停结，故用轻方也。

【同中之异审其旨。】

大柴胡汤是治少阳伏病蕴发，表不解而里热结之正方；小柴胡加芒硝汤是治余邪传变，少阳阳明并病微实之轻方，似同实异，须细玩其分别处。大柴胡汤之不用参不用大黄，小柴胡加芒硝汤之用参用硝，其关键则在一是本经自病，未及阳明；一是余邪留恋，兼阳明病耳。然若不注意其分两之轻重，亦不能知仲景制方取舍之妙，格律之严也。

【余邪微实治须轻，】

芒硝软坚荡六腑积聚，此仅用二两，又不合大黄用，以本微利潮热，纵实亦轻，通因通用之治也，观其原文自明。

【蕴结未深亦斯理。】

大柴胡汤之治里实蕴结未深，其结热与阳明里证腑实固有不同，不用硝、黄亦分所当示。

五、柴胡加龙骨牡蛎汤方义及用法

【太阳惊狂桂去芍，蜀漆龙牡救逆方。】

太阳病以火迫劫，亡阳惊狂，卧起不安，桂枝去芍药加蜀漆龙骨牡蛎救逆汤主之。

【少阳烦惊意亦示，柴胡龙骨牡蛎汤。】

少阳之有柴胡加龙牡，正与太阳之有桂枝加龙牡同义。

【下后胸满溲不利，一身尽重转侧妨。】

伤寒八九日，下之，胸满烦惊，小便不利，谵语，一身尽重，不能转侧者，柴胡加龙骨牡蛎汤主之。

【谵语烦惊过经病，】

八九日是过经不解。

【胆腑里症属少阳。】

此系少阳里证，诸家注作心经病，误也。少阳之里为三焦、为胆腑，胸满者，邪热蕴结上焦，为用小柴胡汤之主症，上焦得通，津液得下，胃气因和，此原文所述小柴胡汤功用也。是小柴胡汤除通上焦结热、开胸满外，尚有和胃，通津液之能，胃和则谵语除，津液通则小便利，盖能兼顾谵语小便不利二症，故以之为君耳。烦惊者，痰热内蕴，胆热不宁也。一身尽重者，亦痰热阻滞之故。少阳为枢，枢机不灵，一身为之尽重，邪气结聚痰热于胁中，故令不可转侧。主以小柴胡和解内外，开结散邪，佐以定惊镇逆、化痰热、安神明之品为治也。

【小柴胡更铅丹入，】

铅丹重镇化痰热，定惊，去怯，除烦，为治胆经痰热烦惊之要药。本方之用铅丹，正如桂枝龙牡之用蜀漆，含有深意在焉。铅丹即黄丹用黑铅加硝黄盐矾炼成。

【桂枝茯苓与大黄。】

桂枝通血脉之滞，佐柴胡以和枢机。茯苓治小便不利。大黄和胃泄热，以治谵语。

【龙牡救逆镇惊怯，】

龙牡重镇惊怯，又牡蛎能软坚化结也。

【药味虽杂意尚良。】

按照仲景方例，凡云某方加某药者，则只在本方之外，加所言药味而止，不应另有他药。如本方云柴胡加龙骨牡蛎汤，则当是小柴胡原方加龙、牡二味，其余诸药不应有也。此为可疑之点，又症非轻而用药分两不重，亦不似仲景原法。汪氏亦云：此方表里并走，通涩并用，补泻兼施，恐非仲景之旧，或叔和采辑时有差错耳。尝细为分析归纳，本方除小柴胡各味是主药外，另增铅丹、龙、牡以镇惊怯、化痰热，桂枝通表，大黄彻里。谵语者，加大黄；小便不利者，加茯苓；亦仲景成法也。看似芜杂，实则意义尚精，故徐灵胎谓：此方能下肝胆之惊痰，以治癫痫必效，症既错杂，药亦随之，真神化无方者也。方虽可疑，然尚灵效，故当存而不论可耳。

六、热入血室

【热入血室血必结，】

妇人中风伤寒，逢经水适来适断，每有热入血室证候。诸家均指血室为胞室，以冲任之脉盛于此也。独柯韵伯谓：血室者，肝也。肝为藏血之脏，其理亦通。况肝胆同宫，少阳与厥阴为表里，肝脉布于两胁。观本证之胸胁下满，及取用小柴胡刺期门法等，则柯氏所云亦非无据。惟无论血室为指肝或为指冲脉而言，其为热入血分，血结于络则一。故原文谓：“热入血室，其血必结”。诚扼要之论。

【经水适断状疟疾。寒热发作每有时，】

若逢经水适断之时，搏热无瘀，其结尤浅，故其状如疟，寒热往来发作有时也。

【用药仍从小柴律。】

寒热往来，故以小柴胡治之。钱氏谓：方中人参可随症加减。又谓：当加桃仁、丹皮、牛膝等血药；血结甚者，加酒制大黄尤捷。按血与热结，必有日暮谵语如见鬼状等象，则上述血药不可不加，或大柴胡用赤芍再加味亦可。

【若逢发热适经来，暮则谵语昼明悉。无犯胃气上二焦，经行血下自愈必。】

原文云：“无犯胃气及上二焦，必自愈。”方氏谓：“伺其经行血下，邪热随经血以俱去，如鼻衄红汗之类，故能自愈。”其说最简而赅，是教人于经行尚畅之时，切勿妄行攻血也。若经已断而诸症仍不除者，则有上条小柴胡加味诸法在焉。若经水适来而不畅或即止者，则又不可拘此自愈之说，而通经行血之药在所必用矣。

【血结不下热不去，和解通瘀勿相失。脉静身凉热已除，胸胁下满结胸如。谵语不解血结滞，随其实取期门腧。】

此亦名热入血室，以病得于经水适来之时，历七八日经断身热亦退，独胸胁满如结胸状，谵语不解，是余邪留恋，结于血络，惟无寒热外症，故治与上异，但取刺法，刺期门以泻其实。期门、肝之募也。

【血结胸方出本事，】

《本事方》用海蛤散治妇人伤寒，血结胸膈，痛不可近，所以补刺期门法之不及也。

【海蛤滑草芒硝俱。】

海蛤、滑石、甘草各五钱，芒硝二两。

【为末鸡子清调服，】

每服二钱。

【泄热通阴结自除。】

此方咸寒滑利，泄热通阴，以破血结。为散者，取其留胸中；鸡子清调服则不伤肺胃之阴，允为血结胸良方。海藏桂枝红花汤加海蛤、桃仁，表里并解，其治亦同，然不如此方取裁之妙耳。

【既补刺法之不足，温热患此力尤敷。】

凡温热证经水适来适断，热入血室，血结胸者最多，此方尤为有效也。

【热甚犀丹地珀辈，】

热盛者，可用大柴胡方入犀角、丹皮、鲜生地、血珀等通瘀凉血。

【参合此散亦可图。】

七、结胸胸痞大旨

【往来寒热热结里，】

原文云："伤寒十余日，热结在里，复往来寒热者，与大柴胡汤。”

【表里并解大柴胡。外无大热里却结，结胸胸痞下之疏。】

若外无大热而里却结者，则成结胸、胸痞诸证，皆由误下而起也。

【三焦原属少阳里，有里无表斯谓乎。】

胸痞、结胸属三焦里证，皆由邪在太阳少阳二经误下而成。若误下而表不解者，当先解表而后攻里，如桂枝汤之类；或表里双解，如大柴胡之类。若表解但里结者，则作结胸、胸痞论治。二症均无表热，所用诸方均治里结一边，是以谓之有里无表；里者，三焦少阳之里，故特附此二证诸方于少阳之末，此前人所未言者。

【分阴分阳论热入，虚实微甚仔细区。】

原文谓：“病发于阳，而反下之，热入因作结胸；病发于阴，而反下之，因作痞也。”阴阳二字，昔人多误会，其为误下则同，热入里结亦同；所不同者，胸痞之结较轻，结胸之结较甚；胸痞有腹中雷鸣、下利下虚之象，结胸则无之；结胸是热结实证，胸痞则虚实夹杂。所谓阴阳者，则表示其虚实微甚之不同耳。但就胸痞、结胸二证所用诸方考之，自辨其分别之点也。

八、泻心诸汤方义及用法

【但满不痛谓之痞，胸痞干呕食臭噫。】

噫有食臭者，乃食何物嗳出仍是其物之气味也，即所谓嗳腐也，惟病人自觉之，须询问乃可得知耳。

【腹中雷鸣脾阳伤，完谷不化多下利。】

此下利症与其他自下利者有别，乃因误下而成，盖其人素本脾胃虚弱，一面因外邪误下热入而作胸痞；一面因误下伤脾阳，而为下利。完谷不化，日数十行，上则胸膈痞满，干噫食臭，下则自利完谷，形成上实下虚、上热下寒、上下相隔之证，此仲景所论胸痞证之大凡也。

【上热下寒既不侔，上实下虚尤难议。所幸外无表证兼，】

胸痞诸症，虽寒热错杂，虚实相掺，所幸者其表已解，外无表证，可但从里治也。

【三泻心汤有正治。】

泻心是胸痞之正法。

【泻心芩半与姜连，】

泻心虽有三方，而以芩、半、姜、连四味为主，三方均必用之，其间黄芩、半夏一对，黄连、干姜又一对，铢两悉称，配合之精，后人万不能及也。

【苦泻辛开仗四味。】

芩、连苦寒降泄，姜、半辛温开化，用必相兼，或二或四，不可偏废，此四味乃治胸痞之正药，余药随症转移，非一定也。

【下后正虚参草枣，】

方中人参、甘草、大枣三味，乃因误下之后，自利日数十行正虚而设者，并非治其胸痞者也，因症而加减之可耳。

【理中去尤嫌壅滞。】

按本方后林亿记谓：原名理中人参黄芩汤，今名泻心汤云云。可知三泻心汤乃理中加味也，因其证中下利完谷不化，日数十行，全是理中汤恰当对症。其所以如此者，非自然病象，乃因误治，误下而来。又因上文有胸痞硬满、干呕嗳腐诸症，故以理中加味治之，其中参、草、姜三味即理中也。原方除白术一味，以胸膈痞满，白术嫌壅，故去之耳。芩、连苦而燥化，虽寒不忌，以夹热夹虚下利，一面有理中止利，一面有姜、半、芩、连开痞，芩、连泄热，即佐干姜，炙草温和以济之，故能两受益而不相妨。此虚实兼顾、寒热同调之复方也；复而不乱，最为不易，从此变化无穷无尽。

【缓中甘草泻心主，】

下而再下，其虚益甚，此胃中虚，客气上逆，使心中痞硬而满。其人下利日数十行，完谷不化，腹中雷鸣，干呕，心烦不得安，非纯属实热结也，有虚痞之象，故以甘草泻心主之，加重甘草缓其中也。

【有参无参观所使。】

原本无人参一味，林亿案谓：当是脱落。《千金》、《外台》、《庞氏总病论》中皆有人参，是诸家均以甘草泻心之无人参为不当，为脱漏也。若如诸家所说，则甘草泻心与半夏泻心无分别矣。甘草泻心仅甘草加一两，余药尽同，何须另出一名耶，恐未必然。细玩甘草泻心证中心烦不得安一症，乃知甘草泻心之不用参，确非脱落；盖心烦去参，为仲景成法，小柴胡加减例中已明载之。此方之无参，正以心烦不安故耳。乃叹仲景制方之精到如此，一丝不苟，后人纷纷聚讼，十九隔靴搔痒。读《伤寒》者，当熟诵原文，细细玩味，诸家注释，不能全信也。然若无心烦不安之症者，则当从《千金》、《外台》之法而加人参，此又变化从宜，不必拘泥，随症取舍之可耳。

【但有心烦不得安，便识无参具精义。生姜泻心一味增，】

伤寒汗出解之后，胃中不和，心下痞硬，干噫食臭，胁下有水气，腹中雷鸣下利者，生姜泻心汤主之。此原文也。汗出解者，无表症在也。腹中雷鸣而下利，所以用理中法，人参、干姜、炙草、大枣以温运脾阳。而心下痞硬，胃中不和，干噫食臭，则是胸痞之主症，故仍以芩、半、姜、连四物，苦降辛开为主，其所增者，只生姜一味。以症中胁下有水气，生姜能散水气，又能去秽恶，通神明，孔子不撤姜食，即取其用。今胃中不和，干噫食臭，生姜和胃去秽，亦最合度也。

【胁下有水散水气。半夏泻心大体同，专主降逆半夏旨。】

按：三泻心汤，名异实同，无甚分别，其中以半夏泻心为主。甘草泻心则减人参一味，生姜泻心则多生姜一味，仅此为不同耳。再以主治分之，则生姜散水气，半夏降逆气，甘草缓中气，观其何者为重，则以何方为主可耳。半夏泻心之半夏分两并未增多于二方，故知半夏泻心是先出主方。因缓中而增甘草，因心烦而减人参，因胁下有水气、胃有秽浊而加生姜，甘草、生姜二方则后出加减方也。学者但紧认干姜、黄连、半夏、黄芩四物二对，一辛温开通，一苦寒降泄，为痞结主剂，或单用或复用，随症轻重而施，其他因症加减，但通其意，变化从心，不必拘于三方原则也。简言之，寒可加附子，热可重芩、连，虚可加人参，实可加大黄，兼表可参柴、桂等等。其为用之广，举一例百，一以贯之，妙矣。

【湿热胸痞证最多，】

湿热病多在三焦胸膈之间，湿热痞结，失于宣通者，胸痞之证最多。昔人每谓《伤寒》方不能治湿热，其实由于不善读书，牢守原方，拘执不化之故。如用泻心汤必参参、甘、大枣，以治湿热，安能合辙耶。若能深悟《伤寒》原方用药之理，何者为主，何者为副，何者当遵，何者当变，则《伤寒论》方十九可施之于湿热疾患也。所谓不能两用者，均非真知《伤寒》法者也。《伤寒》一书为外感六淫杂病总持，一切均在其中，惟在乎善悟善用耳。

【泻心要法治通例。】

泻心之辛开苦泄四字要诀，为胸痞总持，湿热证亦不离此四字也，原可变通为用。

【辛开苦泄是真言，变化得宜无彼此。】

变化得宜，无所谓《伤寒》方温热方也。辛开苦泄四字，乃言芩、半、姜、连四味要药，依上所列方法变通用之。惟参、甘、大枣等，虽有下利，亦当慎重，以原因不同，所治亦别也。

【自利下利辨其微，】

《伤寒论》中三阳自利与下利分为二大原因，注家均忽之。自利是伏邪蕴热，自寻出路，与温热证、湿热证之自利同一原理，换言之即是为温热证、湿热证而言也。下利则是原不利者，因误下而成下利耳。泻心之理中法，是治误下而成利者，若自利属湿热者，安可用参、甘、枣耶。后人墨守经方，见证候相似，勿加深思而冒昧用之，不效反害，遂谓《伤寒》方不能治温热病、湿热病也。岂知仲景分别原极清晰，伤寒有五，论中全括之，贵乎在读者之能深思明辨耳。

【从热从寒勿造次。】

湿热痞者，湿宜宣热宜清，泻心四味，寒热相杂，正是合法，惟用多用少，须审症而施，勿过为要。干姜热郁于内者，服之烦躁须慎，故每易厚朴，或热多则用姜汁炒川连。

【胃有邪气胸有热，腹痛欲呕黄连汤。】

原文："伤寒胸中有热，胃中有邪气，腹中痛欲呕吐者，黄连汤主之。"

【泻心去芩易桂枝，】

黄连汤即半夏泻心汤原方去黄芩加桂枝三两。

【上热下寒和阴阳。】

《宣明论》曰：腹痛欲呕吐者，上热下寒也。阳不得降而胸热欲呕，阴不得升而下寒腹痛，是阴阳升降失常也，故以黄连汤治寒热错杂之邪，而和阴阳也。

【西昌进退亦当晓，进则从开仍原方。】

进则从开，故取桂枝；退则从阖，故取肉桂；此进退大要也，进法仍用仲景黄连汤。

【退换肉桂连减半，夏连姜制用炮姜。】

进法黄连一钱五分，干姜一钱五分，桂枝一钱，人参一钱五分，大枣三枚；退法姜汁炒川连七分，炮姜一钱五分，制半夏一钱五分，肉桂五分，人乳拌人参一钱五分，大枣四枚。关则不得小便，格则吐逆，西昌进退黄连汤甚有效验。

【大黄黄连泻心法，为泻热痞取三黄。】

现行本大黄黄连泻心汤只有大黄、黄连二味，实应有黄芩，作三黄也。观下文附子泻心汤可证。

【痞按而濡关脉浮，】

原文："心下痞，按之濡，脉关上浮者，大黄黄连泻心汤主之。"成氏注作虚痞，颇有语病，故诸家多非之。柯韵伯改濡为硬，《金鉴》改为不濡，都非。此方虽用大黄，但系沸汤泡后绞汁，力量甚轻，与水煮不同；合之黄连一派苦寒泄热之品，重药轻投，以泄心下热痞耳。热痞故按之当濡，若硬满结甚，则非姜、半不为功，岂单用三黄所能治耶。痞为阴邪，误下而成者，湿热痞结阳位也，脉不当浮大；今脉关上浮，痞按而濡，正是阳邪热痞，但热无湿，与前症不同，为痞之变症，故以三黄泡汁轻泄结热。原文甚合，成注有语病，《金鉴》及柯韵伯所改尤属非是，特为正之。

【泡汤绞汁欲轻扬。】

徐灵胎云：此又法之最奇者，不取煎而取泡，欲其轻扬清淡以涤上焦之邪。

【附子泻心法更严，三黄绞汁附单煎。】

附子二枚，别煮取汁，相和分再服。

【痞乃热邪寒药治，恶寒加附理当然。】

原文：“心下痞，而后恶寒汗出者，附子泻心汤主之。”一煎一绞汁，非但轻重不同，用旨各异，且免互相融化牵制之弊，得各行其是也。用方煎药之法，微乎奥矣。独惜后人漫不加珍，废弃不用，致妙法湮没不传，为可慨耳。读《伤寒》者，于此等人所不注意处，更当留心体会，将来贯通变化，应用无穷，勿谈玄理，但重实用，此等即实用好处也。用此汤有二点须注意，一、此恶寒是阳虚非表邪，故汗出既多而恶寒仍不解，若不汗出恶寒，或虽汗出不澈，头疼体痛发热者，便是表邪未解，当先用桂枝解外，然后治痞，此汤不中与也。二、既见恶寒汗出之症矣，再当察其心下痞，确是热痞，如苔黄便闭溲赤等等兼症，方可用此不疑；若虽见心下痞而无确实热象，则不可轻率用之；如苔白脉濡，恶寒汗出，便通溲清，心下痞闷者，则三黄大忌也，以浊阴上逆，侵犯阳位，亦见胸痞见象，非温不可，三黄为戈戟矣，二点须熟记之。

【表邪寒热勿误用，】

原文云：“恶寒者表未解也，不可攻痞，当先解表，表解乃可攻痞，解表宜桂枝汤，攻痞宜大黄黄连泻心汤。”与此条正当参看，一为表寒，一为阳虚之寒也。

【寒浊之痞须分诠。】

苔白脉滞，但寒无热之痞闷，是寒浊上壅阳位，尤宜分辨勿混。

【煮者力沉绞气薄，】

煮汁者力沉气厚，绞汁者力轻气薄。

【各行其道煮法传。】

用附子泻心汤法，是两汁同和，一绞一煮，非同煎也。仲景不仅制方谨严，制药之法，尤为考究，轻重缓急，大有妙理，不能忽视。

【泻心各方记此概，精熟变化应穷研。】

读原文精熟，自能生巧生变，惟知此大关节目，则读时易于进步。

九、陷胸诸汤方义及用法

【病发于阳而反下，下之太早成结胸。热入因结（热入，因成结胸也）按之痛，硬痛难近证尤凶。】

轻则按之痛，重则不按亦痛，所谓心下硬痛，手不可近者也。

【大小陷胸轻重判，】

小陷胸治轻证，大陷胸治重证。

【陷胸汤丸缓急从。胸中水热相并结，】

结胸证是水热并结于胸中阳位也。三焦为水气流行之道，水行则为气，气结则停水，二而一，一而二者也。故轻者但热气聚于胸中，重者水热并结，结愈甚，病愈剧也。

【结甚结微别异同。】

结甚结微之分，首重辨证。

【小结胸病脉浮滑，按之则痛在心下。小陷胸汤三

物佳，蒌实黄连与半夏。】

小陷胸汤方：黄连一两，半夏半升，蒌实大者一枚。连、夏苦泄辛开，蒌实化痰热、开结闭。观原方之先煮蒌实，后纳诸药，可知是以栝蒌为主，而以连、夏为臣佐也。热入因结，轻者湿聚成痰，重者气结成水。小陷胸是治痰热内结，结之轻者。凡痰饮素盛之人，痰热内结之症最多，此方之用亦至广，可参合诸法用之，不只此一端也，药性和平而效力却至宏大。仲景佳方，应用甚多，须熟记之。

【苔黄便结可推知，】

此证舌苔必黄腻，大便必秘结也，仲景虽未言，可于所用方推而知之。

【蒌主连臣夏佐宜。】

蒌实甘寒化痰热为主；黄连苦寒泄热为臣；半夏辛开，仅为佐使耳，此点甚有关系。仲景分病发于阳误下成结胸，病发于阴下之成痞，二者之异，则在热之轻重及体之阴阳为二大纲领，热轻湿重，又属肠胃不足之体，一经误下，则上结胸痞，下为腹鸣下利，故一面以理中法温运脾阳，一面取芩、半、姜、连以开痞结，因有热，特热轻湿重，故可用干姜、半夏并进，辛热加于苦寒，首先提出病发于阴四字以醒眉目。至结胸证，则热重，又属阳盛之体，故虽误下热入结胸，下无腹鸣下利之症，可知胃阳有余，不因下而伤阳，但因下而热结，原文于结胸上特着“热入”二字，正表示其热甚也。结胸固夹痰水，然水自是水，热自是热，不因痰水而减其热也，所云发于阳者，着眼在此。观大陷胸汤丸泄化水热，绝不用温化之品，足见其用药之精到，辨证之森严矣。小陷胸之主栝蒌、黄连，佐半夏亦是此意。今人用此方，每主黄连、半夏，而视栝蒌为无足轻重之附药，何以别于泻心诸方耶，殆皆未之思耳。发阴发阳一条，统括泻心、陷胸诸方全旨，精妙之至，读者亦多忽之，未知仲景堂奥深邃也。而泻心之下利腹中雷鸣二症，正可反映陷胸之热实，观其用硝黄、甘遂等取利，则不言而可喻其为相对矣。

【取利自利见心法，】

胸痞者自下利，结胸者则取利，大陷胸丸汤二方，皆取药后快利为愈，此二症之关键。《活人书》《总病论》于小陷胸汤下均注有“微解下黄涎则愈”七字，可知小陷胸亦是微下，因此更可推知结胸之症，大便必不行也。自利、取利，正二症相对之点，发阳发阴之总括也。

【阳盛热实辨其微。】

结胸是阳盛热实，胸痞是阳虚热少，二者大分别处。

【热实结胸脉沉紧，心下满痛不可近。按之石硬大陷胸，】

原文谓：“伤寒六七日，结胸热实，脉沉而紧，心下痛，按之石硬者，大陷胸汤主之。”按所云结胸热实者，须注意舌诊中必另有热实之形，非但从脉而辨也。既见热实之证，又见沉紧之脉，紧者急也，沉急有力也。脉与症合，热实无疑矣。原文谓：“结胸证，其脉浮大者，不可下。”浮大、邪热未结之征也，故小陷胸证轻结轻，脉浮而滑，仅以三物小陷胸汤方轻微解之；脉沉紧，痛如石硬，证重结甚，故可以大陷胸汤破结荡实矣。

【大黄芒硝甘遂进。】

大黄六两，芒硝一升，甘遂一钱匕。先煮大黄一味，去渣，内芒硝，煮一二沸，内甘遂末，温服，得快利，止后服。

【汤者荡之乃峻剂，】

此峻剂也，非大结大实、体强邪盛者，不可妄用，须当识此，勿犯虚虚之戒。

【软坚破结水热泄。】

芒硝软坚，大黄泻热，甘遂逐水，合成软坚破结泄水热之功能。

【水结胸胁亦主之，但头微汗无大热。】

外无大热也。原文谓："伤寒十余日，热结在里，复往来寒热者，与大柴胡汤，但结胸，无大热者，此为水结在胸胁也；但头微汗出者，大陷胸汤主之。"按大小陷胸证，均无大热，故治专从里，不似大柴胡之两解表里也。水结胸胁，但头微汗出者，乃水得热蒸郁而上冒之故。此所谓无大热者，与麻杏石甘之无大热同理，均是热在里也。麻杏石甘证亦有汗出，亦是热蒸之汗，与此相近。总之，水与热互结于胸胁之分，外无大热，即热结在里之互词。微者，汗出不多，非大汗淋漓也。

【大陷胸丸同三味，】

大黄、芒硝、甘遂三味，均与汤方同。

【葶杏逐水泻肺实。】

胸中肺之所处，肺主布水精者也，水热结于胸中，故增人葶苈、杏仁，以逐水泻肺为主也。

【再增白蜜在调和，】

丸用白蜜有二意，一则缓其药力使留膈中，发挥其荡涤之能，与凉膈散之用白蜜同义；一则调和其攻伐峻利之性，使成缓剂，与葶苈大枣、十枣汤之用大枣同义。钱氏云：本方虽多峻品，然所取不过一弹丸，又和之以白蜜，剂虽大而实小，药虽峻而佐则缓，故服后必一宿乃下，盖药味虽视汤增多，而力量则较汤为缓矣。附大陷胸丸方：大黄半升，葶苈子、芒硝、杏仁各半升，右四味捣筛二味，杏仁、芒硝合研如脂，和散，取如弹丸一枚。别捣甘遂末一钱匕，白蜜二合，水二升，煮取一升，温顿服之，一宿乃下；如不下更服，取下为效。凡云煮丸，是煮化后连滓服之也。

【项强胸高缓下议。】

原文谓："结胸者，项亦强如柔痉状，下之则和，宜大陷胸丸。"如柔痉者，有汗出而项强也。此证胸上结硬，每多高突，因高突，故但能仰而不能俯，项背强状如柔痉也。凡伤寒热搏水结之证，或在膈，或在胸胁，仲景陷胸汤丸、十枣、葶苈等方，早有专治，用之得当，效如桴鼓。

【选药之精足领悟，煮丸之法当遵记。】

煮丸之法当遵从之，不可惮烦，仅用其药，便算了事，今人用古方，每不注意及之，是大病也。

【寒实结胸无热证，】

结胸本为热实证，然天下事有正必有反，有热必有寒，惟有多少参差之分，断无只有一面之理，所谓无绝对有相对者也。既有热实结胸，则有寒实结胸，寒实、热实即相对何也。然结胸既与胸痞对举，则寒实结胸与胸痞何以别之？曰：胸痞证下有自利，上有寒热错杂，是下虚上实、阴中有阳之证也；寒实结胸则下为大便不行，上为寒实结满、硬痛拒按，为纯阴无阳，纯实无虚之证也。此寒实结胸与胸痞分别之最紧要处。至寒实结胸与热实结胸之别，则硬满拒按痛结同也。不大便亦同，惟无热实、口燥渴、内热诸象，苔白不黄，脉沉紧不数为异耳。总之，结胸外证同，为结为实亦同，独一为热结，一为寒结，为不同之点，学者但于“寒热”二字辨证法上细细体会，则分辨实不难也。“无热证”三字，针对上面“寒实”二字而言，正是仲景借字如金处，须审玩之。

【三物白散合所制。】

原文谓：“寒实结胸，无热证者，与三物小陷胸汤，白散亦可服。”此条有衍文，寒实无用小陷胸汤之理，小陷胸汤四字必传写之误，《玉函》《千金翼》均无小陷胸汤及亦可服三字，作“与三物小白散”，《活人书》亦然，当从《总病论》所说及《金鉴》改正之论，以三物白散为正治也。

【巴豆贝母兼桔梗，】

白散方：巴豆一分（去皮心），桔梗三分，贝母三分，右三味为散；内巴豆更于臼中杵之。白饮和服，强人半钱匕，弱者减之。病在膈上必吐，在膈下必利。古法以二钱五分为一分。

【辛热除寒破实滞。】

巴豆乃大辛大热峻利之品，以为祛寒实破坚结之主药，桔梗、贝母二味则性味平和多多，非故为参差，乃仲景配合制方妙意。盖桔梗、贝母是上焦药，功能解郁、化痰、开结，本亦佳品，惟力不峻，无速功耳。今与巴豆调和同用，一则可使巴豆药性留恋胸膈，遂其破散胸中寒结之功；一则可以缓和巴豆慓悍峻利之性，其用意固极深微也。本方甚重，不可妄用，观其仅用半钱匕，可知其慎重之意。

【斩关夺门瞑眩方，】

巴豆斩关夺门之将，用之得当，能转瞬即见功效；不当则变端亦生于俄顷也。

【膈上必吐膈下利。】

原文后注谓："膈上必吐，膈下必利。"二必字可征力雄效显矣。

【不利热粥一杯催，利遇冷粥一杯止。】

不利进热粥一杯，巴豆性大热，进热粥助其热性，得热则行速也。利太过不止，进冷粥一杯，制其热势以止之，俱用粥者，助胃气也。按《本草》言巴豆毒者，以冷水解之。《外台秘要》载仲景桔梗白散治肺痈咳而胸满，振寒不渴，久久吐脓如米粥者，即是本方，分量亦同。方后云：若利不止者，饮冷水一杯则定。是亦不可不知者，此等方药，功效甚奇，不可以其峻而畏弃之。儿科保赤散亦以巴豆为主，即从白散渊源而来也。

【脏结虽若结胸形，】

原文谓如结胸状者，乃指寒实结胸言。若热实结胸则有热症表现，与脏结大异也。

【饮食如故利频仍。】

此乃脏结大关键。脏结与结胸、胸痞之分，全在“饮食如故、时时下利”八字。盖结胸证大便不行、饮食不进；脏结证虽胸下按痛，亦如结胸之状，但饮食如故，又时时下利，明示中焦纯属无物虚寒之证无疑矣，此与结胸不同之点也。至胸痞虽亦有自利，与脏结之时时下利，似不易辨，然胸痞症有干噫食臭见象，则饮食不能如故，亦可想而知，此则与胸痞不同之点也，故云此八字乃脏结与结胸、胸痞之大分辨处。总之，胸痞与结胸对举，结胸又与脏结对举，于一痞结症象中分阴分阳、分虚分实、分纯分夹，均从极精微而又极明显处以表明之，使学者得所遵守焉。

【实寒虚寒须分析，小细沉紧脉能凭。】

原文谓：“结胸脉寸脉浮，关脉沉”，“脏结脉寸脉浮，关脉小细沉紧，”此二者脉异也。按论中提及寸如何，关如何者，可知而不可拘泥，所谓尽信书则不如无书是也。或谓仲景言脉，凡有寸关尺等名词者，均为王叔和私自增入，与原文不合云云，颇有见地。原文有：“结胸证，脉浮大者，不可下”一语，正表示邪未成结也，则其成结者，脉当沉在关上胸中之位，亦意想理拟之耳。结胸脉沉，脏结脉亦沉；脏结脉沉紧，寒实结胸脉亦沉紧，则十同五六矣，将如何分别之耶？曰：重在小细二字，小细并言，脉象小之甚也，虚寒无疑。故知结胸脉实有力，脏结脉虚无神；结胸热实则脉沉实；寒实则脉沉紧，惟均大异于细小也，独脏结则证属虚寒，脉当细小，此是的确可凭者矣。

【白胎滑者为难治，此语应与上文承。】

舌苔白滑，不可行寒下之品，如硝、黄之类，若温化温通则不忌也。譬如寒实结胸，舌苔必当白滑，而不碍其白散之温破，此当知变通，勿以苔滑者不可攻一语为口实也。原文所谓“名曰脏结，舌上白胎滑者难治”，乃统承上文而言，并非单指白胎一点为难治之据，其意盖谓如见此证种种证象：及此脉此胎者，为难治之征。后人误会，遂解作脏结症见白胎滑者难治，断章取义，勿为所惑。夫脏结乃纯属虚寒，纯阴无阳证也，阴寒虚证，安得有黄胎燥胎可见耶。难治是统指脏结证言，非仅指白胎言耳。

【不见往来寒热象，其人静无阳证征。】

原文谓：“脏结无阳证，不往来寒热，其人反静，舌上胎滑者，不可攻也。”所云无阳证者，无三阳经热证诸象也。不往来寒热者，无表邪也。其人反静者，无热邪烦扰不安之状，反形静默也。盖一派虚寒纯阴无阳，纯虚无实之证也。

【舌上胎滑未可攻，】

胎滑是潮润滑腻，为不可攻之要证，伤寒用承气诸方，如见胎滑者，均不可攻，不独此也。

【四逆理中一二生。】

脏结原文未有方药，诸家所解多隔膜，惟柯氏云："慎不可攻，理中四逆温之，尚有可生之义。"颇得当。盖原文称难治，尚非绝对不可治，救之得宜，或有一二可生者也。

阳 明 篇

一、阳明病大旨

【阳明为病胃家实,】

原文曰:“阳明之为病,胃家实也。”此条乃阳明病之纲领。

【热实邪盛在胃肠。】

胃家实者,邪热实盛也,不仅指燥屎大便硬一点,惟燥屎便坚亦括在其中耳。

【正阳阳明乃自发,】

原文曰:“病有太阳阳明,有正阳阳明,有少阳阳明,何谓也?答曰:太阳阳明者,脾约是也,正阳阳明者,胃家实是也。少阳阳明者,发汗利小便已,胃中燥烦实,大便难是也。”此一条分别甚清,以胃家实属正阳阳明,且与脾约大便难鼎立而言,可知胃家实不仅指腑有燥屎便坚一点明矣。

【自发势炽病鸱张。】

凡阳明病自发之症,即所谓伏邪从肠胃蕴发是也,其来骤,其势炽,观其症象自可明了。如桂枝汤服后,骤现大渴引饮,烦躁壮热之白虎汤证,即伏邪蕴郁自发者。再如原文:“病有得之一日,不发热而恶寒者何也?

答曰：虽得之一日，恶寒将自罢，即汗出而恶热也。”此系阳明自发证候。玩其中“恶寒将自罢，即汗出而恶热”两句，便可见是自动而发者，引此二条，以明所谓正阳阳明自发之症，亦有先见太阳病者，勿误会见过太阳病便是太阳阳明也。须知所指太阳阳明者，其范围甚狭，仅指因发汗利小便而致胃中干燥，大便难属脾约者一证耳。若概以先见太阳症续见阳明证者，统属之太阳阳明，如舒驰远、喻嘉言所云则谬矣。少阳阳明亦如此，观其原文甚明显也。

【太少余波成内实，发汗若下津液亡。胃中干燥大便秘，燥实无邪脾约当。】

太阳阳明者，脾约是也。脾约一证，但不更衣，余无所苦是也；少阳阳明者，发汗利小便，胃中干燥大便难是也。二者名虽异而实相同，盖同是因发汗利小便而亡津液，以致胃中燥实，大便艰约也。原文又曰：“太阳病若发汗，若下，若利小便，此亡津液，胃中干燥，因转属阳明，不更衣，内实大便难者，此名阳明也。”按此条即太阳阳明脾约之注脚，以此条与上述少阳阳明条合参，更为名异实同之证据，无论由太阳或由少阳而来，其为亡津液、胃燥便艰内实则一也。二者虽胃燥内实，但邪热之势已杀，其病轻缓。若阳明自病则邪盛热炽，燥实亦重，此自病与余波二者大不相同之点也。总之，无论由太阳或少阳而来，其邪热已衰，仅剩内实不大便，是余波传变；一起即见阳明证，邪盛热炽，病邪深重者，即是阳明伏病自发，此分辨大纲也。

【余波燥实邪热衰，】

篇中所谓“无大热，日晡微有潮热，但不大便谵语，一下而愈者”，均属太少余波燥实也。

【邪热炽时自病主。二者之别既分明，自病再分经与腑。汗出濈濈热蒸蒸，】

原文曰：“汗出濈濈然者，是转属阳明。”又曰：“发汗不解，蒸蒸发热者，属胃也。”

【鼻干目痛额疼楚。口渴心烦卧不宁，不恶寒而发热苦。】

《素问·热论》谓：“阳明主肉，其脉侠鼻络目。故身热目疼而鼻干不得卧也。”凡前额痛连眼眶者，属阳明，此阳明经症也。太阳发热恶寒，少阳往来寒热，阳明蒸蒸发热，不恶寒反发热，此三阳发热之辨也。

【经证葛根以解肌，】

昔人均谓葛根汤治阳明经证，然方中麻桂，殊非阳明不恶寒反发热、身热汗出者所宜，且原文本是治太阳阳明合病者，若太阳之证犹在，用之固当；若无太阳证，但属阳明经证，则此汤为不合矣。余意但取葛根一味以解阳明经邪，其余可随症加减或合栀豉汤用亦可。

【勿泥原方加减随。】

葛根为阳明经证主药，若果兼无汗而喘者，则原方之麻桂固可用；若犹有恶寒未尽离太阳者，原方之桂枝亦可用；惟已汗出身热反恶热者，则非加减不可。而驰远六经定法但言葛根汤，殊未合也。

【舌上苔黄心懊憹，稍进一层栀豉施。经邪较深腑未实，经腑之间胸膈宜。】

若身热恶热，口渴心烦，胸中懊侬，难以名状，舌上苔黄者，比之阳明经证稍进一层，比之阳明腑证又稍不及。病在经邪腑实之间，较经邪已深，较腑邪尚浅者，以栀豉汤为最佳。柯韵伯于此汤解释最精确，详于本方条中，大概谓：是阳明病，不全在里，不全在表，所治诸证，皆在里之半表间，不只为误下后立法。盖阳明主里，里之半表，犹可从外透达，故以栀子豉汤宣透治之，为阳明表邪之出路耳。又曰：阳明之有栀豉汤，亦犹太阳之有桂枝汤，既可驱邪，又可救误，栀子豉汤是治胸膈间热病之要方也。

【腑热炽盛其势剧，入腑惟赖白虎医。大烦大渴大引饮，壮热多汗始可进。】

由经入腑，腑热炽盛者，白虎汤主之。其外证须壮热多汗，其内候须大烦大渴、大引饮，所谓欲饮水数升者是也。见此症象，方可投白虎汤。

【有热无结脉滑洪，】

腑证分有热无结、有热有结及无热有结三大纲领。此则有热无结之证治。如火盛以水沃之，直折其炎上之威也。

【口舌干燥效颇迅。】

有表证脉浮无汗者，不可用此方也。口舌干燥，渴欲饮水，多汗脉洪大无表证者，此方乃合。

【有热有结脉实沉，潮热便结谵语盛。腹满而喘燥实坚，腑实燥屎是其证。】

若脉沉实有力，潮热谵语，大便不行，腹满而喘，此乃阳明腑实燥不坚硬之象，为有结有热者之证治也。

【潮热轻重自应区，】

如平时已热，至日晡时其热更高，此潮热之重者；若平时无热，仅日晡之时始热或其时微有手足心热者，亦为潮热，此潮热之轻者。更实虽同，轻重各异，治之亦须分别。

【谵语虚实亦需认。】

谵语应分虚实，胡言妄语、高声詈骂者实也，若音低而重言复语多关其心事者，为虚也。

【虚者郑声另立名，勿与谵语同实论。】

仲景于谵语中另立郑声之名，盖使人注意辨别虚证所致，勿误为腑实谵语同一施治也。

【阳明腑实用三承，】

三承气汤乃阳明腑实之主方。

【深浅之情缓急凭。】

三承气之用，须辨其证之深浅以分处方之缓急耳。

【微和缓下与急下，】

原文中之微和、缓下与急下，用字均极有斟酌，须审证而施也。

【各有所当务权衡。】

不应下而妄下，则为误下，致成坏证者固多，即应下而下之、不得其宜，或当微而重，当缓而急，其为害亦深；反之当急下重下而轻微下之，养痈贻患，杯水车薪，不及与太过，其害亦同，二者正相等也，故用下法最要决断。

【余波燥实下当缓，自病深重急下应。】

大抵余波之燥屎微实，大便硬，下之当缓，其见症之潮热谵语等亦必轻而不甚也。自病之证重，见症亦剧，则当重下急下，缓急之大别在此。

【急下存阴救津液，抽薪釜底法之精。】

阳明以存津液为第一义，急下存阴以救津液，即釜底抽薪之妙法也。白虎清热救焚，如以大水沃火；承气泻实急下，譬之移薪熄火，同为治阳明热病之要着，惟各有主治重点，当随其见证依步骤而用之。

【热结旁流是其变，】

承气本治大便不通，若热结旁流之自利，亦用承气者，是其变例也。

【自利热实尤非轻。】

凡自利属寒湿者易治，属热实初起即身热壮盛者，其病势必重，难瘳。如温病伏邪蕴发阳明者，初起每见自下利也，其利不爽而灼热腹痛，身热炽盛，治当从伤寒合病自利之例，用苦寒清热，表里并解，甚则顺其势而导之，通因通用，以去蕴结。

【葛根芩连解表里，】

葛根解表，芩、连苦寒清热解毒，为阳明自利身热初起第一方也。

【推荡结热硝黄能。】

若热邪蕴伏，挟宿滞浊垢有所凭藉，病深邪炽，徒用芩、连不效者，进一步非推荡结蓄，去其所凭藉不可，则以硝、黄主之，大黄一味尤要，以其不独攻下，且有清热解毒化浊功用。《伤寒论》合病自利有用大承气汤者，即此意也。

【有结无热即脾约，胃中干燥便难行。】

因发汗利小便，亡其津液，而致大便不得者，即脾约大便难，所谓太阳阳明、少阳阳明者是也。但有燥实而无邪热于阳明，证中为最轻者也。

【但不更衣无苦患，】

原文所谓“十日不更衣无所苦也。”以其无邪热为害，但肠中干燥，燥粪不得下行耳。今温热病病退之后，亦有十余日大便不行者，亦其类也。

【麻子仁丸润下灵。】

麻子仁丸为润下轻剂也。

【蜜煎胆汁俱外导，】

蜜煎导法、猪胆汁导法，均外用之品，润其魄门结燥，开其先路，便易行也。

【较之内服尤和平。】

外导法较之内服润下药品尤轻灵也。

【宣解清通润导并，阳明之治六法成。】

葛根解肌，栀豉宣透，白虎清凉，承气通泄以及润行外导，并为六法，而以前四法为最要，阳明经腑各证治法，均在其中。

【阳明发热热蒸郁，发黄总由无汗致。】

发热汗出则热越不能发黄，因身无汗，热郁于中，乃致发黄。

【但头汗出齐颈还，】

但头汗出者，乃湿为热郁而头汗也。至颈而止，汗出不畅，又兼小便不利，渴饮水浆，则湿热遏蒸，出路既少，两邪交郁，不得宣泄，故蕴而发黄也。

【小便不利渴饮水。湿热交蒸身必黄，黄色鲜明如

橘子。】

黄色鲜明为阳黄，治在阳明；黄色黯黑为阴黄，治在太阴。原文曰："身黄如橘子色，小便不利，腹微满者，茵陈蒿汤主之。"橘子色是黄色之鲜明者也，为阳黄，故治以泄化阳明瘀热之剂。

【麻黄连轺赤小豆，宣通热郁从表治。】

因汗出不畅而起，湿热郁于肌表者，若从表治，则以此方为最妙也。

【腹满而兼便不通，茵陈蒿汤医其里。】

茵陈乃治黄专药，诸方中均可列入，并非限制在里始用之也。治其里者，只大黄一味耳。

【不表不里治在中，栀子柏皮清解是。】

栀子、柏皮苦寒泄化湿热，为不表不里，但清解其中；平稳之方也。然须知从表从里者，均可参用之。

【若是阴黄寒湿求，】

原文曰："伤寒发汗已，身目为黄，所以然者，以寒湿在里不解故也，以为不可下也，于寒湿中求之。"此即阴黄之症，其黄色必黯晦不显。

【系在太阴识其旨。】

所谓系在太阴者，即指阴黄而言，以其太阴脾湿盛也。虽曰寒湿，实不可拘泥字面，盖发黄总属湿热交蒸为病；惟阳黄则热盛于湿，阴黄则湿居七八，热仅一二，且其热仍是由湿郁而生，故治以温燥太阴脾湿为主，重湿不重热也。脾为阴土，湿为阴邪，但化湿利湿而湿仍不化者，非助阳化湿不可；助阳化湿本是治寒湿之方，故统称之曰寒湿也，寒字须活看。

【助阳化湿亦佳方，】

寒湿发黄，原文未出方，王海藏补之曰："小便不利，大便反快者，五苓散；小便利者，术附汤。"盖助阳化湿之意也。

【术附茵陈五苓使。】

茵陈术附汤，是阴黄主方，五苓散仅为佐使。

【阳明三阳为最深，】

三阳病位，本以分其浅深也，太阳开为表，少阳枢为中，阳明阖为里。阳明在三阳中为最深，故曰邪至阳明，无所复传也。

【为阖为里腑证云。】

要知邪至阳明，无所复传者，是指里证腑证而言，非谓经邪也。

【若兼太少应先疗。】

如原文"阳明病脉迟，汗出多，微恶寒者，表未解也，可发汗，宜桂枝汤。""阳明病脉浮，无汗而喘者，发汗则愈，宜麻黄汤。""太阳阳明合病者，必自下利，葛根汤主之。""阳明病发潮热，大便溏，小便自可，胸胁满不去者，与小柴胡汤。""阳明病胁下硬满，不大便而呕，舌上白苔者，可与小柴胡汤。"等条，均是阳明病而见太阳少阳之症者，当先治太少之例也。原文谓"表证未解，表解乃可攻里"，即为此等症言之耳。

【表解攻里辨非阴，】

所谓表解乃可攻里者，专指阳明之里而言。若三阴之里则不然，如下利清谷，身疼痛，先以四逆汤治里，后以桂枝汤治表，则是先治里而后治表，故知其必先解表。表解乃可攻里者，专为三阳之里，阳明腑实热证言也。若三阴里寒兼表者，不在此例。

【阳明谵语原实征。】

原文曰：“谵语者实也。”又曰：“实则谵语，虚则郑声，郑声者，重语也。”是以谵语郑声分虚实矣，但须知谵语中亦有虚证。

【谵语可下十而九，】

原文中谵语而用三承气下法者，十之八九，可知谵语是实证下证中之主要外候也，然天下事无绝对之理，有实必有虚，仅多少之分耳。谵语属实，而十之一，亦有大虚之证者，更当留意，以其为大凶之候，勿误为实也。

【若重发汗因亡阳，谵语脉短即死候。】

原文曰：“发汗多，若重发汗者，亡其阳，谵语脉短者死，脉自和者不死。”此谵语则九实一虚中之虚证亡阳谵语也。内无实热，误在汗伤，因知其谵语乃亡阳神越之故，非腑实证也。更出一诊脉辨生死之法，曰脉短者死，短乃正气不续之征也。若脉气自和，则药误未伤根本，尚可挽救不死也。

【喘满直视危相同，】

谵语两目直视，喘满者死，邪热盛极，入脑腑伤神明也。按后贤所发明之内陷心包，神昏谵语，气喘目呆等证，实与此同，惜无人发现提出，至叶天士始拈出之，实非天士杜撰也。

【下利者死更当究。】

原文曰：“直视谵语，喘满者死，下利者亦死。”此语真宜细玩，盖喘满直视谵语而曰死者，是邪热入脑，伤其神明，邪炽之死候也。下利谵语而曰死者，真气脱而难回，即亡阳谵语、脉短者死一类正虚之死候也，著此二证于阳明腑实可下之间，明辨脉证，以为谵语虚实死生大别之法，最当留意。

【阳明脉迟不能食，饮水即哕中寒殃。】

阳明病，不能食者，曰中寒。又，“若胃中虚冷不能食者，饮水则哕”。哕，呃忒也。

【胃中虚冷食欲呕，】

原文曰：“食谷欲呕，属阳明也，吴茱萸汤主之。”本条是“不能食名中寒”、“胃中虚冷不能食，饮水则哕”二条之互文及出治法也。此数条虽散见阳明篇中，实当连络一处观之，则其证、其因、其治均可了然无疑矣。

【吴茱萸汤煎取尝。】

吴茱萸汤吴萸、生姜为主，人参、大枣为佐，温胃祛寒，和中益胃，乃阳明中寒为病之主方也。此与伤寒病热之阳明病截然不同，故另以中寒名之，所以示别于阳明热病也，换言之，此实胃寒证附见于阳明篇耳。可见《伤寒》一书，因证及证，引彼例此，包括极广，其原名《伤寒杂病论》，盖甚确切，后来注家，必欲强为划分界限，徒见其牵强附会，何益于事耶。

【温胃和中参姜枣，】

吴萸、生姜治寒，人参、大枣治虚，于“胃中虚冷”四字，字字贴切。

【迥异阳明热病方。】

此胃寒证，与阳明病热实诸证背道而驰，正相对待，非阳明篇正文，特附载其后，以为比较引证之用。

注家不审此理，逐聚讼纷纭，纠缠不清耳。

【太阴脾寒岂无异，】

或谓此数条何以不列之太阴篇中，而必另立阳明中寒之名，以自乱其例，且脾胃同官，胃寒即脾寒，置之太阴门，不甚合耶。殊不知脾主升，不升则浮，胃主降，不降则呕；胃主纳谷，脾主磨化，同中有异，故太阴病以“自利益甚腹满”为主候。脾不升不磨也。此则不能食，食谷欲呕，全系胃病不降不纳，确是胃寒而非脾寒，故仲景宁于阳明篇中另立中寒之名，而不欲置之太阴篇也，其分辨之精细如此。

【呕利纳运分其详。】

一则呕而不纳，为阳明胃寒，一则自利而不运，为太阴脾寒，此分辨阳明、太阴之精旨也。

二、葛根汤、葛根加半夏汤、葛根黄芩黄连汤方义及用法

（附：柴葛解肌汤）

【葛根汤治阳明表，太阳邪犹不曾罢。】

古人以葛根汤治阳明表证，舒驰远六经定法亦如此。其实此汤是太阳阳明合病表证，太阳之邪才及阳明，太阳之证尚未罢者之治法也。故必恶寒发热，头痛无汗，项背强几几，目痛鼻干等症并见，方可用之，非纯属阳明表证之方也。

【才及阳明差堪投，桂枝汤加麻葛配。】

葛根汤即桂枝汤加麻黄、葛根二味是也，有汗者去

麻黄，便是桂枝加葛根汤。

【二阳合病利自下，】

原文曰："太阳阳明合病者，必自下利，葛根汤主之。"解表为先也。

【其脉促者表未解。喘而汗出亦用之，】

原文曰："医反下之，利遂不止，脉促者表未解也，喘而汗出者，葛根芩连汤主之。"应为错简，其实是葛根汤也。惟葛根汤乃有解表之功，故能治喘，非葛根芩连汤所能治也。或谓葛根汤证，当无汗始用，今汗出而喘，如何用之？曰：重在"喘"字，表未解之喘是实喘，治实喘非麻黄不可，麻黄治喘，汗出不忌，今汗出因喘所致，故当用之无碍也。

【不利且呕半夏采。】

太阳与阳明合病不下利，但呕者，葛根加半夏汤主之。

【本草葛根治大热，升津止渴解肌好。】

葛根轻升解肌，生津除热，引胃中清气上行，故凡口渴下利者，多用之也。

【正阳阳明非其长，】

王旭高曰：葛根治阳明经病表药，若正阳阳明腑热实证，当清当下不当汗者，非其所宜，故仲景于《正阳阳明篇》中无葛根之方也。

【易老东垣尚蒙昧。】

张洁古、李东垣分经定药，以葛根为阳明主药，未分经腑，是其说尚有未详之处也。

【柴葛解肌倡节菴，羌柴芷葛桔甘备。石膏芩芍枣

生姜，统解三阳法可贵。】

柴葛解肌汤治太阳阳明合病，目痛、鼻干、不得卧、头痛发热、恶寒无汗、脉浮洪者，柴胡、葛根、羌活、白芷、黄芩、赤芍、桔梗、甘草、石膏、姜、枣是也。药味颇杂，当加减用之。

【三阳经病表受邪，寒将化热斯为美。宜清表里一方兼，谓替葛根恐难代。】

按：羌活解太阳，柴胡解少阳，葛根解阳明三经表邪，而以石膏、黄芩佐清里热，是三阳经发表兼清里热之方治。若谓但治太阳阳明，则方中柴、芩各味未合矣。又节菴自云："以此代葛根汤。"其意殆以葛根汤内有麻桂等味，纯属阳明经证者不相投，故以此代之。但此方亦杂而不纯也。应知葛根一味实为阳明经证解肌主药，如太阳之桂枝焉。其他可因症加减，兼太阳有汗则配桂枝，无汗则配麻黄；兼少阳则配柴胡；兼里热则或佐以黄芩，或佐以石膏，各随所见之症而定，不必拘守一方也。

【葛根黄芩黄连汤，】

葛根、黄芩、黄连、甘草四味是也。

【经腑同医恙毋畏。】

此乃经腑同治之妙方也。葛根解表，芩、连清里，经腑同调。凡伏邪从阳明蕴发，初起即见自下利而壮热不解，烦躁口渴，或泛恶溲短而赤，其所利之物臭秽异常，自觉利时肛门灼热者，是协热而利也，与虚寒下利、误下下利之宜温者，大不相同，此方用之最效。《伤寒论》中于用此汤之条文或有缺失，即存者亦不甚贴切，自来诸家，均随文敷衍，致此妙方，效用不彰，深为可惜，故特重点剖析之。

【热势壮盛协热利，解表清里功尤倍。】

此与柴葛解肌同为解表清里并用之方，然柴葛解肌重在解表，此方重在清里为不同耳。

【温病下利伏邪深，蕴发阳明实攸赖。】

伏邪温病蕴发之地，以肠胃为最多，故一起即是阳明病也。蕴发时重者必自下利，此利为热毒之利，故本方之芩、连尤为相当。而伏邪之起必有外邪相为牵引，伏邪如薪，外邪如火，一触乃发，葛根解肌清热，亦所应用。王孟英谓："葛根劫胃阴"，乃穿凿之论。葛根能清热生津，《本经》所载也，与柴胡不同，谓柴胡劫肝阴犹可，谓葛根劫胃阴则不可信也。

【喘汗脉促利不止，经书所论须领会。】

原文曰："太阳病桂枝证，医反下之，利遂不止，脉促者，表未解也，喘而汗出者，葛根黄芩黄连汤主之。"按本方治里重于表，若欲先解其表殊非芩、连所宜。且本方亦无治喘之功能也。原文桂枝证误下后，脉促者，有重服桂枝之法，今此方于脉促表未解一层，毫无关顾，实不若葛根汤之合。盖葛根汤内含有桂枝汤，正与误下脉促表不解仍用桂枝之例相符。因利遂不止，而增葛根；因喘而汗出，故增麻黄；无一味落空。观此则知原本必有错简，当为二条互误其方无疑。

三、栀子豉汤方义及用法

（附：栀豉加减诸方）

【栀豉汤治阳明表，】

栀子豉汤治阳明自病之表而有汗者。

【较之葛根稍深矣。】

栀子豉汤较葛根汤治阳明之表已有深浅不同。柯韵伯所云阳明里之分表，最为得要。

【发热汗出不恶寒，胸闷懊侬烦不寐。】

栀子豉汤主治发热甚壮，汗出不恶寒初起之症，胸闷心烦懊侬尤为主征；又治虚烦不能眠，乃邪热内扰胸膈之间，神明为之不安也，与黄连阿胶汤之虚烦不眠，大不相同，盖有虚实之分，若以此虚烦为虚证之烦则大误矣。

【主之半表胸膈间，宣透上焦邪热滞。】

栀子豉汤宣透上焦胸膈之间邪热，最有捷效。

【旧作吐剂非尽然，】

昔人谓栀子豉汤为涌吐之剂，诸家或是或否之。以经验言，多不作吐，惟有一种臭豆豉则服之确能作吐。市间所售，本有香臭二种也。柯氏谓作吐不在山栀而在豆豉，腐气上薰心肺，能令人吐，即指此一种臭豆豉耳。

【便溏勿与谙其理。】

原文谓“病人旧微溏者，不可与栀子豉汤”，旭高则谓“栀豉清泄上焦与肠胃无大害，原文之禁未知何故”。按原文曰：“病人旧微溏者，不可与之服。”重在一旧字，其语盖谓素来便溏之人也。素来便溏，即是脾阳素虚，栀子苦寒伤阳，故不可与。推之一切阳虚者，及一切苦寒伤阳者，均同其例也。若是湿热热陷，则非但不忌，且为必用矣。

【此是温邪初治方，用处最多当细记。】

温病初起，以此方为主治。鞠通银翘散即本此方，即叶氏《温热论》所谓夹风加薄荷、牛蒡之属，夹湿加芦根、滑石之流者，其主方应亦不出此汤也。但若不辨寒温之异、初久之分，甚致恶寒无汗，亦乱投此方，或连续用至数十剂者，则大失制方之意矣。

【温邪之发在阳明，】

温病一起，即在阳明，故阳明诸方，即是温病要方。

【宣透清下阳明治。】

宣透、清热、下法三者，为治阳明病要旨。

【此方宣透清泄间，】

此是宣透兼清泄之方，旧说但谓清泄阳明者，失其半矣。虽云有汗用之，若无汗而但有热者，亦可用，惟恶寒无汗，则非其宜。前人均谓此汤非发汗之剂，实则以经验言之，确能发汗，而其发汗之力，在豆豉一味。今栀、豉同用，已减其力，故遇无汗者，当去山栀也。

【宣重于清识其旨。】

豆豉宣透，山栀清泄；宣透为主，清泄是佐。

【无汗肘后葱豉方，】

若无汗初起者，则用《肘后方》葱豉汤。葱一握，豉一升以发散之也。

【呕者栀豉生姜饵。少气应知甘草加，】

少气者，加甘草，名栀子甘草豉汤。古以甘草为缓中益气主药，若治温热，不必拘泥其例。

【枳实栀豉劳复议。病后余邪重感招，】

名曰劳复，实系余邪留热未清，因劳动重感于邪，多食助长其热，以致热势复盛也。枳实栀子豉汤为特效佳方。

【若有宿食大黄畀。】

按枳实、栀、豉，豉以透邪，栀以清热，枳实以下滞，为阳明宣、清、下并具之轻治，以治病后劳复最宜。方中枳实本有下意，若有宿食内滞，重者可稍加大黄于内。又按治酒疸心中热痛懊侬，栀子大黄汤主之，其方即枳实栀子豉加大黄也。

【下后身热且微烦，栀子干姜去豆豉。】

原文曰："伤寒，医以丸药大下之，身热不去，微烦者，栀子干姜汤主之。"大下伤阳，故用干姜以复其阳，微烦热未去，故用栀子以泄其热，乃寒热错杂之治，亦泻心汤之变法小方也。

【栀子厚朴枳实汤，腹满心烦卧复起。】

栀子厚朴枳实汤，治下后心烦，卧起不安而腹满者，栀子以治心烦不安卧，枳、朴以泄化其腹满也。

【瘀热在里为身黄，栀子柏皮甘草使。文仲豉薤法亦佳，能主伤寒兼下痢。】

张文仲豉薤汤，即栀子豉原方加薤白一两，以治伤寒伏邪下利如烂肉赤滞，身热不解，腹痛里急后重者，甚为有效，亦佳方也。此等下利与自利爽快者不同，泻时腹痛滞而不爽，故又名滞下，即痢疾是也。按下利后重气滞，用薤白，实本仲景方。

【腹痛后重里急迫，湿热积滞气不利。栀豉原方合薤白，用得其宜效可致。】

四、白虎诸汤方义及用法

【若进栀豉热不衰，脉得洪大而汗出。壮热烦躁渴饮多，阳明经证白虎设。】

以上诸证，为白虎汤所主。《千金翼方》载《伤寒论》原文谓“服桂枝汤，大汗出后，大烦渴不解，若脉洪大，与白虎汤”，人多以为由于桂枝之误而致，其实是伏温发动使然。若无伏温内蕴，虽桂枝治不合度，亦不致骤然变成大汗、大热、大烦渴、脉洪大之白虎汤证也。此点须细辨其意。今南方医家罕用桂枝汤而多用栀子豉汤，若服栀子豉汤后，热不为汗衰，反壮热烦渴者，便转白虎证矣。于此更可证桂枝之转白虎，决非桂枝之过也。

【气分有热力能清，】

白虎汤为清气分热邪之要剂。

【肺胃温邪重剂折。】

《伤寒论》以白虎汤治阳明热炽、有热无结之证，若温邪肺胃热盛者，亦非此不为功；其轻者银翘主之，重者则应用白虎。白虎西方金也，不但清胃热，亦能清肃肺金。

【石膏知母粳米甘，米熟汤成法应识。】

《伤寒论》用白虎汤是以三药与粳米同煮，米熟汤成，去渣温服之。《外台》则先煮米取汤，以汤煎药。二者相较，是《外台》之煎法较好。其用粳米汤者，一以顾其胃气，一以载药上浮，成其清肃肺胃之功也。若治温热病，则粳米可以不用。

【汗多热盛最相当，】

汗多热盛，白虎的证。

【且治脉滑之热厥。】

原文曰："脉滑而厥者，白虎汤主之。"脉滑为阳盛，有热而反手足厥冷，故知其厥是热厥非寒厥，为热深厥亦深之证也。

【须知热深厥亦深，烦渴谵语辨有诀。】

热厥非特脉滑，与寒厥之脉微细欲绝不同，其见症必内有烦渴谵语等等，证脉均有辨别也。原文所谓"表有寒，里有热，白虎汤主之"者，亦指热厥而言。热厥宜清，误用热药则死，须细审也。

【表未解者慎勿投，无汗恶寒禁须切。】

原文谓"表未解者，不可投白虎汤"，若无汗恶寒发热，则白虎切禁也。

【若是汗多微恶寒，内证烦渴仍大热。仲师另有加参方，】

原文白虎加人参汤证二条，均是外汗多、背微恶寒或微恶风，而内证烦渴大热引饮与白虎汤证同，则以白虎加参主之，以其微恶风与背微恶寒，是由汗多津伤之故，与无汗恶寒之表不解者，迥不相侔。此等辨证最紧要处，宜留意及之。

【两者不同详所说。】

表未解之恶寒与汗多微恶寒之辨别，必须详悉。

【病久津伤胃火焚，补虚清火生津液。加参白虎制亦佳，起废回天堪抉择。】

若病久正气已伤，津液为热所烁，热势仍炽者，借用白虎加人参汤补虚扶正、生津清热，用之得当，应效如神，真有回天再造之功。凡白虎加参所主，均属重证，投之得当，固可以立起沉疴，误用之则祸害亦速，最宜谨慎。

【或以洋参易人参，】

王孟英以西洋参易人参，治温热病津伤热炽之证，此法亦确当可取。

【温热津伤救烦渴。伤寒温病虽殊途，殊途同归毋拘执。】

近人斤斤于伤寒、温病之分，实非也。温病发于阳明，阳明一门方治，均为温病要法，可分可合，但以辨证为主耳。

【桂枝白虎温疟医，泄卫通营邪乃撤。】

《金匮》以桂枝白虎治温疟。身无汗但热，骨节烦疼时呕者，用白虎清伏热，用桂枝通表寒也。疟之热多而壮、寒少而微者，亦可用之。或汗出壮热而微恶风，并非气津伤，仅属卫分风邪不尽者，则亦为桂枝白虎所主治也。

【呕因胃热舌无苔，白虎汤中姜汁入。】

胃热作呕，舌无苔而口渴。《集验方》于白虎汤中加姜汁数匙，后人遵用有效。

【苍术白虎治湿温，阳明之温太阴湿。】

此云湿温乃太阴阳明合病，太阴之湿，阳明之温，互相蕴发为病，白虎清阳明之温，苍术燥太阴之湿，实佳方也。

【壮热胫冷苦妄言，脉阳濡弱阴小急。】

此言阴阳即浮沉也。

【汗喘腹满渴热饮，】

湿温腹满按之濡软，与阳明腑实之腹满不同。口渴不多饮，饮欲热者，湿温之候也。

【白腻其苔红其质。】

其舌苔白腻，而舌质则红，可于边尖见之。

【湿胜热盛未相淆，】

湿热虽并盛而未相混，此时投苍术白虎最有神效。若相混者，则湿热相搏，如油入面，不易分泄矣，非苍术白虎所能治也。按湿热相蒸，已经混合者，苔必黄腻。如为苍术白虎证，则苔白腻而质红，此为不同也。

【清温燥湿两有别。】

苍术燥湿，白虎清温，各行其道，非合化之方。

【湿热未合势纵强，治而得宜效仍捷。】

苍术白虎汤证，湿与温并未相合，故其病势易于猖狂，亦易于扑灭，本方用得其宜，实有非常之功，惟须对症耳。

【湿热既合尤缠绵，】

若湿与热合，则病势似较和缓而极其缠绵。今人于湿温症动用苍术白虎汤，不知其湿热混合者，非但不效，且有害也。

【苦辛苦寒轻重核。】

湿热混合，热胜者须用苦寒之品，如芩、连、知、柏之类，一方面寒能清热，一方面苦能燥湿也。湿胜者可以苦寒苦辛合化之剂治之，如厚朴与黄芩，半夏与黄连均是也。芩、连、半、朴有合化作用，石膏、苍术则否。此中有至理，非经验不能知也。

【分行合化各专长，湿温大法务记忆。气血双燔玉女煎，孟英易味最合辙。鲜生地与生石膏，麦冬知母兼牛膝。】

张景岳玉女煎本治少阴不足，阳明有余，烦热牙疼出血，王孟英易其方中熟地为鲜生地，与石膏并为主药，治温热病气血两燔重证，甚有巧思也。

【白虎诸汤属要方，】

方有轻重缓急之别，若白虎诸汤均为救命挽危之重剂也。

【变化精微详研析。】

从白虎汤变化而成白虎加人参、苍术白虎、桂枝白虎等汤，玉女煎则生地白虎之法也。

五、承气诸汤方义及用法

（附：麻仁丸、黄龙汤、增液汤）

【发汗便利亡津液，太少余波内实悉。胃中干燥大便难，热搏宿食燥屎结。】

此太阳少阳病转成阳明腑实燥屎之理也，皆因发汗、利小便、亡津液、胃中干燥、大便困难、内有宿食未下、余邪蕴热，锻炼而成燥屎也。有形之积不下，无形邪热凭凌据险，不易解除，故治燥屎症非下不可也。

【燥屎之候必谵言，潮热属实毋庸诘。】

潮热有轻重二等，此余邪内实之潮热，是平时不热，日晡乃热蒸如潮也；其热不高。

【濈然汗出手足心，】

潮热时手足心濈然汗出。

【小便混浊脉滑疾。】

凡可下之症，小便必混浊短赤，故云“小便清者，知热不在里”，又原文曰：“脉滑而疾者，小承气汤主之。”

【和其胃气主小承，】

原文曰：“可与小承气汤微和胃气，勿令大泄下”是也。

【枳朴开通黄泄热。】

枳、朴宣通破结，消痞除满，大黄泄热通下，痞满通则胃和。

【若投小承矢气频，】

凡欲投大承气汤恐未当者，先以小承气汤投之，若转矢气者，乃可攻之，不转矢气，则尚未可攻也。

【大承气汤自不失。】

小承气汤通之不下，但转矢气，知其力尚不及，乃可投大承气汤无疑矣。

【大承气中用芒硝，生军枳朴方峻烈。】

大承气汤用大黄四两、厚朴半斤、枳实五枚、芒硝三合，力量更大。芒硝须后下。原法是先煮厚朴、枳实，去滓内大黄，煮，再去滓，纳芒硝微火溶之。

【有热有结此为功，正阳阳明胃家实。】

大承气汤是治正阳阳明胃家实之主方，不曰胃实，而曰胃家实者，以胃为六腑之海，曰胃家则肠涵在其中也；与汗太过、胃中干燥而成燥实者不同，一为移传余波，一为自病热实。

【痞满燥实坚潮俱，】

此用承气六字要诀也。痞乃胸痞，满乃腹满，大便干结不通，苔黄燥为燥，腹满痛为实；又上列诸证中，须审其绝无虚象，亦为实也，胸腹按之不硬为坚，日晡潮热为潮，诸者俱备，则投大承气汤无疑问矣。

【喘冒不卧干焦舌。目不了了睛不和，】

胃不和则卧不安，九窍不利。喘冒者，下不通而反上逆也。舌干焦黑者，土燥水竭也。

【急下存阴专条述。】

阳明篇言急下者共有七条，所谓用承气汤急下存阴者，盖阳明以存津液为要，用承气汤则是釜底抽薪之治法耳。

【沉实有力乃堪投，】

用大承气汤之证，脉当沉实有力。

【脉短脉涩恙非吉。】

若脉短脉涩为危候，虽有潮热谵语实证，须慎用之。

【少阴急下从阳明，伏邪热毒病最剧。心下必痛利水青，口干咽燥大承责。】

原文曰："少阴病，自利清水，色纯青，心下必痛，口干燥者，可下之，宜大承气汤。”盖温毒蕴发，先伤少阴之阴，故一起即见口干咽燥之象；所云伏气温病，发于少阴者也，多由冬不藏精而成。自利稀水、色纯青，是热毒奔迫，用大承气汤以泄热毒，亦急下存阴意也。

【谵语下利治亦同，热结旁流壅须泄。】

谵语下利用大承气汤亦同其理，再有热结旁流之症，内有燥屎坚结，因而旁流注泻，其泻必臭秽非常，肛门灼热作痛，以此为辨证要诀。凡为热利可用清用下者，都如此也。

【调胃承气硝黄甘，不取枳朴缓下立。】

调胃承气汤用大黄四两、甘草二两、芒硝半升，其不用朴者，恐其辛燥伤胃津；不用枳者，恐其破泄伤中气也。炙甘草为少气之主药，功能缓中益气，观其舍枳、朴而加炙草，则可知其中之微意焉。又按：调胃承气汤缓中泻结热，非阳明府实正方，正方只是大小承气二汤也。

【腹满便结心微烦，发热蒸蒸汗不撤。】

原文以此汤治心烦恶热、腹胀满、不大便、蒸蒸发热之候。所谓蒸蒸发热者，热从里蒸发，汗出濈濈而热如蒸也，与太阳证之翕翕发热大异。

【蓄血如狂仗桃仁，瘀热相搏证情急。少腹硬满不可当，小便自利大便黑。】

大便色黑而润者为蓄血。

【漱水不咽应审详，】

热入血分则漱水不欲咽下。

【血证之谛细辨别。】

上述诸证，均是蓄血凭据，有如此者，方是蓄血也。

【桃草硝黄兼桂枝，】

桃仁承气汤，即调胃承气汤加桃仁、桂枝二味，辛润去瘀血也。

【泄热通瘀辛润力。】

辛润为通瘀要法，叶氏善用之，即本乎此方者。

【麻仁（丸）小承芍杏麻，】

麻仁丸即小承气汤加麻仁、杏仁、芍药三味，治脾约不大便。丸者缓也，方法颇平稳，或谓非仲景方，然可备用。

【丸者缓之脾约设。】

丸以蜜者，润其燥也。每服十丸，日三服，渐加，以利为度。其法甚稳妥，故可取仿也。

【润燥通幽以渐加，纵非仲景法可袭。】

或谓麻仁丸非仲景方，以其方杏仁用一斤、厚朴用一尺，均非仲景法度也。言之虽甚有理，惟治疗上但求其法可取，便当记以备用。

【黄龙汤原出大承，】

黄龙汤方出陶节庵，即大承气汤加入人参、当归、甘草、桔梗、生姜、大枣。

【参归姜枣甘草入。桔梗一味后下宜，】

方中桔梗一味，须药煎成时加入，极有巧思。盖取气不取质，上开提则下易通也。

【正虚病实著功绩。】

本方乃虚羸病实者，背城借一之要方也。但识其人参与硝、黄同用，扶正去邪之理已可，不必呆用原方。年老人用黄龙汤须去芒硝，不可忽也。

【鞠通新制增液汤，生地元参麦冬列。清润或添鲜首乌，津枯液燥便难得。增水行舟喻颇佳，温病末后多采撷。】

吴鞠通增液汤治津伤便闭，方用元参一两，连心麦冬、生地各八钱，或加鲜首乌一两。所谓肠无津液，增水行舟之法是也。

【诸方之理常研求，能知变化用不竭。】

上列诸方均当考其同异及用法，自能变化应用无穷矣。后人从承气加减化裁之方甚多，因均不能出仲景范围，故不备录，但录黄龙、增液二汤者，以其另有新意，可补仲景所未及也。

六、合病证治

【合病必分腑与经，】

二者同病谓之合，然有经与经合病及经与腑合病之不同，须细为辨之。

【审证当别伏同新。】

先知有经与经合病、经与腑合病之不同，再当别其同属新邪合病、抑或新邪与伏气合病。如此仔细分析之，则病无遁情，合病之旨无余蕴矣。此合病大纲也。

【经腑之分辨病所，】

分辨其是经与经合病，抑经与腑合病，即是求其病发之所在也。

【伏新之别究病因。】

辨纯属新邪与新邪引动伏气之不同，即是求其致病之原因也。

【两般既明纲领悉，】

先当知其纲领，其余迎刃而解。

【各条精义从头述。太少合病治太先，太阳阳明理亦一。】

太阳少阳合病，当先治太阳；太阳阳明合病，理亦如之。

【少阳阳明先少阳，】

少阳阳明合病，先治少阳为主。

【是乃大律谨莫忘。】

此系三阳合病之大律，为常证立法而言，若证重病变者，不拘此例也。

【其或变异勿固执，随证轻重觅专方。】

证重病变者，不拘此例，各有专方在也。

【太阳阳明合病者，喘而胸满不可下。经云煮服麻黄汤，首治太阳例堪假。】

原文曰："太阳与阳明合病，喘而胸满者，不可下，宜麻黄汤。"此即太阳阳明合病，先治太阳之例也。须知此是太阳经邪与阳明经邪合病之法。

【若表未解泄利虞，病属桂枝下之辜。喘汗脉促攸知晓，】

脉促者，知表未解也。

【疗以葛根庶几符。】

按此条原文曰："太阳病桂枝证，医反下之，利遂不止，脉促者，表未解也，喘而汗出者，葛根黄芩黄连汤主之。”此误也，当与方二一条互易，用葛根汤主之为妥。盖表未解、脉促、喘而汗出、利不止者，由医反下之而致，此阳陷之利，非热邪自利可比，况表多于里耶。凡下利在三阳经之自下利则属实热，而由医误下所致之下利则属虚寒，此分别之要诀也。故知此条用葛根黄芩黄连汤为误，当与方二一条互易之，而用葛根汤也。

【如不下利但呕作，葛根原剂半夏著。】

原文曰：“太阳与阳明合病，不下利但呕者，葛根加半夏汤主之。”半夏主呕也，以此推知葛根汤原方正治太阳阳明合病，其方即桂枝汤加麻黄、葛根二味，是仍以太阳为主体，惟加葛根一味，以解阳明经邪耳。

【系对经邪合病施，两经并解邪乃却。】

上述麻黄汤、葛根汤诸证，是太阳经证与阳明经证合病新邪也。治法或先解太阳，或两经并解。此经邪合病之大要也。

【经腑合病殊不同，旨在必自下利中。】

原文曰：“太阳与阳明合病者，必自下利，葛根汤主之。”宋本原注曰：一云用后第四方，即葛根黄芩黄连汤是也，当从之。此盖二条互误其方耳。自下利者，乃未经攻下自病下利也。凡自下利者，三阳经中均为实热之证，与误下下利大不相同，其色必黄赤如酱，臭秽甚重，肛门必灼热，小便必短赤，与误下下利之鹜溏清谷者，固相去甚远也；良由伏邪湿热秽浊炎蒸，肠胃失其约束，热迫下趋而成。今云必自下利，辞意坚决，即表示此经腑合病之的据，非经邪合病可比。

【自下利多实热患，】

三阳自下利者，均属邪热实证，与三阴自利清稀者各别也。

【实热之治仗清通。表不曾解热壮盛，热迫注泻内郁蒸。新邪引动伏气淫，伏气蕴发新邪乘。】

此经腑同病之合病，即是新邪引动伏气者也。伏温蕴发于中，新感乘袭其外，内外同发，外为身热，里为自利，经腑并病，故云合病。乃为合病中重证，须细辨之。

【治需葛根与芩连，】

葛根黄芩黄连汤，乃新邪引动伏气，经腑合病之正方也。其用甚溥。

【解肌清温独擅专。】

芩、连苦寒，直清肠热，以解伏气温毒，葛根则解外感新邪，为经腑合病者，表里并顾之治，然治里重于治表，盖以伏气为主要耳。

【合病最要当识此，】

合病之最要点，即是辨别经与经，或经与腑合病之不同。经与经合病，同为新邪，经腑合病，则是新邪引动伏气也。自来注《伤寒》者，多不分辨，独张石顽著《伤寒绪论》中畅言之，甚有理解，可资参考。惟以新邪引动伏气，一种属之温热，一种属之伤寒，与余上说，虽名异而实同。今细加分析，更不致循名误实矣。

【石顽有说足揣研。】

石顽曰：合病多由冬时过温，少阴不藏，温气乘虚，先入于里，然后更感寒气，闭郁于外，寒热错杂，遂至合病，其邪内攻，必自下利，不利即呕，邪势之奔迫充斥，从可知矣。其黄龙汤、白虎汤虽主合病、实治温热主方，慎不可以此误治伤寒合病也。按此段所言，即新邪引动伏气，经腑同病之合病是也。石顽又曰：其伤寒合病，仲景自有桂枝加葛根汤、葛根加半夏汤、葛根汤、麻黄汤等治法，观仲景诸例，自可见矣。按此段所言，即经与经合病，纯属外感者。

【三阳诸证尽相仿，举一反三总无爽。】

太阳少阳合病，少阳阳明合病，均与上例所言无异。

【心下支结且微呕，证属少阳意可想。发热恶寒肢烦疼，外证未去桂枝承。太少经邪成合病，柴胡桂枝汤任应。】

小柴胡汤治少阳经邪，桂枝汤治太阳经病，二方合之则成柴胡桂枝汤，乃太阳少阳经邪合病之治方也。原文曰："伤寒六七日，发热微恶寒，支节烦痛，微呕，心下支结，外证来去者，柴胡桂枝汤主之。"虽无明文，玩其见证及方治，正是太阳与少阳合病法也。

【黄芩汤芍枣兼草，酸苦甘酸合化妙。但治其里颇迟疑，伏邪湿热内蕴扰。】

原文曰："太阳与少阳合病，自下利者，与黄芩汤，若呕者，黄芩加半夏生姜汤主之。"按黄芩汤方为黄芩、芍药、甘草、大枣四味。此方虽云治合病，但药均治里不治表，殊堪研究。余颇疑太阳二字是阳明之误，盖此方所治，实为胆胃里证，且非少阳阳明经腑合病，而同属腑证合病者也。甘草、大枣合白芍，是甘酸合化以化阴，白芍合黄芩是酸苦合化以泄热，据方求证，可知其伏气温热，从内蕴发无疑矣。

【见呕生姜半夏加，苦辛通降配伍嘉。】

加入生姜、半夏，则于甘酸化阴、酸苦泄热方中复入苦辛通降之治矣。生姜、半夏为治呕专药，甘草、芍药甘酸化阴，芍药、黄芩酸苦泄热，黄芩、半夏苦辛通降，生姜、大枣辛温和胃，用药精当，无一闲味；尤妙在合化之法，配伍谨严，深得《内经》之旨。后人以黄芩加半夏生姜汤借治胆咳而呕苦酸者，亦甚著功效。

【制方微意应探讨，合化转移一味差。】

但加减一二味，合化之法遂因之转移，玩其方及乌梅丸条，可得其精义。

【少阳阳明经邪合，柴葛解肌法考核。】

少阳阳明之经邪外感合病者，经未定方，然后人立柴葛解肌汤、柴胡葛根并用，正为少阳阳明经邪合病者出治法也。可宗其法意。

【经腑之间察重轻，先主少阳治毋逆。】

若病邪在经腑之间，而非伏邪蕴发者，则当察其轻重而治之，虽属合病，可以先治少阳。下述二条，则是少阳阳明合病，先治少阳之法也。

【日晡潮热归阳明，】

日晡潮热，则其余时不热可知也，其证缓而非剧，与伏气蕴发有异。

【便溏便实不须译。】

二条中，一条大便溏，一条则不大便，可见毋需论便溏与便实也。

【倘现呕而胸腹满，即涉少阳合病情。】

发潮热与胸胁满，为少阳阳明合病证据也。

【舌上白苔小便可，内无伏热柴胡妥。】

一条云舌上白苔者，一条云小便自可，是辨证之据。盖从此点可知其内无炽热也。

【胃气因和汗濈然，阳明自治得益伙。】

阳明病乃胃不和，小柴胡汤能通上焦，使津液下而胃气和，阳明亦因之解矣。此不治阳明而阳明自治之妙法也。

【伤寒呕多攻不宜，】

呕者属少阳，故原文曰："伤寒呕多，虽有阳明证，不可攻之。"亦即少阳阳明合病之证，先治少阳之微旨也。又按呕亦气上冲征象，用小柴胡汤亦犹太阳之用桂枝意耳。

【纵有阳明亦如斯。】

呕多不可攻，与舌上白苔者不可攻，同为本论中要诀也。

【服柴胡渴阳明的，】

原文曰："服柴胡汤已，渴者属阳明，以法治之。"

【对举之文细寻思。】

阳明证呕多不可攻。与服柴胡汤已，渴者属阳明，正是对举条文，为二经合病者辨治理也。服柴胡汤转渴，可知阳明伏有内热，正与前二条所云舌上白苔、小便自可者作对证也。伤寒证以呕与渴为三阳传变之征，呕者主少阳，渴者重阳明，今二条举此为言，正以辨其所在之多寡而定用方偏重之点也。抽蕉剥茧，层层转进，辨证之妙，无以加焉。

【合病虽同疗法异，传交余邪轻证议。】

前所述二条虽为经腑合病之证，而非有伏气在者，仍属外感余邪传变而成，故治之之法，仍从外解也。斯为经腑合病之轻证。

【伏邪为病则不侔，证重势剧慎将事。】

若外感引动伏气、伏邪蕴发之合病，则证重势剧，治法亦更复杂，须谨慎从事。经腑合病虽同，而论证论治则相去甚远也。

【阳明少阳合病逢，脉形滑数下利从。】

原文曰："阳明少阳合病，必下利，……脉滑而数者，……宜大承气汤。"此则新邪引动伏气，伏气为重之合病，与太阳少阳合病自下利、太阳阳明合病必自下利三条相同，同为新邪引动伏气，经腑同病之合病也。曰自下利、曰下利、曰必自下利，可征伏气蕴发阳明，不得外泄，反从下迫，必见自下利热证。故特提出此点，以为辨证之据。

【朴实黄硝大承气，通因通用法所宗。】

既自下利矣，复用大承气汤，是通因通用之法也。以其利为热毒蕴盛，故以大承气汤荡涤下夺之。

【热毒蕴盛故下夺，苦寒清化燎原遏。】

伏气热毒内盛者，非大承气下夺不可；次则但用苦寒清热，如芩、连之类已足。合病自下利三证三方，葛根黄芩黄连汤，则苦寒清热解肌并用，表里并治；黄芩汤则甘酸苦寒，专治其里；大承气汤则于苦寒清解热毒之中，再下夺其燎原之势，系釜底抽薪之法，三法中为最重也。伏气合病虽同，轻重有异，故立此三法分别治之。

【合病自利三法良，轻重浅深惟灵活。】

合病自下利，三方之法，随证之轻重浅深而遵用之，不虞殒越矣。又须知此三方之法，非独为合病而设，实乃伏气温病之要方也，以意变化，应用无穷。若论伏邪蕴发，邪势鸱张之时，去病折邪，总在此三法加减之中，读时须留意焉。

【再论三阳合病人，遗尿面垢口不仁。】

口不仁有三说，一曰口不能言，二曰口不觉寒热痛痒，三曰口不辨五味也。按本条既有谵语证，则不能言语之说不可通，此症至重，谓不辨五味则轻重殊不伦，以口不辨五味，轻证多有之，病势至此重险时期，何须转着此点耶。第二说则尚可言，究竟如何，俟后考定。

【腹满身重难转侧，汗下两法岂能循。发汗谵语下还警，额上生汗手足冷。】

原文曰："三阳合病，腹满身重，难以转侧，口不仁面垢，谵语遗尿，发汗则谵语，下之则额上生汗，手足逆冷，若自汗出者，白虎汤主之。"观所列诸症，可知此亦伏温蕴发剧重之证；虽曰三阳合病，而实重在阳明也。

【汗下均忌聊予清，大清气热白虎逞。】

此证既不可汗，亦不可下，以其病属无形气热，而气阴已伤也，故宜白虎汤大清气热为治耳。

【加参扶正旨尤佳，气阴大伤热邪乖。白虎温热之正治，经腑合邪温病谐。】

白虎为温热之正方，张石顽已先言之。经腑合病之重者，皆温病也。

【治寒治温毋拘泥，承气白虎栀豉例。】

昔人每拘泥于伤寒、温病之分，不知《伤寒论》中言伏温者甚多，治温病主方如承气、白虎、栀豉等汤，均出本论中，当可贯之，毋为所惑也。

【合病证治言已详，纲举目张深造诣。】

合病之治，言之已详。纲举目张，细玩味之，则伏温之治，迎刃而解矣。

太阴篇

一、太阴病大旨

【伤寒之主阴阳统，】

一部《伤寒论》，以阴阳二位借名定体为主。阴阳者，相对定体之总称也。

【阴阳之主内外别。三阳属实三阴虚，三阴属寒三阳热。三阳之位辨浅深，三阴之殊示缓急。】

三阳者，浅深之状也。太阳浅，少阳中，阳明深，由表而半表里而里，所云浅深之状也；三阴者，缓急之态也。太阴缓，少阴急，厥阴更急，所云缓急之态也。约此六者，统以阴阳；阴阳者，内外之分也。此数语实为一篇总纲，精当之至，能先审此，然后读全篇原文，自能有条不紊也。故知三阳为实为热，三阴为虚为寒，乃大体大例也。至其转变互移，则虚者反实，实者反虚，寒者反热，热者反寒，变化无方，随证而定，必知常乃可知变，熟则能生巧也。

【虚实相对言其常，】

太阳与少阴虚实相对，少阳与厥阴虚实相对，阳明与太阴虚实相对。

【虚实互移变须悉。】

少阴实则为太阳，太阳虚则是少阴，少阳虚则是厥阴，厥阴实则是少阳，阳明虚则是太阴，太阴实则是阳明；虚实转变，寒热互移，此言其变也。

【首将大体领会明，然后再论三阴疾。】

先熟记其大体要旨，然后读三阴篇，乃可入目了然矣。

【无热恶寒发于阴，】

此言初起病时也。若日久传变，则有内真寒而外假热者矣。又阴病无热恶寒，乃言其常；若其变则有反发热者，惟其脉沉细为不同，脉较证尤为紧要。

【邪从阴化阳虚质。】

邪之感人，因人体虚实而变化，非邪之自为寒热也。感邪而其人阳盛，则邪从阳化而为三阳诸证；感邪而其人阳虚，则邪从阴化而为三阴诸证。其伤寒之邪则一也。

【太阴为开先受之，】

太阴为开，厥阴为阖，少阴为枢。三阴中之太阴，正如三阳中之太阳，最外最浅，故自阳病误治转阴病者，太阴最先最易受之也。

【本经自病非所律。】

若本经自受邪者，则又不限太阴先受之例，另有法度在。

【太阴来源有二端，既成太阴证治埒。】

太阴病之来源有二，及既成太阴证后，则证治相近，惟稍有轻重用药之不同耳。

【一者邪由太阳传，误下从虚转变捷。】

凡误用下剂者，转变太阴病最捷易。其由三阳经病转太阴者，十之十皆由误下也。

【一者本经自受邪，由经入里当知识。】

一是由太阴本经自受寒邪，阳虚无抵抗之力，由经入脏，而成太阴里证也，较阳经误下而成者为重。

【若还本脏伏寒深，内外合邪祸更烈。】

若其人本脏阳衰有伏寒者，则与本经自受之外寒相应，内外合邪，其势甚张，为病益剧矣，此亦属本经自病也。

【太阴提纲需审详，腹满而吐不能食。自利益甚脉沉迟，时腹自痛口不渴。】

此乃太阴病提纲要诀也。太阴阳明一脏一腑，脾胃同宫，互相连系，故或云阳明病为胃热证，太阴病为胃寒证也。惟此说虽简要易分，究非本旨，不能舍脾不言。太阴病提纲之证中，既有吐证及食不下证，不单病脾，兼亦病胃，当为之分别曰：热则从阳，属阳明胃腑，寒则从阴，属太阴脾脏，脾寒则胃亦寒，故太阴有吐而食不下，胃热则脾亦热，故阳明有脾约证，惟有宾主之差别耳。

【不渴以其脏有寒，】

原文曰："自利不渴者，属太阴，以其脏有寒故也，当温之，宜服四逆辈。"

【自利清稀仔细核。】

太阴脏寒，下利清稀，完谷不化，小溲清长，与热利秽臭、色黄赤垢腻如酱、后重、小溲热赤而短者，大相异也。

【腹中雷鸣谷不化，】

泻心证中之腹中雷鸣、下利完谷不化二证，实属太阴病证象，故移录于此。

【太阴寒利此概括。】

人多病太阴篇脉证条文甚少，不知其错杂在诸篇各证之内，兹为提出之，庶可一目了然，得心应手矣。

【腹满时减按之濡，】

太阴腹满按之软，阳明腹满按之硬；阳明腹胀满，无有减轻之时，太阴腹胀满，则时甚时减。此二者同中大异之要点，即一虚一实之辨也。

【并无外候凭诉述。】

太阴脾寒腹满，是病者自言之感觉，并非外候可见之腹膨胀满也；阳明腹满，则高实膨胀，外候可见。此二证不同之点，前人所未及者。再按其硬软，问其有否轻减之时，必无错误矣。若太阴阳明湿热合病而成腹满，亦有腹大膨胀外候者，不在此例。

【时腹自痛得按和，喜温喜按亦可察。】

太阴病腹痛，时时自痛而按之稍和，且喜温热之物熨之，不若阳明腹痛之拒按，所谓喜温喜按者是也，此太阴腹痛与阳明腹痛不同处。以上均太阴提纲证候中类似阳明貌同实异诸证之大分辨法，最须谨记。

【吐（而兼）食不下本胃寒，脾寒及胃证常袭。】

脾胃同官，脾寒者，胃亦寒，故上吐而下利也。按吐为胃之主症，利为脾之主症，而阳明有下利热证，太阴有呕吐寒证，正系相连互引之理。惟主客须分，标本当辨，太阴以下利为主为本，呕吐为客为标也。

【太阴脏寒当温中，治宗理中与四逆。】

太阴自利腹满时痛，吐食不下等证，当以理中丸为唯一合方。原文所谓“当温之，宜服四逆辈”者，须活看，着重在一“辈”字。辈者等类也，言明四逆汤一类温药耳。理中丸即在不言中。须知太阴脏寒用理中，是正病正治；若病深再进一步，则可用四逆等汤益火生土之法矣。此言其病情之缓急，治方之层次也。

【倘或传变自阳经，阳邪已尽从阴责。】

从三阳经误下而传变为太阴证者，若阳经之邪已尽，全传入为太阴证，则完全从太阴证方法治之。此定例也。

【太阳未罢表犹存，表里并病法重立。】

若太阳之邪未罢，反误下之，一面见太阴里证腹满时痛、自利益甚等等，一面见太阳表证恶寒发热、汗出身疼痛者，此即所谓表里并病是也。分二证二法如下。

【腹满时痛不下利，桂枝加芍颇合辙。】

一面有太阳之表证，一面因误下而致腹满时痛不下利，与桂枝加芍药汤。不下利三字，须注意，此盖前人所未及分析者。

【利下不止表不除，桂枝人参方尤切。】

一面太阳表证不除，一面因误下而致下利不止，则与桂枝人参汤，此表里并病而下利者之治也。须知桂枝加芍药汤证无下利，而桂枝人参汤证，则下利之外或兼有腹满时痛也。

【本经受邪分经脏，经脏之治不容失。】

太阴本经受邪自病，治有在经在脏之分。

【在经脉浮主桂枝，】

原文所谓“太阴中风，桂枝汤主之”者，即邪在太阴经之治法。

【在脏理中四逆设。】

在脏者，即前所谓自利益甚，腹满而吐诸证是也。为脾脏虚寒，当温之，理中丸为正治，甚则可进四逆汤也。理中、四逆同为虚寒正方，四逆汤乃少阴病主方，可见太阴病与少阴病同属虚寒，只有缓急之分，并无虚实之异。若谓太阴病为寒实证，与虚寒有别，其言误甚，不可从也。

【脾虚气滞但腹满，】

若但见腹满，无他证者，厚朴生姜半夏人参汤主之。是脾虚气滞，太阴里证之轻缓者，《金鉴》列入太阴法中，甚合。

【厚朴生姜参半觅，太阴证治略如斯。】

太阴病证治，大约已备于上说中。

【尚有阴黄也应述，】

伤寒发黄，系在太阴，是太阴之湿与阳明之热蕴蒸而成者也。惟热多则成阳黄证，治主阳明；湿多则成阴黄证，治主太阴，为不同耳。此即太阴阳明合病证也。

【阳黄色鲜属阳明，阴黄黯晦太阴辖。小便不利郁湿寒，】

原文所谓"当于寒湿门求之"者，正指阴黄而言。阴黄乃脾脏寒湿，因小便不利，无有出路，湿郁成热，因而发黄。治穷其本，故以茵陈术附汤温化寒湿为要也。

【术附茵陈宜采择。】

二、理中丸与汤方义及用法

（附：附子理中汤、枳实理中丸、
连理汤、治中汤）

【理中方主理中焦，】

原文谓“理中者，理中焦也”，乃本方取名之意。

【参术干姜甘草调。】

人参、白术、干姜、炙草各三两，蜜丸如鸡子黄大，每服一丸，研碎沸汤调下，或作汤，尤佳。

【太阴脉迟腹时痛，自利不渴此能消。霍乱寒多不饮水，】

上吐下泻骤然而至曰霍乱。原文谓：“霍乱……寒多不饮水者，理中丸主之。”盖亦寒霍乱之要方也，若吐泻骤至者必须用丸。

【仍采理中意亦尔。】

霍乱寒多之上吐下泻，以理中温理脾胃，与治太阴证自利不渴、腹满而吐者，意义相同。

【大病差后胸有寒，喜唾涎沫正堪饵。】

原文谓：“大病差后，喜唾，久不了了，胸上有寒，当以丸药温之，宜理中丸。”

【或撤干姜易黑姜，化辛为苦法至良。】

后人用理中汤多不用干姜，易用炮姜炭。此乃化辛为苦，守而不走之意，治下利颇合适。

【脐上筑者肾气动，去术用桂仲师常。】

此方后加减法也。本方方后加减，不如小柴胡方后加减之佳，钱潢、刘栋均谓非仲景原法，是后人所搀者也，然其中有可采处，今择其合者记之。如脐上筑动去白术加桂，则确得仲师遗意，盖白术能动冲气，苓桂术甘汤易为苓桂味甘汤者，只在去术加五味子一味之差，加五味子者，以其能纳冲气也。惟不用苓桂术甘汤加五味子，而必以去术易味者，可见白术能动冲气，为脐上筑动所不宜，此仲景未明言之微旨。又脐下悸及欲作奔豚者，均以桂为主药也。

【生姜止吐苓治悸，寒增干姜自成例。】

吐甚加生姜，寒重加干姜，仲景成例也。

【手足厥冷寒更深，附子理中重其制。】

理中证手足尚温，若寒重病深，手足厥冷，则应加附子，而成附子理中汤矣。以上均采自方后加减例者。

【后人变化殊可嘉，择要而言两三家。枳实理中加枳茯，温中理气体虚佳。】

按寒实结胸，仲景用三物白散以温下之，惟体实者相宜，若素体脾胃虚寒，痰饮并结于胸，胸膈满痛者，则此方最有效验。所谓温中理气为先，化痰开结为佐者是也。方出崔行功。

【连理更取连苓入，】

连理汤出《局方》，即理中汤加黄连、茯苓二味也。原治内伤生冷，外感暑热，上热下寒之证，上见呕吐口渴，下见自利清稀等。一面以黄连、茯苓清解暑热，一面以理中治内伤生冷，实寒热并用之佳方也。按本寒标热之证，得黄连一味为反佐，其用至妙，固不限于内伤生冷、外感暑热一证也。凡呕吐属热者多，诸逆冲上，皆属于火，川连一味安之最捷。寒热夹杂者，用姜汁制川连尤佳也。吐利并见，均属虚寒者，治之以理中，易于为力。盖病纯无杂，方专一面，药力纯厚，易见功效也。若吐利并见，寒热之邪互相错杂，吐属热而利属寒，则一方之中须并顾之，连理汤选药铢两悉称，最为佳法。

【上热下寒泻呕渴。】

此方实本黄连汤之意，亦治膈上有热、腹中有寒之证，配合精简可喜。按寒呕则呕吐清水痰涎，热呕则呕吐酸苦，须详辨之。

【寒因热用热因寒，】

此即《内经》所谓“寒因热用、热因寒用”之法也。凡病单纯者易治，复杂者难疗，故于寒热攻补，复用偶方，最当留意者也。

【偶方复法当记识。治中汤出李东垣，】

即理中汤加青陈皮各一两。

【虚胀痞满不思餐。郁结伤脾脾气滞，青陈行气复疏肝。】

三、桂枝加芍药汤、桂枝人参汤方义及用法

（附：桂枝加大黄汤、赤石脂禹余粮汤）

【本属太阳桂枝证，医而误下乃变病。缘因脾胃素虚寒，虚者受之理有定。】

凡病邪之侵人，必乘虚入，所谓邪之所凑，其气必

虚是也。误治之害，虚者受之，若其人脾胃素来虚寒者，则一经误下，便成太阴病矣。

【太阴证见表未除，】

一面已见太阴里证，一面太阴表邪未罢，寒热犹在也。

【两经同治不容疏。】

桂枝加芍药汤、桂枝人参汤，二方所主，实是太阳太阴并病。昔人以桂枝人参汤证属之太阳病，以桂枝加芍药汤证属之太阴病者，均未尽合，今特析之。

【表里并顾分轻重，法虽不同旨无殊。】

二方均表里并顾之治，特有重表重里之不同，因证而异，各有所合，今并举之，以便分别。

【桂枝加芍重在表，】

桂枝原方倍芍药一味用六两。

【腹满时痛倍芍好。】

太阳病表邪未除而误下之，邪气内陷，郁于太阴之位，脾气郁滞不舒，木乘土位，木陷土中，故见证腹满时痛也，此乃无形之邪气郁滞为满为痛，与有形之积滞满痛不同。芍药为仲景治腹痛主药，功用在和肝脾，桂枝解表，兼能伐木疏肝，且病邪因误下而郁滞于中，疏达其郁邪则胀痛自已。《内经》云："木郁达之。"桂枝汤解太阳经邪，并有疏达木郁之效，故主之耳。本证腹满时痛，着眼在一"时"字，盖痛有时停，胀有时减者也，外症寒热虽不甚，然亦未除。内无下利，此乃主证而外，辨认用本方之要点。无下利是太阴里证不甚之据，寒热不除是表邪未解之征，本方仍冀邪从表达也。

【解肌达郁和肝脾，取饴舍饴需知晓。】

桂枝加芍药汤，与小建中汤只差饴糖一味，其不用饴糖者，亦有微意，盖因本方欲疏达郁邪，嫌饴糖之留恋腻中耳。急痛用建中，取饴糖之甘缓缓急也；腹满时痛，则用桂枝加芍药，因饴糖黏滞与腹满不宜也。

【大实痛者大黄充，】

拒按剧痛曰大实痛，与时痛时满之证大异。

【太阳阳明两治宗。共列太阴资比较，】

外有太阳表证，内有宿食积滞实痛，桂枝加大黄汤主之，虽亦表里并治，实非太阴病。因与桂枝加芍药汤证相似，故列之一处，以资比较，此即类证辨异之法，一虚痛，一实痛，一兼太阴，一兼阳明，正相对待也。

【后来误解莫盲从。】

诸家均以桂枝加大黄汤，在太阴篇内，遂作太阴篇论列，不审类证辨异之理，大失仲景原意，或欲改方名为桂枝加芍药大黄汤，或谓太阴病是寒实证，故以此汤温下，皆由误解本方为太阴病之证治。不可从也。

【桂枝人参重在里，】

桂枝人参汤即理中丸方加桂枝一味也，本当列之理中汤加减法中，因与桂枝加芍药汤相对并举，故另详于此。

【理中只添桂一味。腹痛自利主太阴，表证不解须兼理。】

原文曰："太阳病外证未除，而数下之，遂协热而利，利下不止，心下痞硬，表里不解者，桂枝人参汤主之。"

【温里首推理中优，解表犹当桂枝求。里气旺则表自解，】

伤寒本例，先治表，后治里，惟邪陷下利者，则必温里以托表，甚则可先里后表，如先服四逆汤，后进桂枝汤一条是也。桂枝人参汤温里之力宏，解表仅桂枝一味耳，惟中温则表亦易达，里气壮自能抗邪于外也，此为表里并治，里重于表之法。

【虚寒成痞效寡俦。心下痞硬纵相似，以方合证识其异。类证辨异宜审详，原文撰次具微意。】

宋本此方排列于太阳下篇诸泻心汤之间，乃类证辨异之故。照理此方应列在太阴篇内者也。本文中有心下痞硬一证，又下利不止，几全类乎胸痞，惟泻心诸方，参用理中，均除白术，以术与痞满不合也，此则用术而无芩、连。不用苦寒之品，全是温中通阳之法，则知此证之心下痞硬，与诸泻心证略异，纯属虚寒之痞，故以本方治之耳。太阴提纲条谓："若下之，必胸下结硬。"果尔，则其结硬，亦必以此方治之无疑矣。

【穿凿附会失真诠，颠倒条文逞臆编。千古注家多聩聩，深思领悟几人传。】

原文条文撰次，先列主证，续必附列诸类似之证，而分别其要点，以为辨认之法，法至善也，其或文简不易辨者，则可以方药证之，举一反三，其别亦易，注家不解此理，每以附列类证为本病，于是乎太阳篇不胜其多，而少阳、太阴两篇则少之甚矣，不知其条文因类证之故，移列于太阳篇也。如桂枝人参汤证，明明是太阴病，以心下痞之故，乃列于泻心诸方之间；如桂枝加大黄，明明非太阴病，以桂枝加芍药汤类证辨异之故，乃列于太阴门内。注家不审，或弃其精义不言，或穿凿附会，真诠尽失，至不明真旨，而以私见移动条文，颠倒散乱，割截原句，以逞私臆，以附会其说，尤为不当。故读《伤寒》非读原文白文本不可，千古聩聩，知此意者，有几人耶。

【若因数下肠受损，肠滑不收利益甚。理中原是理中焦，此属下焦非所秉。禹余粮与赤石脂，厚肠涩滑配合知。】

原文曰："伤寒服汤药，下利不止，心下痞硬，服泻心汤已，复以他药下之，利不止，医以理中与之，利益甚。理中者，理中焦，此利在下焦，赤石脂禹余粮汤主之。"此为理中类证，故附载以备辨用。

【倘复不止利小便，分理阴阳或可施。】

原条末云："复不止者，当利其小便。"夫利小便，即所以实大便，所谓分利阴阳之法是也，法亦有效。宋人笔记有售止泻药者，甚灵验，人以重金购其方，只车前子一味耳。此即利小便实大便，分利之法也。惟分利法应在固涩之先行之，治泻大法，首疏化，次分利，再次健脾，再次固涩，今列于固涩方后，恐非原文，疑后人所添，记以备考用耳。

【既无寒热复无厥，证属局部应辨别。】

赤石脂禹余粮汤证，只是利多伤肠，肠滑不收，局部之病，故以二味专方涩止之。凡阳证下利，必有寒热，阴证下利必有厥逆，此虽服理中汤，利益甚，外无寒热，既非误治，复无厥逆、脉微细诸象，亦非病邪转进转深，只是肠滑不固一理耳。用本方必当辨别于此数者，勿一见利不止，便投固涩之品也。

【少阴桃花义亦然，方入本门另著说。】

少阴篇桃花汤证，与此相近，亦局部病，而非少阴正证也。方解另见本门，兹不赘焉。

四、厚朴生姜半夏甘草人参汤方义及用法

【一经之证有缓急，一证之间有重轻。法不详者须究方，以方释证最分明。】

原文曰："发汗后，腹胀满者，厚朴生姜半夏甘草人参汤主之。"《金鉴》谓此方此证，当移入太阴门中，是太阴之轻证也。其言甚是，而诸家均以为非，以为此但有腹满一证，与太阴之腹满时痛用理中者，方药皆异，不当属之太阴也。殊不知一经之证有缓有急，一证之中亦有轻有重，岂能谓太阴一经只有重证无轻证耶？只有理中无他法耶？本条文虽不详，然既出方，则可研究方中药味之理，以方释证，其旨自明矣。

【汗后腹胀且满痛，病属太阴无遁情。不痛不利但胀满，】

不痛故不用桂枝加芍药汤，不利故不用理中丸。

【显见脾虚气滞成。】

以方释证，当属脾虚气滞之胀满。

【姜半厚朴擅开胀，和中伴佐甘草参。宣通气滞扶脾弱，方证相参推其因。理中加减可辨识，半虚半实此方任。】

此方即理中减术易生姜、厚朴、半夏也。观其所减所加，即知此乃半虚半实之证，与理中证之属纯虚者不同，故减白术之补、干姜之守，而增生姜、半夏、厚朴等开泄宣通之品为治焉。

【脉浮而缓阴黄发，手足自温系太阴。剂颈汗出溲不利，湿郁为黄义能循。】

论中谓："汗出剂颈而还，乃发黄，遍体汗出为热越，不能发黄"。又谓"若小便自利，不能发黄"。可见汗不畅，溲不利，水湿不化，湿遏热郁，乃发黄也。味此经旨，则治法可想。

【阳黄当主阳明治，】

发黄乃太阴阳明合病，阳黄热胜于湿，治重阳明，经方有表里中三法。

【栀子柏皮及茵陈。麻黄连轺赤小豆，从表从里仔细斟。】

麻黄连轺赤小豆汤，治重在表；茵陈蒿汤，治重在里；栀子柏皮汤，治重在中，此阳黄三方之大旨也。

【阴黄黯晦缘寒湿，】

黄色黯晦，舌苔白腻，脉小迟缓，谓之阴黄。经谓"当于寒湿门中求之"者，即指此证也。阴黄湿胜于热，治重太阴，温化为主。

【轻证茵陈入五苓。】

从"小便自利者不能发黄"一语，故知五苓实为要方，轻者以此方加茵陈主之。

【湿重再应兼平胃，】

湿重者。再合平胃散法，加苍术、厚朴以燥湿。

【助阳化湿术附胜。】

若燥化湿而湿不化、黄不退者，进一步助阳化湿，术附汤加茵陈主之。

【后贤增补多佳制，枳（实）附（子）理中配合珍。】

或以枳实理中、附子理中合方加茵陈治阴黄，亦极佳方也。阴黄经未出方，兹从后贤所拟增补之，以备应用。

少 阴 篇

一、少阴病大旨

【伤寒阴证少阴主，】

三阴经伤寒之证，以少阴病为主体，或以太阴为主，非也。

【病至少阴势急厉。】

伤寒至少阴病，情势危急，生死别于俄顷，审证处方，极要留意，一有错误，悔之莫及。太阴病多属缓证，较之少阴病轻浅得多，乃或谓太阴最重，少阴次之，焉有是理，僻异之说，不可从也。

【死生变幻俄顷间，但欲寐而脉微细。】

欲寐为阴盛阳微之证，微细为阴盛阳微之脉。

【三阴首推此提纲，脉证俱全须熟记。】

六经纲领诸条，惟太阳、少阴二纲脉证兼详，其他四经只言证不及脉，可见太阳为三阳之始，少阴为三阴主矣。

【阳微阴盛体虚寒，】

所以患少阴病者，以其人本虚寒体质，邪从阴化，阴盛阳微，或误汗、误下致亡其阳而使然也。

【汗下亡阳危骤致。】

凡少阴亡阳诸险证，多骤然而至，每一大意，措手不及。故脉微细者，纵是实证热病，亦当刻刻留意，预为防范也。叶天士《温热论》曰：面色白者，须要顾其阳气。温病当如此，伤寒三阴证更可知矣。故一见脉微细但欲寐虚寒之现象，便当决断，切勿迟疑，以免误事失机，追之不及耳。

【亡阳不与伤阴侔，】

亡阳证急，伤阴证缓，伤阴证可以徐图挽回，亡阳则一发不可收拾，此亡阳与伤阴不同处，最宜留意。

【缓急之分最宜味。论其病源有二端，一由自受一误治。先说本经自受邪，有表有里随证异；】

若寒邪乘虚而入少阴本经者，则有表里证之不同，当随其见证而分治之。

【倘从三阳误治来，证见少阴便是里。】

凡从阳经误治转少阴病者，一见便是少阴里证也。

【篇中大法总包罗，度世金针勿轻易。】

分别三阳误治转病，本经自受入里，及表里证之不同，纲举目张，实是金针要诀，切勿轻忽。

【自利而渴系少阴，引水自救审虚义。】

少阴证亦以自下利为主证，而与太阴病自下利有轻重之分。自利不渴者属太阴，自利而渴者属少阴，同属下利，同属虚寒之证，不渴乃其常，渴者是其变。寒利应不渴而反渴者，以下焦虚寒，无阳不能蒸化，气不上腾，津液不升，故作渴，此与热渴大异，勿以其渴而误会有热也。故原文于“自利而渴者，属少阴也”句下特著“虚故引水自救”一语，以释其所以作渴之理，即恐人误以渴为热耳。

【无阳化气津不承，】

较不渴之虚寒证更深一层也。

【利主清谷亦主征。】

少阴下利清谷，亦主要征象。清是清水，谷是完谷不化，均虚寒下利之证据也，须辨之。

【下焦虚寒不制水，小便色白具病形。】

原文谓："若小便色白者，少阴病形悉具，小便白者，以下焦虚有寒，不能制水，故令色白也。"以此推之，少阴病下利清谷，小便色白或清长而频，虚寒确实据也。故知其口渴是虚渴假象，非真热渴矣。是为辨证要点。

【以证辨证别真假，从真知假最分明。】

少阴病最难辨别者，是里真寒而反出现假热诸外证，由于其诸多热证是假象，故主治以姜、附热剂，但如果误认表里一致之诸热症为真寒假热，妄投热剂则是以火济火，桂、附下咽，阳盛则毙。相反地以假作真，误用寒凉，则是以阴治阴，膏、黄入口，阴盛则亡。举措之间，安危系之，诚间不容发，非有真知灼见，固不能指挥若定也。最要紧诀窍，便是以证辨证，分真分假，先辨别主证，确是虚寒无疑，然后推断诸假热外象，自无误认之弊矣。而脉之细微，尤为主点，有是证，有是脉，脉证相合，方可用回阳、温阳诸热剂。若有是证，无是脉，便不可用也。

【真寒于内外热假，】

太阴病但见虚寒脉证，且证缓不急，故轻；少阴病则虚寒之甚，证重且急。若全见虚寒正证本象，犹易认易治，若内寒而外反见热证者，则更难辨难治也。

【贵在瞭其正反情。】

见虚寒证是正面，见假热证是反面。分清正反面，极为紧要。

【不热惟寒乃本证，】

无热恶寒发于阴。少阴病条文“反发热”，“反不恶寒”，著二反字，便知无热恶寒者，正是少阴正证也。

【恶寒倦卧肢冷并。脉微欲寐小便清，清谷下利均相应。少腹痛复喜温暖，骨节寒疼呕烦病。舌白不渴口中和，证脉合参堪决定。】

上述诸脉证并见，均属虚寒正候，毫无可疑之点，则投四逆、附子、真武诸汤，回阳逐阴，可以放手用之。此属少阴本证正面病象也。

【若然反热不恶寒，心烦躁扰神不安。咽关外痛且口渴，戴阳目赤颜面丹。】

颧面红赤，名曰戴阳。

【内实虚寒外反热，热假寒真辨甚难。毕竟还须凭脉辨，脉微沉细是真寒。或大洪空按不鼓，】

脉沉微细是正脉，或洪大是假象，按之必空而不鼓，此辨证要诀也。凡少阴病真寒假热重证，第一以辨脉为主。

【亦共沉微一例观。更从见证真假别，下利主候要知悉。】

少阴病以下利为主候，凡见诸假热证者，必见下利清谷也；以下利清谷，故知其烦躁咽痛诸证为假热焉。

【便不臭秽溲清澄，下焦虚寒已可决。咽痛烦躁与

戴阳，尽是虚阳向上越。】

此乃下寒上热、阴盛格阳之证，故必下见自利清谷、小溲清长，而上见面红目赤、心烦作躁欲吐、咽痛恶热诸象。下真上假，内真外假，照仲景原法，即凭见症，亦可分辨，再参以脉，尚何疑哉。

【外热恶寒何须疑，慎毋忽诸手足厥。】

阴证假热，虽外热恶寒，必手足厥冷也。厥冷者，从手足冷起上至腕，又上至肘，病渐深则渐上，故曰厥逆；逆者从下逆上也。厥逆病人不自觉，医者按得之，与恶寒不同，须辨别。

【仲师于此著南针，下利脉微细欲绝。】

下利脉微细，或脉微欲绝，为少阴病亡阳虚寒之的据，有此脉此证，则其他诸证虽见假热之象，亦可了然无疑。此仲景少阴虚寒定法要诀也。

【斯为反面谨研求，证属内寒外假热。少阴阳证虚寒由，治重温阳无异说。】

少阴阴寒之证，无论正反，一律以温阳为主，惟正证人易晓易用，反证人不易知或疑而不敢用耳；故于上述诸真假辨证法，须熟玩深思，庶到手便知，灼然能断也。

【正证内外见象符，大剂温之定合辙。】

内外证均见虚寒正面见症者，既易辨认，治之效力亦捷，易于转动。

【反证假热易混淆，去伪存真仔细诘。】

症见内寒外假热者，既难辨认，病亦深重，不易挽图也。

【烦躁古以阴躁名，】

古以阴证假热烦躁者，名曰阴躁，所以别于阳证热盛烦躁者也。阴躁二字，其义可思。

【热药冷服传妙诀。】

古人于阴躁，仍以四逆汤、通脉四逆汤等治之，惟发明热药冷服之法，以从治之，使易受纳，不致拒格，法至妙也。其法即以上述诸回阳方浓煎一盏，坐井水内候冷，缓缓服之。热象不甚者，可无须如此也。

【再论本经感寒侵，表里三层有浅深。】

由少阴本经受寒，其人阳气素虚，内无抵抗。由表逐渐入里，由经犯脏，证分浅深三层，今列举于下，以便辨认用之也。

【少阴之病初始得，反发热而脉细沉。】

脉沉细，故知阴经受邪。少阴病当无热恶寒而今反发热，此虽本虚寒，尚稍有抵抗力在也，否则但寒不热矣。诸家解此，均谓太阳少阴表里两感同病，殊属非是。夫既曰始得之，又曰反发热，明指少阴本经受邪，是少阴表证也。观另一条“少阴病二三日无里证，与麻黄附子甘草汤”法，彼此互参，便知此条“少阴病始得之，反发热脉沉者，麻黄附子细辛汤主之”，亦是无里证者，故可同用麻、附温经散寒，以微发汗。诸家解作少阴之里与太阳之表同病，大背原意。盖由未思及二三日无里证麻附甘草汤微发汗一条原文耳。

【温经散寒时弗失，】

阴经之表治法也。

【麻黄附子细辛寻。二三日无里证见，麻附甘草犹

浅便。】

少阴病二三日无里证者，麻黄附子甘草汤微发汗，意亦相同，均少阴经病也。按以上为本经自感寒邪，但素阳虚别无里证者之证治，乃浅一层之证也。

【骨节作痛身体疼，脉沉手足寒皆遍。其背恶寒当灸之，逐寒助阳附子荐。】

见上证者，用附子汤温其脏。盖助阳以逐寒也。

【里证腹痛下利增，温阳化水真武选。】

若上证而更见腹痛下利者，是由经入脏也。由躯壳之证而兼见腹中里证，故知入里，主以真武汤，温阳化水为治。观其见证，由浅入深甚明。

【由表及里证不同，病进一层法亦变。】

按以上为本经自感，乘虚入里，由浅及深之见证，方治较上深进一层矣。背恶寒、身体痛为稍浅，手足寒、骨节痛为较深，然见证犹在躯壳之内、脏腑之外也。至腹痛下利，而见脏寒里证，则更深重矣。

【设或虚寒利下稠，手足厥冷躁呕忧。】

若不但下利，且利甚而为清谷，不但手足寒，且至手足厥逆，再增呕吐烦躁不安诸象，则更进一层，病情益深益剧，由表入里，至此纯里无表，病深极矣。

【病势至深变化速，里寒外热颇难谋。】

按此为最深一层见证也，即前所言正反证中真寒假热重证是焉。本经自感，由表入里，浅深三层，至此而极。盖纯属少阴里证矣。

【阳邪误治传变者，只见此证治相俦。】

阳邪误治传变为少阴病者，但见少阴里证无表证也。此即最深一层病证，其治法相同，不问自阳邪传变，或自本经入里，但见证治证，以回阳救逆，温里治里为主。

【阴盛遏阳寒闭郁，脉伏无脉成厥逆。】

非真无脉，乃脉伏而不显耳。

【自利烦躁宜通阳，白通或合猪胆汁。】

白通汤、白通加猪胆汁汤治寒盛遏阳。厥逆无脉、脉伏不出、自利烦躁等证，是寒闭也，治宜通阳，轻则白通汤，重则白通加猪胆汁汤主之。

【身不恶寒脉微细，里寒外热面色赤。下利清谷厥逆加，阴盛阳微亡脱迫。四逆通脉以挽危，原为回阳救逆立。】

虚寒之甚，脉微欲绝，手足厥逆，反不恶寒，下利清谷，里寒外热等证，是虚寒寒脱也，四逆汤回阳救逆主之，甚则通脉四逆汤加参主之。

【回阳通阳迥不同，二者之分须审核。少阴正方四逆称，】

四逆汤乃少阴里证主要正方。

【诸方由此变化得。】

诸方虽名称不同，证治有别，然皆从四逆汤变化而得也。

【烦躁欲死吴茱萸，吐利虽类所重殊。】

吴茱萸汤治少阴病吐利烦躁欲死者。吐利虽与四逆汤证状相同，而所注重之点，则有不同也。

【四逆重利萸重吐，】

四逆汤以下利为主证，吴茱萸汤以吐为主证，吐甚而烦躁欲死，则吴茱萸汤主之。

【二者细辨不容疏。少阴温法概已具，】

少阴虚寒正证用温法诸方，大概已具于上矣。

【复将少阴变证附。从阳热化利纯青，心下必痛口渴诉。口燥咽干急下宜，大承气汤投无虑。】

自利纯青，热毒下利也。与虚寒下利相去霄壤，已见大承气汤条下。口燥咽干二者，亦为要紧见症。盖伏气温邪一起即见此象，明明肾阴先伤也。

【乃系伏气发少阴，肾阴先伤邪炽故。】

此乃伏气温病，从少阴蕴发者，肾阴先伤，温毒蕴发，故见象如此。

【急下存阴法颇精，釜底抽薪妙譬喻。】

因温毒灼耗肾阴，故用大承气汤下之，泄温毒而存真阴，亦即釜底抽薪之微旨也，是为少阴病变例，不可以常法拘之也。伏温从少阴蕴发之少阴病，与阳邪传阴、经邪传里之少阴病，一寒一热，一虚一实，迥不相同，须辨之。

【少阴借用阳明方，】

伏温温毒蕴发，少阴病势至急，故借用大承气汤急从下夺，迟恐生变。

【下不嫌早温病当。】

少阴伏温一起，急用大承气汤以泄温毒，即昔贤下不嫌早之意。

【温邪伤阴乃热病，】

温邪伤少阴之阴，病在阴位，而温邪实为热病，故与三阴定法不同。

【病在阴位治从阳。】

病虽在阴，治则从阳，为不同也。

【大病差后烦不卧，育阴清心连胶汤。】

原文谓：“少阴病，得之二三日以上，心中烦，不得卧，黄连阿胶汤主之。”按二三日以上用此汤尚有斟酌，当从《肘后》改为大病差后为佳。详见本方歌注。

【若是下利六七日，咳而呕渴专条详。更兼心烦眠不稳，育阴利水猪苓尝。】

黄连阿胶汤育阴清心治其上，猪苓汤育阴利水治其下，以其下利，故用利小便实大便之法也。至心中烦不得眠，同属少阴阴虚，水不济火，阴虚阳亢所致，故二方同用阿胶治之。详见本方歌注。

【下利咽痛胸烦满，育阴润燥猪肤良。咽痛余方均杂病，叔和辑入非旧章。】

咽痛者诸方，不可独属少阴，皆杂病中文，恐系叔和所辑入耳。

【下利脓血桃花服，真武后证或可商。】

或谓桃花汤证实为真武汤之后证，颇有见地。详见本方歌注。

【四逆散法亦佳制，柴胡枳实芍草襄。阳邪陷阴肢厥冷，邪郁不达斯擅长。谓少阴病恐有误，文纵不符效则彰。】

少阴病四逆用四逆散一条，极有可疑，诸家解释不一，或谓四逆散是四逆汤之误，或随文敷衍，牵强附会，或谓此条之论与方，皆出叔和，非仲景原旨。其实不然，四逆散方，用之得当，甚有捷效，安可一笔抹煞，惟以方参证，其非少阴病则无可疑。盖以四逆散方药推之，从浅言即是少阳，从深言即是厥阴，总与少阴不涉也。乃云少阴病者，想必原条有误字耳。但只可谓本方所治，非少阴病，不可并此方亦摒除之也。

二、四逆汤、白通汤方义及用法

（附：参附汤、四逆加人参汤、通脉四逆汤、通脉四逆加猪胆汁汤、白通加猪胆汁汤）

【少阴脉沉急温之，】

原文曰："少阴病，脉沉者，急温之，宜四逆汤。"急温二字需注意。

【方名四逆意堪知。手足厥冷乃所主，】

四肢厥冷自下而上也。方以此为名，可知是其主治矣。

【下利清谷寒无疑。】

手足逆冷，又兼下利清谷，则脏寒无疑矣。

【附子干姜炙甘草，】

四逆汤原方：炙甘草二两，干姜一两五钱，附子一枚（生用）。强人可用大附子一枚，干姜三两。

【回阳破阴独在斯。】

四逆汤乃破阴回阳第一方也，重要之至。

【脏寒吐利脉沉细，纵有外热亦需兹。】

既见吐利、脉沉细，脏寒主证，纵有外热，亦当用此方。即原书所谓"里寒外热"者是也。

【外身疼痛里清谷，先此温里后桂枝。】

原文谓："下利腹胀满，身体疼痛者，先温其里，乃攻其表。温里宜四逆汤，攻表宜桂枝汤。”可见里寒外热之为假热者，固当主以四逆汤，即有外邪未解，寒热不除者，亦当先以四逆汤温里，然后方能除表也。一曰先温其里，再曰急温其里，又曰急温之。可见四逆汤为温里主方也。

【干姜生附力温壮，炙草调和缓中施。】

干姜配生附子力极温壮，故以炙甘草调和之。仲景以炙甘草为缓中益气主药，勿浅视之也。

【生附峻烈炮者缓，证急治急岂容迟。】

仲景用附子与干姜配者，附子多生用。如四逆汤、通脉四逆汤、白通汤、白通加猪胆汁汤、茯苓四逆汤以及干姜附子汤等皆是也。其与他药配者，附子皆炮。如附子汤、真武汤、麻黄附子细辛汤、麻黄附子甘草汤、甘草附子汤、桂枝附子汤、桂枝去芍药加附子汤、芍药甘草附子汤、附子泻心汤等皆是也。大概生用者，其证皆急；炮用者，其证多缓。可见生则峻烈，炮则和缓，治疗本自有别矣。后人被“虚脱”二字所惑，以为四逆汤中何以不用人参等大补元气之品。不知仲景此方，乃为暴病急证而设，但重回阳救逆，与病久虚脱宜于温补者用参、附、龙、牡等药，用意微有不同也。

【暴病顷刻变异起，救逆尽用生附子。但温不补深意存，】

病非日久，正气未亏，但得阳回病去，则虚者亦生，此之谓也。

【病久虚脱未合使。若属久虚脱象萌，参附龙牡功克恃。】

人参扶正，熟附回阳，即名参附汤；更佐龙、牡以敛潜浮越虚阳，为虚脱唯一方法。

【利止脉伏或脉微，正虚亡血人参委。】

《霍乱篇》原文曰："恶寒脉微，而复利，利止，亡血也，四逆加人参汤主之。"又通脉四逆汤加减例，"利止，脉不出者"，亦加人参，二者均以利止为标准。盖利既能止，自是阳回明消吉象。病去脉当复，则脉微者当显，脉不出者当出矣。今利既止而脉仍微或不出，便知是正气不充，亡血虚象，与纯属阴盛遏阳之脉微或不出，有所不同。故于二方中加人参以补虚、扶正、益气、生血为治，其旨深矣，其意妙矣。观二方加参之法，即能反证原方所以不用人参之理。微妙处，细玩之。

【四逆加参法可思，扶正回阳义亦尔。】

四逆加人参汤及通脉四逆汤加人参法，细审玩之，便知原方不用人参之意。盖不用参者，去病为急也；加参者，病减虚不复也。其理甚明，诸家所疑，一言可决矣。观四逆汤加参之法，便知病久虚脱证之用参、附、龙、牡者，意义相同。

【通脉四逆即原方，】

原方干姜一两半，通脉四逆汤则用三两。只此为异，其余均同。然则何必另立此一方名哉，况四逆汤下原注有"强人可用大附子一枚，干姜三两"之句，是岂非全属雷同耶。意者即名通脉，必有葱白一味，方中适遗佚耳。至后附加减之面赤者，加葱九茎以下云云，诸家均谓后人所添，诚然不符。惟白通原方只用葱白四茎，此乃云九茎，何其多耶。想必原有葱白四茎，加减例中再增其数，合为九茎耳。以此推之可证也。

【脉微欲绝足任当。不独干姜倍其用，几茎葱白最通阳。】

诸家注《伤寒》于通脉四逆，与四逆汤之同药异名，均未有明解。

【必须增葱毋庸惑，】

通脉四逆汤，即四逆汤原方增加葱白一味，即合白通四逆为一方之意，不在干姜之加重与否也。葱白为通脉要药，详于白通汤下。

【昔贤注释少考量。遗佚脱失今补列，】

昔人未论及通脉四逆汤之脱去葱白一味，是疏忽处也，今特补列之。

【中有至理慎莫忘。倘复假热烦躁作，咽疼面赤名戴阳。阴盛格阳应反佐，热因寒用法颇良。再从通脉加胆汁，】

通脉四逆加猪胆汁汤，于回阳通阳方中加猪胆汁一味极苦极寒之品，以资反佐，俾引诸阳药直达下焦，所谓热因寒用是也。此为阴盛格阳，阳越于上，不得下纳者而设，乃《伤寒》要方中之最有深意者。

【精矣微矣妙非常。】

四逆汤温阳救逆，通脉汤救逆通阳，加猪胆汁汤则更增苦寒反佐，进一层深一层，所谓奇之不去则偶之，偶之不去则反佐以取之，其斯之谓欤。后贤制方，从无如此亲切有味，确凿不移者。纵有之，亦是从此模仿而出也。

【白通葱白配姜附，下利脉微肢厥尝。葱白通阳为要药，】

葱白为通阳第一要药，阳不通则气不化，气不化则水停蓄；气为水所阻，不得达于四肢，则脉微而厥；水逆趋于大肠，则自利不止。姜、附温阳，固为要药，然无葱白则不尽其功；葱白合姜、附，则温里通阳，其力伟大。阳通则小便利，小便利则水行气化，阳无所阻，脉微自显，肢厥自温，下利自止，伟矣哉葱白之功能也。昔人于白通汤，均不得其旨，但敷衍解之，不审其与四逆不同也，岂知四逆但温里耳。四逆温守，白通温通，白通通阳利小便之功为四逆所无，其用意固大有不同也。

【阳通气化小便长。】

此云利小便者，非可用普通渗利药也。惟独葱白、附子合用，阳通气化，小便自行，水寒一去，阳自回，肢厥温，脉微自复，下利自止矣。书云：利不止者，当利其小便，即指此法而言，非指普通利小便药也。故“利小便”三字，须留意，勿误会。叶天士著《温热论》有通阳不在温而在利小便一语，学者都忽视之，岂知其言之妙，非于《伤寒论》有极深功夫，固无从悟会微旨；非有绝顶聪明，又安能为此语耶。

【四逆去草勿重守，】

白通汤乃四逆汤独去甘草一味，而易以葱白也。去甘草者，以本方用意取通不取守，恐甘草碍其通阳作用也。一味出入，谨严如此。

【姜附兼葱效更强。】

白通又即干姜附子汤加葱白一味也，加葱通阳，是其主旨，所以只添一味，便旌旗变色，面目全非矣。仲景之制方，妙乃如是，不似后人制方，药多意少，加既无妨，减亦无碍，滥竽充数也。按原文干姜附子汤主下之后，复发汗，昼日烦躁不得眠，夜而安静，不呕不渴，无表证，脉沉微，身无大热者，乃汗下伤阳，阳邪转阴之较轻证。今但增葱白一味，则为白通汤；但增炙甘草一味，则为四逆汤。虽仅一味之增加，而效大强，所主之证亦因之而大异。少阴病用此二方，苟以太阳为比例，则白通汤犹太阳病之麻黄汤也，四逆汤犹太阳病之桂枝汤也。一表一里，一阴一阳，遥遥相对，可审其旨趣矣。

【一通一导辨微意，】

四逆温守，白通温通，二方之辨也。

【正如麻桂太阳治。太阳相对是少阴，】

三阳三阴，互相对立。阳明与太阴相对，少阳与厥阴相对，太阳与少阴相对。一阴一阳，一虚一实，辨证处方，每多联系，互相印证可也。

【审证求因宜联系。阴阳格拒干呕烦，厥逆无脉利不止。】

若利不止，厥逆无脉，干呕而烦者，则上下俱不通，阴阳相格拒也。较白通证尤甚。

【人尿胆汁入白通，热药复进苦寒味。】

人尿咸寒，猪胆汁苦寒。

【辛热通阳苦引阴，】

引辛热之药达于至阴，使阴阳不相格拒，上下相通也。

【反佐以取遵经例。服汤脉出细审详，微续者生暴出毙。】

原文谓"厥逆无脉服白通加猪胆汁汤后，脉暴出者死，微续者生”，二语极要诀也。微续是脉渐渐见，缓缓起，是阴去阳回佳兆；暴出是陡然脉见，且见而极大，此非阳回，乃余焰暂明，回光反照之象耳，故主死也。

三、麻黄附子细辛汤、麻黄附子甘草汤方义及用法

【少阴为病始得之，反发热而脉沉细。麻黄附子细辛汤，三味主治具精义。】

此方之辨，诸家均误。

【本属少阴自受邪，】

此少阴本经自感于寒，所谓“病发于阴”也。

【迥异太少两感例。】

昔人解此，均谓太阳之表与少阴之里同病，即所谓两感者是也。其实不然，若是太阳之表，便不应云反发热矣；若是太、少两感，便不当云少阴病始得之矣。少阴病始得之者，明明是谓初起之少阴病也。言一起即是少阴病，示与由三阳误治传变而成之少阴病不同。盖谓少阴病舍阳经误治传变者外，尚有本经受邪一种，故另立此一条以别之。“始得之”三字，至为紧要，正所以示别之眼目也。且此条绝无里证在，安能谓之少阴之里耶。

【若但恶寒发于阴，证见欲寐诊脉沉。此有发热乃曰反，反其常者审其因。】

病发于阴，当无热恶寒。此少阴病始得之，病发于阴也，乃恶寒外更见发热，故云反发热，加一“反”

字，所以别于三阳正证发热也。然则何以知其是少阴阴经受邪耶，乃重在脉沉一点，可知其见证必是一起即见脉沉细但欲寐诸象，而一面复见恶寒发热无汗骨节疼诸症者，故得灼然断知其为少阴病本经自感寒邪也。旭高谓“本证无头痛”，以昔人谓本证不当有头痛也，惟厥阴证独有之。旭高之说，盖本乎此。然事实上或未尽然，尚待考定。又按《本经逢原》细辛条谓：“用细辛与独活治少阴头痛如神”，则旭高之说不足信也。

【病感阴经尚在表，】

病发于阴，感尚在表，以其为少阴经也。

【发热以无里证情。】

此条用方大旨，即在“无里证”三字。何以知其无里证，以另条麻黄附子甘草汤相较而知之也。所谓无里证者，即无下利清谷之证是也。不下利清谷，知其中阳虽虚，尚稍有抗邪之力在焉。故于脉沉恶寒之外，反见发热之象，发热即抵抗力之凭据也。若下利中寒，一无抵抗，则乘虚直陷矣，焉能尚见有反发热之证耶。

【熟附堪防亡阳变，】

恐肾阳随汗外亡，必用熟附温经固肾，以监细辛、麻黄，庶无过汗亡阳之虑耳。旭高曰：“此少阴表病无里证者，发汗之法也”，可谓善于读书，为诸家注《伤寒》者所远不及也。

【尽散寒邪仗麻辛。】

细辛乃少阴经温经散邪主药，合之麻黄开表，其功益著。按本方麻黄、细辛原皆用二两，惟近人于细辛多不敢用。张璐玉云：“细辛辛之极者，用不过五分”，虽不必尽拘，然当留意，勿过度。

【经证施治功最捷，温经发表一方承。】

麻黄细辛汤为少阴经温经发表主方，“温经”两字妥甚。以此本为少阴经证也。

【二三日间无里证，麻黄附子甘草进。微发汗字须参详，】

微发汗之“微”字，最要玩味。以少阴经证汗太过，便有亡阳之虑也。麻黄合附子、炙草即微汗之法。

【一味差异轻重定。】

二方同用麻黄、附子，大体固相同也。惟一佐细辛由里达表，则温散之力为宏；一佐炙草缓守和中，则散邪力微，温经力大矣。虽仅一味之易，而轻重各别，其义甚微。

【寒多邪盛细辛开，】

表寒重邪势甚者，麻黄附子细辛汤主之。

【邪少虚多炙草称。】

表寒不重，邪少而阳虚多者，麻黄附子甘草汤主之。一重一轻，证治虽同，同中之异，即在于此，勿忽视之也。

【杂病喘肿亦可施，】

《金匮》治喘肿用此方，名麻黄附子汤，即麻、附、甘草三味。

【肾本肺标应记认。】

喘重之标在肺，故用麻黄，其本在肾，故用附子，其中在脾，故用甘草。

四、附子汤、真武汤方义及用法

（附：桃花汤）

【少阴病得一二日，口中和独背恶寒。轻者艾灸逐寒去，重则附子汤方安。】

原文曰："少阴病，得之一二日，口中和，其背恶寒者，当灸之，附子汤主之。"或谓"附子汤主之"五字当删。《脉经》本条无此五字。口中和无里证之据，但背恶寒须以艾火外灸，逐其寒去可尔。其言颇有见解，余意轻证但用艾灸可除，若证重或艾灸不除，再投附子汤可也。

【附子汤主熟附子，人参芍药术苓比。】

附子汤：附子二枚（炮），茯苓三两，人参二两，白术四两，芍药三两。按王旭高谓"附子汤药品与真武汤大致相同，惟附子生熟分量各异耳"。所列附子汤方，附子二枚生切。今考宋本《伤寒》附子汤方明明附子炮用，不知其何所本而云然也。

【脉沉体痛骨节疼，手足清冷亦当使。苓术健脾附温肾，】

附子、苓、术同用，益火生土，健脾温肾，肾阳脾阳并顾之法也。

【人参益气芍和荣。】

此方药味合成，扶元温阳，益气和荣，脾肾并顾。盖温补之缓方也。

【虚多邪少缓证合，】

所主治者乃少阴虚寒，虚多邪少之缓证与急剧之证不同也，既治缓证，则当然应用熟附子矣。旭高生附之说，其误无疑。

【补阳和阴得其平。】

此方之妙，即在补阳之中，佐以和阴，俾得其平。孰谓仲景只善治外感，不善调理耶。后来温补之方，均不出此范围，实为祖方也。

【真武原始名玄武，】

真武汤本名玄武汤，因避讳而改，因循至今也。《伤寒》方有青龙、白虎、玄武诸号，独少南方朱雀一名，深师谓十枣汤为朱雀汤则全矣。惟不知是旧有之，抑其自造耳。

【苓术生姜与熟附。】

真武汤方：茯苓、芍药、生姜各三两，白术二两，附子一枚（炮），与附子汤仅人参一味之易也。

【崇土扶阳泄水邪，阳虚未能制水故。】

少阴肾阳不足，阳虚不能制水，水邪泛滥，脾土无肾阳之助，火不生土，土虚堤防一溃，水势益滔天矣。本方主温肾阳以泄化水邪，佐健脾崇土，以抑遏泛滥，为少阴病阳虚水溢之唯一要方也。

【二三日至四五天，四肢疼重腹痛连。小便不利自下利，或呕或咳水气然。太阳坏证还兼治，】

太阳病，发汗汗出不解，仍发热，心下悸，头眩身瞤动，振振欲擗地者，真武汤主之。此坏证也。

【汗出不解心下悸。筋惕肉瞤头目眩，甚则振振欲擗地。】

心下悸为有水气，头眩亦然，身振振欲擗地为亡阳，筋惕肉瞤为亡阳伤阴也。真武汤温阳和阴化水气，面面俱到，最为合法。

【附芍阴阳并顾佳，】

附子、芍药同用，和阳镇阴，以治其身振振欲擗地与筋惕肉瞤二主证。

【泄水生姜术苓偕。】

生姜、术、苓以泄化水气，治其心下悸、头眩等证，正与苓桂术甘、苓桂甘姜二方之意同理。

【真武取芍昔多惑，参合此证无疑猜。】

真武汤之用白芍，昔人颇有疑者，如舒驰远则其一也。然玩其上列诸证，则白芍一味本方正当用之，况由发汗不解，汗出太过而来者乎。按真武汤一方，实为太阳误治坏证，亡阳有水气者而设，故其方药与见证，丝丝入扣，似非少阴本门正方也，识者辨之。

【本条主治虽堪究，】

少阴病真武汤主治一条见症中，只腹痛一症与用药相应，其余见证则颇可斟酌，不及治太阳亡阳坏证之丝丝入扣也。

【加减列法犹足守。】

方后加减法虽出后人，然当时为此者，殆亦因本证与方有可疑处，故列意见于后耳。想必晋唐医家之法仲景者所附记，清代诸家但执本条证治之不合，遂加訾议，殊不知其所主治者，在彼不在此也。

【下利舍芍增干姜，】

仲景以芍药为腹痛主药，本证首列腹痛，殆其腹痛必甚剧重耳。若腹痛不甚而下利甚者，则去芍加干姜可也。

【咳者姜辛五味就。小便利须除茯苓，呕入生姜去附授。】

原有生姜，再加重其分量。

【桃花首用赤石脂，粳米再配干姜施。腹痛下利便脓血，下焦虚脱殊适宜。干姜炮黑辛化苦，】

干姜炮黑则化辛为苦，守而不走，又能入血，引血归经宁络。

【石脂吞服固摄主。】

原方服法：半煎半吞，则气质均全，取其涩以固脱也。仲景于方药煎服之法，极为考究，不似后人畏麻烦，笼统一煎了事。惜读《伤寒》书者，多忽略之耳。

【脓血有属虚寒情，】

此脓乃肠脂滑脱，色如鱼脑冻状；此血乃阴络内伤，色黯淡或瘀晦不鲜；此腹痛非滞、非热，乃肠伤之虚寒痛，故多喜温喜按，与热痢之腹痛便脓血大异。

【色黯脉迟久恙侮。】

便脓血腹痛下利之用桃花汤，必须病延日久，脉迟色黯诸寒象显见，乃可投之，若热痢脓血腹痛则大忌也。

【真武后证或可凭，】

或谓桃花汤证并非少阴病，实杂病耳，叔和误收入也，以与少阴全局不相联系，故知其非，说甚爽快。亦有谓桃花汤证实为真武汤之后证，以真武汤证用真武汤不效，续乃见此证象，则以此桃花汤主之；并引真武汤条原文“少阴病二三日不已，至四五日，腹痛，小便不利，……真武汤主之”，与此桃花汤条原文“少阴病二三日至四五日，腹痛，小便不利，下利不止，便脓血者，桃花汤主之”，互相引证。前半均同，惟彼云自下利，此云下利不止，可见更进一层。当系真武汤证，服真武汤而下利不能止，反进一层而见便脓血也。今以桃花汤所用方药考之，此说确有见地。诸家所未曾注意者，故特录之以备参考。

【禹粮石脂相类伍。】

用理中汤利不止，赤石脂禹余粮汤主之，与此桃花汤证正是一类。彼为理中之后证，此为真武之后证，又病因同属下焦滑脱，其来相同则其治相近，直当列之一类中也。

五、黄连阿胶汤、猪苓汤方义及用法

（附：海藏黄连阿胶汤、驻车丸）

【黄连阿胶鸡子黄，芍药黄芩配作汤。】

黄连阿胶汤原方：黄连四两，黄芩二两，芍药二两，鸡子黄两枚，阿胶三两。水六升，先煮芩、连、芍三味，取二升，去滓；纳阿胶烊尽，俟小冷，纳鸡子黄，搅令相得。温服七合，日三服。按必俟药小冷，然后加鸡子黄者，恐汤热则蛋黄凝结成块也。用此汤必须如此吩咐明白。近人有用布包煎者，因病人嫌蛋黄和药腥浊难服之故耳。然以原服法为妥。

【病久心烦不得卧，】

原文治少阴病得之二三日以上，心中烦，不得卧，此汤治之。按“二三日”三字，殊有可疑。以此方多宜于病之后期，初起用之者，甚罕见也。《外台》作“大病差后，心烦不得卧，黄连阿胶汤主之”，甚为合理。

【育其心阴抑心阳。】

黄连、黄芩抑心阳之有余，阿胶、芍药、鸡子黄补心阴之不足。

【取坎填离成既济，壮水之主制阳光。五志火燔阳亢盛，】

内伤七情，五志之火烁阴；阴虚阳亢，以致不寐者，亦本方为主。

【少阴阴伤热灼方。】

此方咸寒酸苦合化，为少阴阴伤有热者第一妙法。育阴清热诸方，均从此出，乃祖方也。

【温热为病伤阴者，先胃后肾乃其常。甘寒养胃另有法，咸寒育肾惟此当。】

温热病伤阴者，当分二步：第一步先伤胃阴、即胃津亡也，当以甘寒之品，如石斛、花粉、麦冬、梨汁、蔗浆、芦根等生津养胃为治；第二步再伤肾阴，即肾液亏也，甘寒之药，已不能及，必用阿胶、生地、鸡子黄咸寒之剂以滋养之。此方即咸寒育肾阴之祖方也。

【海藏连胶栀子柏，伤寒热毒在胃肠。】

海藏方名同药少异，治伤寒热毒入胃肠、下利便脓血者。其方用黄连、黄柏、山栀、阿胶等味；独重黄连一味，用至三钱。盖以黄连苦能坚阴厚肠，苦能泄热解毒也。

【下利脓血阴络损，泄热解毒止血良。】

热毒伤阴，阴络伤则下血也，阿胶止血有特殊功效。

【驻车丸已冷热痢，】

《局方》驻车丸，治冷热痢，乃冷热不调，错杂而成痢也。此丸用治血痢色瘀晦不鲜，日夜无度，次数甚多，脐腹疠痛者甚效。惟初起者，当慎用也。

【归茯胶连并黑姜。】

炮黑干姜也。

【痢血瘀晦脐腹痛，日夜无度赖此攘。】

每服三钱，空心米饮汤下，或作汤加减之。

【猪苓泽泻茯胶滑，】

五味各一两为猪苓汤。先煮四味去滓，然后纳胶烊化。

【育阴利水以治下。】

黄连阿胶汤治上，猪苓汤治下；又猪肤汤治上，猪苓汤治下，均相对者也。或谓此条见症，当是猪肤汤之误，恐不然也。

【不眠心烦患则同，】

不寐心烦与黄连阿胶汤证相同也。

【小便不利利而渴。】

此猪苓汤主治的证。若咳而呕，虽见原文，实非此汤所主。或原文有所误耳，故不列入。

【斯乃热利需审详，】

猪肤汤证及此猪苓汤证之下利，均热利也，须分辨之。

【分利小水旨应识。】

下利不止者，当利小便，此原文之言也。而分寒热两种，寒下利用白通汤分利，热下利用猪苓汤分利。

【溲稀赤短舌光红，】

此方用法，虽见下利，必下利稀少短赤，舌质光红、其红如红纸曾经水渍者、即晦淡干红是也，与热盛之光绛鲜红大异，临证时须分辨之。若见此舌及小便短少，更有心烦不得眠证象，则无可疑，投之必合矣。其兼咳者，亦间有之，只是一二声无痰干咳耳。原文所谓“咳而呕者”，殊可疑也。

【证情若是投无失。少阴表里并顾宜，】

少阴肾与膀胱相表里，此方以阿胶一味育肾阴，而以猪、茯、泽、滑四味利膀胱水热，此为表里并顾之法。太阳又与少阴为表里，太阳犯本而见渴欲饮水、小便不利者，五苓散主之。即此方以阿胶、滑石易桂枝、白术，利水虽同，寒温迥别。一治太阳，故主桂、术温化通阳利水；一治少阴，故用胶、滑育阴泻热利水。知二方用意之不同，则于仲师制方微旨，思过半矣。可知本方与阳明无关，决非阳明病证之治法也。读时细审之。

【却与五苓相对立。】

太阳病之五苓散证，口渴小便不利，而以脉浮发热为主；少阴病之猪苓汤证，亦口渴小便不利，而以心烦不得眠为主；若阳明病之白虎加参证，则大烦大渴，大汗出，形证严重，与二者均大殊异。在文字上看似难分，在见证上一望可辨。故学医应以临证为主，有数十百言所不能明晰者，临证时一指便明白矣。然不能处处口传亲授，故不得不假文字为工具。一部《伤寒论》千言万语，无非欲使人人明了见症之分辨法及处方之适应证耳。一门之内，每列非本门之相似证，类证辨异，便于施治时有所分别。岂知后人反因之而多生疑问耶。

【类证辨异列阳明，后人误解慎毋惑。】

阳明病中猪苓汤条，乃引证比较之文，非阳明本病正法也。盖因阳明病白虎加参一条，有口渴引饮证，怕人误认，遂附录五苓散证或猪苓汤证之亦有渴欲饮水状态，而其实不同者。列于其后，观其渴饮虽相类而其他证脉均大异。能辨其异同之点，即不致误认误治矣。原本之意如此，后人不知分辨，乃以客为主，遂谓其方亦治阳明病。以旭高之明，犹未能别，其他更无论矣。

六、猪肤汤方义及用法

（附：苦酒汤、半夏散及汤、甘草汤、桔梗汤）

【猪肤（汤）白蜜白米粉，育阴润燥之物备。】

猪肤汤原方：猪肤一斤，白蜜一升，白粉五合。先煮猪肤一味去滓，后加白蜜、白粉，熬香和令相得，分温服之。按猪肤一味，《本草》所载及诸家之说各有不同。一般用法，多从舒氏。用猪皮，内去油，外去毛，刮净白者，亦即吴鞠通所谓，用白皮，从内刮去肥，令如纸薄是也，用量一般五钱至一两。白粉，喻嘉言谓即白米粉，以本证有下利，则白米粉熬香，和脾胃能止利，当不误也。此方所主但在咽痛一点。

【咽痛下利并心烦，】

原文治少阴病下利咽痛，胸满心烦者，本汤主之。舍咽痛外其他皆附证，亦无须牵强解释之。少阴之脉循喉，此咽痛当属少阴阴虚，虚火上升，故用药之法如此。

【阴虚喉痹亦宜使。或佐鸡黄共胶连，独主咽痛称佳制。】

猪肤汤治阴虚虚火喉痹亦甚有效。后贤每以此方合黄连阿胶鸡子黄汤同用，实良法也。须知此方主治，单重咽痛。

【苦酒半夏鸡子清，】

苦酒汤：半夏十四枚（洗、破如枣核），鸡子一枚（去黄），内上苦酒，着鸡子壳中。上二味，内半夏，着苦酒中，以鸡子壳置刀环中，安火上，令三沸，去滓。少少含咽之，不差，更作三服。

【咽中生疮伤堪平。不能语言声不出，辛酸滑润效颇宏。】

苦酒即醋也，苦酒酸敛，半夏辛通，鸡子清滑润，此必久病咽痛，伤而生疮。徐灵胎疑是阴火喉癣之类，此非汤剂所能疗，用此方稍稍含咽之，是内治而兼外治法也，其言甚合。惟一般鸡子壳，其中已内上苦酒及鸡子清，安能更内十四枚半夏，想分两必有误。

【少少含咽尤巧妙，内治实与外治并。】

少少含咽俾直达咽中伤痛之所，易于见效也。至其煮药之法，尤奇。徐灵胎谓必有深意，疑即古所云禁方也。

【更有半夏汤及散，半夏桂枝甘草成。】

半夏散原方：半夏（洗），桂枝（去皮），甘草（炙），三味等分，捣为散。白饮和服方寸匕，日三服。若不能散服者，以此散二方寸匕煮汤，候稍冷，少少咽之。《本草》半夏治咽喉肿痛，桂枝治喉痹。灵胎谓此乃咽喉之主药，后人以二味为禁药何也。按《内经》云，火郁发之，结者散之。以此辛温开散之品，治咽喉肿痛，必是暴寒外束，寒郁火结之证，非普通咽痛可用之方；当时用者，自有其可用之证；今之禁者，亦自有其可禁之理，不能拘执一说也。

【结者散之郁者发，治异常例审其情。】

此等异于常例之方，必有适当之确证，或已投清凉常法而反甚者，乃可用之，不能妄投也。

【甘草（汤）一味无配伍，】

甘草汤方：生甘草二两。煎汤服之。

【桔梗（汤）取桔作甘副。】

桔梗汤方：桔梗一两，生甘草二两。为后人治咽痛通用之剂。

【咽痛岂只属少阴，须知五方皆所附。】

咽喉五方，皆非少阴正文，如后世之单方验方相似，故多单味小方，附记于后，以备用耳。又甘草、桔梗二方之甘草，均当生用。

【凉润温开法概包，】

五方中甘、桔二汤，为平和之剂，猪肤汤则育阴清润之法也，半夏散及汤则辛温开通之法也，苦酒汤则合辛通清润于一方者也。理法粗备，能从此变化之，则一切方治亦皆一以贯之矣。

【专精论述此难具。】

咽喉为专门一科，证治繁多，另有专精之书，非此所详也。

七、四逆散方义及用法

（附：加减法）

【四逆散取四味药，柴胡甘草枳实芍。】

柴胡、甘草（炙）、枳实（破，水渍炙干）、芍药。右四味，各十分，捣筛。白饮和服方寸匕，日三服。此四逆散原方也。

【少阴门中列兹方，须识原条有错落。】

原文曰："少阴病，四逆，其人或欬，或悸，或小便不利，或腹中痛，或泄利下重者，四逆散主之。"按"少阴病"三字必误，以此方实不能治少阴病之四逆也；其下诸或证，亦有合有否。按本方之后，另有加减治法，是殆后人因方后加减例而更为增入者，则知本条中于四逆散主治之证，殊多脱失。首句少阴病四逆。“少阴病”三字，又为必误无疑。盖本方虽能治四逆，而非少阴病之四逆也。但条文虽缺误不全，以方药之用推之亦十得八九，兹特详于下。

【诸家强解不足征，】

诸家随文敷衍，牵强附会，仍作少阴病解之，殊不足信。

【证以实验殊卓卓。】

从此方药味以推求其正治之证，用之得宜，殊有特效，实一极佳方也，焉可废弃耶。

【邪从少阳趋厥阴，二者之间斯剂著。有表有里类大柴，】

此方与大柴胡汤相类，只无芩、半、姜、枣四味耳。按柴胡与芩、半、姜、枣相合，即小柴胡汤法也。以小柴胡与四逆散相合，即大柴胡法也。四逆散亦有表复有里之治，惟不用芩、半之降，姜、枣之和，药少用专，所主之证，为邪在少阳不从半表外解，仅从半里内陷，又不归胃腑，而欲直趋于厥阴者，盖少阳与厥阴乃相为表里者也。

【邪郁不达要旨约。】

约而言之，“邪郁不达”四字，乃四逆散之要旨。

【虚寒厥脱本不侔，热深厥深复枘凿。】

按四逆即厥也，厥有寒厥、热厥之不同。虚寒之厥脱，因与四逆散大不相侔，即热深厥深之热厥，亦非此方所能治。此方所主治者，另是一种邪郁不达之厥也；但稍近于热厥一面耳。

【闭郁近于热厥多，】

按虚寒厥脱，少阴证，脉微细欲绝，主四逆汤；热深厥深脉滑而厥，主白虎汤；邪郁不达为厥，主四逆散；热深厥深与邪郁不达之甚者，则应主至宝丹、牛黄丸之芳香开泄。因知四逆散所治闭郁之厥近于热厥一面也。

【四肢时逆又时和。】

此为用四逆散唯一要点，以其四逆与寒热二厥不同正在此处也。虚寒之厥，与热深之厥，均四末逆冷无温时，得温则减；邪郁不达之厥，一时四肢厥逆而冷，一时复温，厥热不常。盖即寒热往来之变相，亦即病邪欲透不透，将陷未陷，邪正互相格拒之象。其证较之寒热二厥为稍轻焉。

【便泄均异利清谷，】

其症亦有泄利，但下重不爽，与虚寒厥逆之下利迥不相同也。

【腹痛郁滞非沉痾。】

其症亦有腹痛，但是邪郁气滞不调之痛，与太阴、少阴虚寒腹痛不同。柴胡疏邪郁，枳实破实滞，芍药、甘草和中，为戊己汤法，乃腹痛郁滞正方。

【利后痛减利前厉，】

其证腹痛泄利后重，痛则欲泄，利后则痛较减，最为明辨；若更拒按，则尤易知矣。

【表热不盛里热炽。】

其热表不甚扬而里热颇高，所以为邪郁也。

【但头汗出手足寒，阳邪微结证殊契。】

原文小柴胡汤主治有阳微结一证。手足寒而便结，头汗出，为阳邪郁结不舒。阳证似阴者，四逆散所主治，实与此理相同，可互相参证之。

【烦躁莫作虚烦观，】

其证亦有烦躁，但莫作阴证之阴躁，或阳证之虚烦观之。须知其烦躁，是邪郁于中，欲达不达，烦冤难以名状之故也。

【脉沉弦间辨郁滞。】

其脉沉弦而有抑阻郁滞，遏而不达之象，盖即邪郁不达之脉也。

【苔腻黄白或相兼，】

邪郁深久则苔由白而黄，浅近则黄白或相杂，其苔必腻，盖即留恋于少阳三焦者所必然也。

【种种都属此散义。】

以上种种，均为用四逆散之要诀。半出原书，而昔人未畅其旨；半由经验所得，特志于此，以备临证之需。

【杂病肝脾效用灵，腹痛痢疾均能治。】

杂病中腹痛痢疾等，本方均能取效。盖有柴胡之疏达，即佐芍药之柔和，用枳实之开通，即佐炙草之甘缓，一动一静，一攻一守，方意甚为精纯，实肝脾两和之要方。柴、芍治肝，甘、枳治脾。芍、甘相合，为戊己汤；枳芍相合，为枳实芍药散也。

【加减成法亦需知，堪供抉择勿遗弃。】

四逆散后加减成例，当为后人所补记者，惟间有可取处，堪供临证抉择。

【泄利下重薤白增，】

泄利下重者，先以水五升，煮薤白三升，取三升，去滓，以本散三方寸匕内汤中，煮取一升半，分温再服。此为张文仲薤豉汤之所本。盖薤白一味，乃治泄利而后重之主要药也。

【文仲薤豉犹是意。】

薤豉汤即栀子豉加薤白也，正从此四逆散加薤白化裁而出。按四逆散本能治泄利下重，加薤白则力更大矣。

【腹痛附子悸桂枝，】

腹中痛者，加附子一枚，炮令坼。按仲景法，腹中痛者，多加芍药，此加减例。于腹痛者，不倍芍药而另加附子，故知非仲景法也。本散原方，可治腹中痛，若用之不应，或显著有喜温喜按虚寒征象者，乃可加附子耳。又悸加桂枝五分。按仲景法心下悸加茯苓，脐下悸则加桂，此但云悸者加桂枝，殆是脐下悸钦。若心下悸小便不利同见，则为有水，当桂枝、茯苓同用。

【溲难再入茯苓饵。】

小便不利者，加茯苓五分。

【咳添五味与干姜，】

咳加五味子、干姜各五分，并主下利。

【下利清稀用亦臧。】

所云“并主下利”者，当是清稀之自利，而非泄利下重之证也。以其用干姜故知之。

【小便不利咳与悸，四逆为散不相当。后入赘附毋

庸议，药证参看自审详。】

原条中或咳或悸，或小便不利三证，与四逆散本方毫不相涉，当为后人因加减例中所有而强为加入，与腹中痛，泄利下重属本方主治者不同也。

厥 阴 篇

一、厥阴病大旨

【厥阴一篇夙散佚，叔和补阙四条掇。】

即厥阴病起首四条也。“厥阴之为病，消渴，气上撞心，心中疼热，饥而不欲食，食则吐蚘，下之利不止。”为第一条。“厥阴中风，脉微浮为欲愈，不浮为未愈。”为第二条。“厥阴病，欲解时，从丑至卯上。”为第三条。“厥阴病，渴欲饮水者，少少与之愈。”为第四条。此四条中，后三条均是无关紧要之文。第一条乌梅丸证，虽属厥阴正病，亦缓而非急，殊与厥阴病至深至急之意不侔。或谓厥阴者，阴证之极，至深而至急者也。其文虽缺，以意推之，四肢厥逆，烦躁吐利，脉微欲绝者，固不立言矣。如少阴篇所收吴茱萸汤、通脉四逆汤证是也。而今厥阴云云四章，无一及此者，其非仲景之旧可知也。《玉函经》才举此四章以充厥阴一篇，而不及下利呕哕诸条，岂非叔和真面目乎。其下利有微热以下，至呕哕等条，皆《金匮》之所载，非《伤寒论》之文也。岂非后人拾取其散落者，附以杂病之文乎。

【更采诸家去伪芜，增以臆意斯章述。三阴末传为

厥阴，】

三阴证以厥阴为最末传，有转机无转机，只在一瞬也。

【寒热胜复大旨悉。】

厥阴一篇，以寒热胜复为大旨。热多厥少，厥多热少，为邪正消长死生转换之微机。读此一门，首须注意及之。

【病至少阴势垂穷，物穷则变观吉凶。】

伤寒传变及少阴，至深至重，其势已穷矣。天下物事剥极必复，穷极则变。故厥阴一经虽列三阴之末，而暗寓阴尽阳生之机，凶中有光明一线吉兆在焉；惟须观其见症而分吉凶也。

【少阴不复厥阴见，】

若少阴病不复，更进一步而见厥阴证象者，多为凶坏也。

【躁烦厥逆吐利从。】

凡少阴病之重证，厥逆烦躁、吐利、脉微欲绝等等均有之，而更见厥阴主证。

【头摇手足亦瘈疭，指蠕囊缩兼耳聋。水浆不入人勿识，脏已竭而腑不通。】

厥阴肝脏也。少阴不复，进而厥阴，更见如上证象，则属大凶，十九无救。即《内经》所云，耳聋囊缩而厥，水浆不入不知人，脏腑不通而死者是也。肝脉络阴器而主诸筋，肝虚则风动，故见囊缩头摇，手指蠕动或手足瘈疭诸坏证见者，则脏真已竭，六腑不通，非药石所能挽回矣。上述诸证，乃厥阴最凶恶败坏证也。

【阴竭阳亡细区别，复脉通脉四逆宗。】

厥阴危证，经文已缺，亦未出方。或知其不可为，故不为之欤！勉为聊尽人力之谋，则当分其阴竭阳亡或阴阳并竭而治之。至处方当不出复脉、通脉四逆二方之例。复脉救阴，通脉四逆救阳，阴阳两竭者，则以二方参伍合之。若虚风动者，则吴鞠通氏所增三甲复脉、大小定风等方，实能补仲景之未备，勿以其后来而忽之也。

【亡阳之治经已备，亡阴之治后法崇。】

亡阳治法已详于伤寒本论。亡阴一面，经方发其端，引伸之功则赖后贤。清代名家叶氏创于先，吴氏承其后，尤于厥阴一经有独到之功。叶氏既发明手厥阴心包热逼之理，大阐紫雪、至宝之药效。吴氏复出大小定风、三甲复脉之方，以供足厥阴肝阴大亏，虚风暗动之治。经所缺者，一一补之无余蕴矣。乃为伤寒家言者，必痛斥吴叶学说，入主出奴，是彼非此，固执之见，不可从也。须知吴叶所补，是因证设方，因方论理，所以补古法之不及，并非谓尽废古法而从今也。吾人学医多得一法，则多一层希望。法愈多则治愈妙，宁不佳乎！但看脉证，宜于何等，则以何法应之，不必问其是古法是今法也。若必癖古薄今，遇此等古法所缺证候，则用古既不合，复不肯信后贤方法，岂非坐以待毙乎。

【厥阴每自少阴转，】

凡厥阴凶证坏病，都自少阴转进也。

【沉疴药石难为功。若言寒热胜复证，惟在本经邪稍逊。】

厥阴寒热胜复之证，但在厥阴一经，病邪之势稍逊。非如上面所说，少阴不复，更见厥阴诸败坏凶证，为十九不治者比也。其所由来，亦各不同。

【应知厥阴与少阳，】

太阳和少阴相对，阳明与太阴相对，少阳与厥阴相对，一脏一腑相为表里也。

【错杂虽同浅深认。】

少阳厥阴同属寒热错杂之邪，惟所异者，少阳浅而厥阴深也。

【少阳寒热自往来，热厥互见厥阴困。】

少阳为寒热往来，厥阴为热厥互见，一腑一脏，大体相若，惟浅深不同耳。

【一脏一腑气相连，病邪深浅辨须慎。】

从见证之互异处而辨其在腑在脏，病邪之浅深亦因之而明矣。

【转出少阳证自佳，】

如厥阴之热厥互见，转为寒热往来，则从少阳而得出路，其病为轻，即后贤所云转疟者是也。其实疟不可转，转为如疟之状态，勿误会之。

【陷入厥阴病势进。】

若少阳寒热往来，一转而为热厥互见，则从少阳内陷厥阴，病势重剧矣。

【从阴出阳阳陷阴，】

正胜邪负，则为外达。正虚邪盛，则为内陷。

【正邪盛衰胜负定。】

因正邪之盛衰胜负而分别其浅深轻重也。

【但就厥阴本经论，进退全凭热厥衡。热四厥三复

热四，厥少热多患当平。四至七日仍有热，必便脓血郁热成。】

原文曰："伤寒发热四日，厥反三日，复热四日，厥少热多者，其病当愈；四日至七日，热不除者，必便脓血。"

【厥四热三复厥五，寒多热少症非轻。】

原文曰："伤寒厥四日，热反三日，复厥五日，其病为进；寒多热少，阳气退，故为进也。"按上述"发热四日，厥反三日，复热四日"及"厥四日，热反三日，复厥五日"云云，乃辨厥阴病寒热胜复大法。或谓一日寒，一日热，恐不合于事实，疑是叔和所搀。殊不知热厥相对之厥字，与诸厥逆之厥字稍有不同，当作"不热"观之；如间日疟之证焉。至日数之说，原不必拘，但以日数为例，表示其多少之象耳。纵非热一日厥一日，而为热厥同见者，亦可以此多少之法辨其进退也。

【先厥后热利自止，见厥复利食难能。】

先厥后发热而利者，利必自止，阴消阳长也。若复见厥者，则必复利，阴盛阳微也。阳微当不能食，反能食者。恐为除中。除中必死证也。

【反能食者除中是，食以索饼辨死生。】

恐为除中，食以索饼，不发热者，知胃气尚存，或有可愈。

【厥后发热咽喉痹，其喉不痹脓血便。】

原文曰："伤寒先厥后发热，下利必自止，而反汗出，咽中痛者，其喉为痹，发热无汗，而利必自止，若不止，必便脓血，便脓血者，其喉不痹。”按：厥退发热，阴消阳长，若热不退则阳过亢，故汗出咽痛而为喉痹，热逼于上也。若见便脓血者，则喉不痹，热趋于下也。

【热厥日数倘等同，旦日夜半愈堪伺。】

如厥九日，热先六日，后续三日，亦是九日，与厥相应，则可期之旦日夜半愈。

【过期脉数热尚留，热气有余痈脓致。】

按：上述三段，第一段言先厥后热利自止，见厥复利，反能食者为除中；此阴盛阳消之坏证也。第二段言先厥后热，利自止而热不退，或上为咽痛喉痹，或下为便利脓血；此阴消阳盛，阳亢有余之变证也。第三段言热之日期与厥之日期，虽有参差，而总数合之相应者，为病向愈之机。此阴阳调停，则病差之旨也。三段比例分明，亦自成一法，不可尽废。若身热过期不解，为热气有余，必发痈脓，则与第二段喉痹脓血之意同。盖附后之言，非主文也。或谓自“热四厥三”以下诸条文字，疑非仲景原作而为叔和所补者。然叔和去古未远，必有传授，留备参考，未尝不可。况其所言热厥互见，寒热胜复之症，事实上诚有之，安能尽废之耶！惟日数之说太呆板，知其大要可耳，不必拘泥也。

【诸般症状辨已周，因证还将方治求。】

叔和所补有法无方，或本缺之，或是脱失，均不可考。今从其所言之旨，补方治大概如下。

【首言厥热互见法，四逆柴甘枳芍优。热多厥少赖此主，阴阳调停病无愁。】

厥热互见者，总以调和阴阳为主。少阴门之四逆散一方，实为厥热互见者而设，故宜归之厥阴门也。

【厥多热少医应变，当归四逆急需谋。】

热多厥少者，四逆散法出入，方附少阴门后。厥多热少者，则本门当归四逆汤最佳。

【厥利从阴不能食，犹本少阴采四逆（汤）。从阳热化上下分，咽痛喉痹热上迫。黄连阿胶鸡子黄，猪肤粉蜜效堪藉。】

先厥后热，热不解，郁蒸于上，而为喉痹咽痛者，黄连阿胶鸡子黄汤、猪肤汤治之，正为相合。

【热从下注便血脓，白头翁汤乃称适。】

热气有余注于下而为脓血者，白头翁汤最称适合。

【猪苓清育兼可投，】

猪苓汤育阴清热分利，亦可以为佐治之用也。

【独有桃花当研核。】

桃花汤虽云治热在下焦便脓血证，惟方药偏于温涩一面，不可妄用，须细为审别；必证脉相合，均宜温化者，乃可用之耳。或先投清热如白头翁等不应，反甚者乃可用之。

【上热下寒错杂邪，厥阴为病苦消渴。气上撞心心热疼，饥不欲食吐蚘得。消渴疼热上热由，】

消渴气上撞心，心中疼热，则上热之据也。

【利下不止下寒的。】

下之则利不止，下寒之据也。

【木横侮土故吐蚘，】

吐蚘为木横侮土，蚘不得安，厥阴顺乘阳明之证也。

【蚘厥难安乌梅（丸）觅。】

此证亦为厥阴正病，惟缓而不急，非重剧急变之证也。乌梅丸极有效验。

【本自寒下吐下之，食入即吐寒格知。】

原文曰："伤寒本自寒下，医复吐下之，寒格更逆吐下，若食入口即吐，干姜黄芩黄连人参汤主之。"

【例与上条殊仿佛，干姜芩连人参施。】

与上条之上热下寒同一法例。

【泻心（汤）黄连（汤）意相埒，】

按：干姜黄芩黄连人参汤与泻心汤、黄连汤大致相同，盖亦辛开苦降之法也。少阳与厥阴风木相连，故其见证近似，治法亦近似也，当参合观之。

【苦寒辛温合化宜。】

泻心汤、黄连汤、干姜芩连人参汤，均为苦寒辛温合化之方。

二、厥阴类证辨异

（一）辨厥

【厥阴为病多厥逆，审同辨异慎毋忽。此间先将脏厥分，脏厥蚘厥不相埒。】

脏厥即少阴厥阴虚寒厥逆之重证，非另有脏厥病也；蚘厥则下寒上热乌梅丸证是也。

【肤冷脉微手足寒，其人烦躁无暂安。斯属脏厥何容惑，通脉四逆胆汁援。】

脏厥经未出方，其实即少阴篇之通脉四逆加猪胆汁汤之证也。因为补及之。

【蚘厥必当见蚘吐，所苦时静复时烦。】

此一语即是眼目，盖脏厥之烦，躁无暂安时；蚘厥之烦，时烦时止。乃二证比较相异之要点也。

【脏寒膈热蚘上膈，得食而吐乌梅丸。】

蚘厥者，乌梅丸最效。

【烦者蚘闻食臭出，】

蚘厥之烦，是蚘闻食臭出，故时烦时止，得食而呕也。

【常自吐蚘认未难。】

其人常自吐蚘，盖言其平常有此也；须问而知之。脏厥与蚘厥之分辨如此，能知其紧要处，则辨之亦不难也。按：此条原文辨脏厥蚘厥极有用，当熟记。

【肢冷小腹满按痛，冷结膀胱与关元。白通通阳桂枝入，温破或取来复丹。】

冷结膀胱关元之手足厥冷，少腹满按之痛，经未出方。以意拟之，当以白通加桂枝或取来复丹通阳温破冷结为治也。

【邪郁不达四逆（散）议，】

从少阴门补入之。按：四逆散本当列厥阴门中，乃错简在彼也。今以类证辨异之便，移补于此。

【忽厥忽温兼泄利。】

四逆散治邪郁本经，不得透达之厥，已详见于四逆散方意及用法中。

【脉细欲绝血虚寒，当归四逆差堪界。】

当归四逆治手足厥寒、脉细欲绝之证，乃血分虚寒，虚多邪少之厥也。

【二证参较本有殊，宜别虚实深浅意。】

四逆散证，浅而实多；当归四逆证，则深而虚多也。虚实深浅之间，须辨其不同，方不负昔贤类证辨异之苦心也。

【若大汗出热勿除，肢疼且更内急拘。】

此四肢疼，非桂枝证。何以知之？以已经大汗出，故知之耳！

【下利厥逆恶寒备，四逆汤方称合符。】

四逆汤证已详少阴门，此复著之者，正以与当归四逆汤互相比较其同异也；故列于当归四逆一条之后，其法甚精。按：此为真寒假热之厥证，亦即脏厥之一种也。复因下文有热厥，乃真热假寒之证，故必列之。一以与当归四逆汤证之血分虚寒寒厥比较，一以与白虎汤证之真热假寒对举，用意极深，非重复也。

【热厥脉滑白虎使，厥乃假寒滑热是。】

厥冷脉当微细而反滑者，滑为里有热也，白虎汤主之。此为真热假寒之厥，与上述真寒假热厥证相对而举以示别也。

【以滑辨热最可凭，细寒滑热资对比。】

厥逆脉微细是正常，脉滑是异常。以滑辨热，极为可信，脉证相参，真象自见。

【需知热深厥亦深，厥应下之热结里。】

热厥有热无结，故用白虎大清气热，以治无形之热邪；若厥深热深，则更进一步矣。原文曰："厥应下之。"则为有热有结无疑，当主三承气等，去其有形之结，则无形之热邪自易泄解。此热厥进一层之治也。

【倘反发汗误于医，口伤烂赤祸立俟。】

原文“前热者后必厥，厥深者热亦深，厥微者热亦微；厥应下之，而反发汗者，必口伤烂赤”云云，当与脉滑而厥一条参看。彼言热厥，此言热厥之深重者；彼用清，此用下；彼有方而无证，此详理而未出方，盖互相映发者也。“厥应下之”一语尤紧要。明明是白虎法之进一步，乃注家因厥应下之一语，似与其他论厥处相背，遂以为非真。不知此言热实之厥，非论虚寒之厥，每一证均有虚实寒热之不同也。误汗则口伤烂赤，确有其事，曾屡见之，可征古人言必有据，非臆造杜撰者可比也。且不曰误汗亡阳，而曰口伤烂赤，其为热实证，可无疑义矣。

【热厥论治只主清，】

热厥宜清，用白虎汤。

【厥深宜下选三承。】

热深厥深应下，三承气选用。

【后贤易创心包说，邪陷心包热灼营。证情重笃燃眉急，至宝牛黄紫雪凭。】

热厥，热深厥深，为热邪内逼手厥阴心包之说，创于清叶香岩，取宋人局方至宝、牛黄、紫雪及犀角、羚羊、生地、丹皮、赤芍等为治；以热迫营阴，血为热灼，逆传心包立论，补仲景所未及，极有发明。盖病邪先入胃肠，后由胃肠而入血分，由气及血，说极通畅，厥应下之是胃肠之治也。叶氏理论则更深一层，此本论所无者。况夫同气相求，寒邪从阴，故重之肝肾；热邪从阳，故重在心与包络。包络为手厥阴，与经旨厥主厥阴一点亦有充分应合者耶！近日号宗长沙派者，大诋叶氏，十九根据陆九芝《世补斋》所说，其实当用白虎、承气或至宝、紫雪者，各有其见症在，岂可以胶柱鼓瑟乎。

【实厥邪结肢逆冷，心下满烦脉乍紧。】

实厥以心下满为最要见症；再观其形色无虚脱象，亦无热陷象；合之脉紧，紧则非虚，其为实厥，自易明断无误。

【饥不能食病在胸，瓜蒂散藉豉汤引。】

此手足厥冷，乃邪结胸中闭塞不通所致，因闭结而作厥逆，与后人所云食厥、痰厥、气厥者相等类也。法以开通闭结为主，结开气血通畅，则厥逆自回矣。瓜蒂散方：瓜蒂、赤小豆等分，以香豉一合，热汤七合，煮作稀糜，去滓，取汁和散。温顿服之。不吐者，少少加，得快吐乃止。诸亡血虚家，不可与瓜蒂散；明言亡血虚家不可与，则知此证之厥，是为热厥实厥矣。

【快吐乃止不吐加，亡血虚家禁忌饮。伤寒厥悸水遏阳，】

心下悸为有水气；悸而厥者，水为阴邪，阻遏阳气不达于四肢，故手足厥逆也。此为厥之别候。

【水渍入胃利须防。当先治水却治厥，茯苓甘草桂生姜。】

原文曰："伤寒厥而心下悸，宜先治水，当服茯苓甘草汤，却治其厥，不尔，水渍入胃，必作利也。"按：厥为最重证候，凡各证一见厥象，无不以治厥为先，此乃云先治水却治其厥者，以厥由水致，水去厥亦易回，治水正治其厥之本也。所谓通阳法在利小便者是已。此乃诸厥证中之最平缓者。茯苓甘草汤乃为利水通阳之剂。

【泄水扶阳四味好，厥悸并蠲著疗效。通阳在溲不在温，香岩妙语尽倾倒。】

叶香岩《外感温热篇》有云，通阳不在温而在利小便。盖阳之所以不通，实由于水湿阻遏之故，利小便以去水渗湿，水湿一化，阳气自得流通矣。惟须知此云利小便者，当是宣通膀胱气化之品，如五苓散、茯苓甘草汤、滋肾丸、猪苓汤、白通汤、肾气丸之类，随其证之阴阳虚实而酌用之，非漫言普通渗利药也。

（二）辨利

【肢厥脉微清谷利，温阳独仗四逆剂。】

下利清谷，脉微肢厥，用四逆、通脉等汤，乃三阴虚寒正证正治也。故知是主文。

【便脓血者桃花汤，和营温涩审其制。】

原文曰："少阴病，下利便脓血者，桃花汤主之。"桃花汤乃温里固涩和营、引血归经之方，非热证便脓血者所宜，须审其制方之意，辨证用之，不可妄投。厥阴病热不解之必圊脓血者，似乎与桃花汤条主文下利便脓血句相符，然不可因此遂认为此方所主治也，须与下白头翁汤条参看，认证所宜，分别用之。

【下重泄利腹中疼，四逆散加薤白例。】

四逆散加减例中，泄利下重者加薤白，实良法也。桃花汤、四逆散本不列此，以类证辨异之故，不嫌重复而复举之。

【谵语利下燥屎征，小承气汤乃堪议。证属阳明列厥阴，类证之间辨同异。】

下利谵语有燥屎，明明阳明病而列在厥阴门者，类证辨异之意，昭然若揭矣。注家不明此理，每于本门不应有之证治，强为牵合，以致愈解愈混。若照此理，则一目了然，何者为本门主证条文，何者为类证辨异条文，毫无疑滞，阅之朗然，一气贯通矣。此条其明证也。

【既利欲饮热可知，】

原文曰："下利欲饮水者，以有热故也，白头翁汤主之。"

【白头翁合热利治。】

原文曰："热利下重者，白头翁汤主之。"此下重与泄利下重，证同治异，着重在"热利"二字上，是更进一步之治也。

【利后更烦为虚烦，心下濡者用栀豉。】

此条正承热利而言之。热利之后，余热不尽，无形邪热更作虚烦，故按之心下濡软，非有实结也。观利后虚烦之用栀子豉汤，则知此汤非热利所忌。惟素有便微溏之阳虚脾弱体质，乃不宜耳。

（三）辨呕吐哕

【呕家脉弱小便利，身有微热厥难治。姜附甘草四逆汤，温里助阳呕堪济。】

原文曰："呕而脉弱，小便复利，身有微热，见厥者难治，四逆汤主之。"

【干呕涎沫吴茱萸，】

原文曰："干呕吐涎沫，头痛者，吴茱萸汤主之。"

【若兼发热小柴议。】

原文曰："呕而发热者，小柴胡汤主之。"

【伤寒大吐大下之，更复极汗虚已至。虚寒相搏哕难平，此系虚哕无疑义。】

原文曰："伤寒大吐大下之，极虚，复极汗者，其人外气怫郁，复与之水，以发其汗，因得哕，所以然者，胃中寒冷故也。"

【经未出方因证求，扶正祛寒宜为计。】

虚寒之哕，经未出方。然本其所言，则扶正祛寒自为不易之理，据此拟设方药，必不远也。

【理中参附覆赭加，】

拟方当以参附理中为主，旋覆代赭汤出入佐之。

【刀豆丁沉与柿蒂。】

治呃专药，如刀豆壳、丁香、沉香、柿蒂等，亦当取为辅助之用也。

【哕而腹满邪实明，需视前后何部闭。不利必得利乃瘥，原条乃论实哕例。】

原文曰："伤寒哕而腹满，视其前后，知何部不利，利之即愈。"此条即言邪实之哕也，腹满是邪实之证据。视其前后，乃言观其大小便何一部不通利，因而通利之也。

【前不利者投猪苓，后不利者调胃畀。活人所补亦推知，】

实哕经未出方《活人书》补之曰前不利畀者，宜猪苓汤；后不利者，宜调胃承气汤。亦仅承其意旨而云。然非必此方也。

【但承微旨方毋泥。】

但晓其意可自行变化，勿拘泥此二方也。原文所谓“视其前后何部不利，利之即愈”数句甚为活泼。不确定方治者，与人以变通之经权耳。

【三焦阻隔腑勿通，腹满不利是其谛。】

腹满可知非虚，以哕而腹满作一句，含意甚深。盖非仅指腹满一证，可以推广之。凡哕而兼见有实证见象者，均如此。如形盛声壮，脉有力，苔腻厚，胸满闷者，都为实呃也。不利不仅是大小便也，当作不通畅解之。凡上中下三焦有所阻隔，六腑气机不能畅通，均能逆上作呃。视其前后何部不利，盖统三焦六腑气机窒塞言之。利其不通，气机流畅，降顺得行，则呃逆自然除矣；原文甚妙。《活人书》但因“前后”二字，搬出二方，虽非不合，亦非尽合；且因此印定后人眼目，反晦原意，实未为得也。兹特彰其原旨，详释如上。

【顺降失权气逆行，】

胃以通降为职，降顺不行则气上逆为呃忒症。凡三焦六腑有一不通畅，均能致此。盖六腑皆统主于胃也。

【呃逆连连声壮厉。】

大凡虚呃声断续而低微，实呃声连续而壮实；再观其形色，问其二便，审其苔脉，外诊腹部，则虚实之分，自然明显。

【降逆开结畅气机，泻心温胆殊合契。覆赭二陈小陷胸，】

覆赭二陈汤、小陷胸汤，乃降逆开结、顺利气机之剂，可随证加减用之。

【苔腻脘痞痰浊滞。】

大凡实证呃忒，多有痰浊阻中，以致胃气不能顺降，故苔黄厚腻、胸中窒闷，乃必有征象。

【热呃口气脉滑洪，便秘三黄石膏使。】

尚有热呃，胃热上冲，脉洪滑，口气便秘，三黄石膏汤加减甚有效。

【轻证苇茎桑杏杷，蒌半橘皮竹茹饵。】

轻者苇茎汤加诸味以清肃肺胃。

三、乌梅丸方义及用法

【乌梅丸中药味多，】

乌梅丸是复方合集，众药混和，以取奇效。

【众长汇集效融和。昔人疑非仲景制，说虽有理法岂讹。】

或谓蚘厥条与乌梅丸方皆非出于仲景，附子六两亦非仲景之方法，盖仲景用附子各方均以枚言也。刘栋则谓：《千金方》治久痢方亦同于此，疑是唐以降之方也。二说均有理，惟此证此方，历来用之甚效，吾人读医书但求有效为主，方证既合，安能以疑而废之耶！

【细辛干姜兼附子，川连蜀椒黄柏罗。当归桂枝参苦酒，蜜丸空腹服之瘥。】

方药连苦酒共十一味，分两及制法见原书，可参考之，兹不赘记。丸如梧桐子大，先食饮服十丸，日三服，稍加至二十丸，禁生冷滑物臭食等。今用三钱至五钱。

【椒梅姜连细辛柏，六般相对意堪摩。】

乌梅、花椒是一对，干姜、黄连是一对，细辛、黄柏是一对，是为合化之法，铢两悉称，极为精妙，能变化之，治厥阴肝胃等病，可得其大半矣。肝体刚用柔，厥阴为寒热错杂之脏，故用方必如是偶复，乃能适应所需耳！此法叶天士最得其秘，变化甚多，可于医案中证之。

【归桂参附调营卫，】

桂枝、当归以温通营血，人参、附子以温阳益卫，在扶正一面，亦气血双方兼顾也，且当归、桂枝、细辛，即当归四逆之意也。人参、附子、干姜，即四逆加参之意也。合两种四逆法于一炉冶，并连同前列六味，复成扶正泄肝之功，可谓尽复方之妙矣。

【厥阴错杂治无过。辛温祛寒寒泄热，】

是为诸药品分治之功。

【苦辛酸苦合化设。】

以乌梅、黄连合蜀椒，黄柏合干姜、黄连，成苦辛开泄、酸苦泄热，可收治肝之良效；且蚘虫得酸苦则安伏，苦辛、酸苦合用，为唯一治虫之法也。

【蚘厥肢冷复时烦，常自吐蚘此剂适。】

常自吐蚘须注意。盖谓此证不一定发作时吐蚘也，但问其人平时常自有吐蚘证，而现在肢厥时烦者，便是蚘厥无疑。若执必见吐蚘，方可用此，则未识原书之旨焉。

【亦疗上热而下寒，气上撞心且消渴。饥不能食心热疼，下利勿止久痢藉。更赖乌梅发其微，肝病诸方从兹辟。】

后贤治肝厥、肝胃气方，均自乌梅丸化裁而出。

【酸收苦泄辛开通，】

酸以收之，苦以泄之，辛以通之，治肝大例，不出此三种，错综变化，其用无穷矣。

【三者复配著功绩。】

乌梅丸即三者错综复配而成，至偏重偏轻，孰多孰少，须审证所宜而变化用之。

四、当归四逆汤方义及用法

【厥阴当归四逆设，桂枝加味效堪得。归桂芍药兼细辛，甘枣更同通草四。】

此方乃正治厥阴本证厥逆者，当为厥阴篇第一要方也。其方即桂枝汤加入当归、细辛、通草三味。大枣之分两，若照桂枝汤本方比例，当作十二枚为是；若以本方所主治言之，则作二十五枚者为佳。以病之表里不同，证之虚实各别。大枣温养营血，在本方中占重要地位，与桂枝汤之仅居次要者不同，故当多用也。

【古之通草即木通，与通脱木宜审别。】

按《本经》通草即今之木通，性平淡，《本经》主治除脾胃湿热、通利九窍血脉关节。至今之通草，则原名通脱木，轻虚色白，专入肺经，引热下行而利小便，《本经》所不载，以二者相较，当从古为正，且以主治证之，亦是木通功用为合也。张石顽《本经逢原》既知其不同矣，而复引东垣之说于通脱木之下谓：仲景当归四逆汤用之以通在里之湿热，何其昧耶！要知仲景当时所用，当是木通之通草，而非通脱木之通草也，证之

《本经》，可以无疑。至本方所以用此者，殆取其通利九窍血脉关节之用耳！

【和营归芍枣甘功，】

当归、芍药、大枣、甘草乃温养营血要药。

【细辛桂通温宣力。本汤专主厥阴病，肢寒脉细而欲绝。】

厥寒与厥冷稍异。盖厥冷重而厥寒较轻也。以此证厥逆非少阴亡阳之比，只是血分虚寒，血虚寒束，血中温气不足，故但手足厥寒。寒者不温也，冷者冰冷，寒之甚也。此云厥寒，彼云厥冷，仲景用字，极有斟酌，如此等处，真不可轻易放过，其微奥甚矣。非诸家穿凿之说可比。又亡阳之厥，曰脉微欲绝；脉微者，鼓动不显，是明明阳气之衰微也。血虚寒束之厥，则曰脉细欲绝；血少当细，寒主收引亦细，明明血中温气不足，寒邪拘束，脉缩形细而不大也。鼓动无力不显曰微，脉形不充缩小曰细；微为阳亡，细为血少。此汤主治脉细欲绝，一字之别，全局所关，岂可不慎思明辨也哉。当归四逆汤大有温荣祛寒通脉之功，投之合度，则厥逆自还为温暖；脉细欲绝，亦得微续渐复矣。

【通脉四逆诸证殊，】

本方之用，与少阴亡阳四逆汤、通脉四逆汤等大异，所主之证不同也。其大别则在一治阴盛亡阳之厥，一治血虚寒束之厥耳。

【切勿循名误一例。】

钱璜曰，当归四逆方中无姜、附，何以挽回阳气，恐是年久散亡，讹舛于后人之手，不能无疑也。刘栋曰，当是通脉四逆汤中加当归，以复其脉也。诸家之说尽误。盖未明二者之分别，但循四逆之名，误会其意耳。

【既非大汗见亡阳，又无下利清谷出。】

仲景言阴证亡阳厥逆，以大汗出、下利清谷为主要点；大汗乃亡阳之主因，下利清谷乃亡阳之主证也。凡四逆汤、通脉四逆汤、白通汤证、均点明下利，故主以姜、附回阳之品。此条既不言大汗出，又不言下利，正是分别眼目处。盖所以别于亡阳之四逆汤也。且下一条即列大汗出又下利厥逆而恶寒之四逆汤证，尤可见其意旨。盖二条并列，一有一无，比其见证之不同，玩其方药之差异，则其用意自然明显，易于分辨矣。仲景用意之深微，可于原书排列中得之，其明白若此，精细若此。

【二条并列意显然，观其所举自悟识。】

一条云手足厥寒，脉细欲绝者，当归四逆汤主之；一条云大汗出，热不去，内拘急，四肢疼，又下利厥逆而恶寒者，四逆汤主之。

【若是内有久寒人，吴萸生姜应增入。】

原文曰："若其人内有久寒者，宜当归四逆加吴茰生姜汤。"

【水酒各半煎法佳，】

方后煎法云：以水六升，清酒六升和，煮取五升，去渣，温分五服。盖酒能流通血脉，行其凝滞；酒性先入肝胆，以治厥阴经血分寒凝之厥甚宜，与当归四逆证极相合也。原方中亦可用水酒参加煎药，或传写脱之欤。

【久寒二字慎毋忽。】

其人内有久寒一句，极有出入，须熟思之。盖久寒者，长久之沉寒痼冷也。受之已久，故曰久寒，寒是邪留，而非亡阳虚寒之比。故曰“内有”。寒者温之，留者祛之，治当辛温之品，散其内伏之久寒，故加吴萸、生姜二味，重其分两于当归四逆原方之中，佐之以酒，流通血脉。如是则沉寒去，血脉通，手足厥寒自回，脉细自起矣。此加方是温通为主，温血散寒而散寒注重偏甚者。观此加法，更知与回阳之方大异其构矣。

【温通血脉去寒凝，治与亡阳不相埒。】

亡者，散失也，治当招之回之。凝者，不通也，治当通之行之。知二者之分别，则此二方之用与回阳救逆诸法之不同，昭然若揭矣。

【在血在气亦当分，寒闭少阴白通袭。】

温通之法，有在气在血之不同。如白通汤则温通气阳者也，主治少阴之寒闭不通；当归四逆加吴萸生姜汤，则温通血寒者也，主治厥阴血脉之寒凝。厥阴肝，肝藏血，方中诸如桂枝、细辛、当归、生姜、吴萸、酒等相合，均是入肝温血散寒通脉之品。肝欲散，急食辛以散之，血得寒则凝，得温则行，故所取多辛温之品，正此意也。

五、白头翁汤方义及用法

【热利脓血白头翁，黄连黄柏秦皮充。】

白头翁二两，黄芩、黄连、秦皮各三两，煮取二升，去滓温服一升，不愈，更服一升。

【作汤直清下焦热，坚阴解毒惟斯崇。】

本方四味，苦寒直入肠中，大清热毒，坚阴止利，为治热利要法。此云热利，即是后世所言痢疾，非便泄之下利也。

【下利之名有诸释，从寒从热各不同。】

伤寒下利之名，有数种解释，大法分泄泻与痢下数种，而各有寒热之不同。如下利清谷，是虚泄泻也；挟热下利，是热迫注泄，热泄泻也。桃花汤是冷痢下之治法，白头翁汤即是热痢下之治法也。或谓白头翁汤、桃花汤等，俱是治痢下之要方，本在杂病论中者，而为后人收入于此也。其实伤寒、杂病不能若是划分鸿沟，惟须知此等症状是伤寒坏病或误治转症，不必拘泥桃花汤即为少阴病，白头翁汤便是厥阴证也，当活变观之，但以见症符合为主，对证用方，固不必斤斤于伤寒杂病之分也。

【此云热利即痢疾，】

此云热利，与葛根黄芩黄连汤所治之热利又有不同；彼是泄泻之热证，此即痢疾证也。

【脓血下重为殊踪。】

桃花汤言下利脓血，白头翁汤言下重，合脓血与下重二证，即痢疾之状显然矣。脓血者，赤白滞也；下重者，里急后重窘迫不爽也，非痢疾而何？按脓血赤白，冷热痢均有之；下重之故，乃肠热作肿，窄狭气不通也。观桃花汤证，但言便脓血，不言下重，此则专以下重为目标，仲景之微旨于此可见矣。

【毒盛热甚方可取，倘涉虚寒切勿容。】

但苦血痢热盛毒重，肛门灼热作痛，血色鲜紫者，此方可取，殊有良效；倘有虚寒症象杂见，则此方切不可用也。

【治痢先审其胃气，若寒败胃难邀功。】

苦寒之品，最能败胃，胃气衰竭者切忌。

【白头翁与桃花法，一清一温变无穷。】

白头翁之清热解毒，以治热邪炽盛之痢下；桃花汤之温涩和中，以治邪少虚多之痢下。一温一清，两相对立也。桃花汤之粳米、干姜二味，即是顾其胃气之要着耳。治痢方法虽不多，而纲领具在，变化用之不尽矣。

六、麻黄升麻汤证辨

【伤寒论方多精密，】

《伤寒论》之方，无一不佳，古今医书，均未能及。

【昔有所疑均逞臆。】

昔人所疑之方，如厚朴生姜半夏人参汤、乌梅丸、四逆散、当归四逆汤等等，尽属误会，逞臆而言，其实诸方均绝精当者也。

【独此麻黄升麻汤，误无可疑能决悉。】

此方之非《伤寒》原作，可以决言，因其法异仲景也。

【药味庞杂义何凭，】

凡《伤寒》真方，药味简而精纯，药少而意多，即其方之较多味者，为复为偶，亦有绝妙意义，可分可合，玩之朗然，熟读其书，研其方者，如人之声音笑貌焉，不特目睹可识，纵耳闻亦能知其为谁也。今此方庞杂不纯，药味多而意乱，以仲景诸方例之，其出后人之手无疑矣。

【况与条文亦大别。】

原文曰：“伤寒六七日，大下后，寸脉沉而迟，手足厥逆，下部脉不至，喉咽不利，唾脓血，泄利不止者，为难治，麻黄升麻汤主之。”其方共十四味，方药既乱杂无章，且与本条所言诸证亦大相悬隔，仲景安有此不切实之方法耶！或谓论之与方，俱后人所搀。然如一手伪为，亦不致药不符证若此。条文或不伪，方则决伪，当是原条有证无方者，至为难治，句文气已止，方乃后人伪续耳！

【以文例方意则然，】

以行文语气辨条文真伪之法至佳，方又何独不然，以文例方，此方之伪已著矣。

【从此证方伪尤识。】

以诸方用药例比较之，其赝伪尤显明矣。

【大下而复脉沉迟，其人泄利虚堪知。】

病起大下之后，寸脉沉迟，下部脉不至，泄利不止，其为虚寒之证，盖无疑也。

【手足厥逆且无脉，本属通脉四逆施。】

泄利不止，手足厥逆无脉，由大下而来者，本属通脉四逆汤证。

【咽喉不利唾脓血，上热下寒称难医。】

下既虚寒，今更兼咽喉不利而唾脓血。则是下寒上热也，故原文称之为难治。

【应宗阴盛格阳旨，通脉复加胆汁使。】

究竟此证虚寒是本，上热是标，原文但称难治，并未出方，麻黄升麻汤不合法，其为后人伪托显然。以例推之，当从通脉四逆加胆汁汤治阴盛格阳之法，或庶乎为合耳！

【或合猪肤兼育阴，阴阳并顾效足恃。】

或者以四逆汤合猪肤汤为法，一面通阳，一面育阴；阴阳并顾亦与证相合也。后贤有以阿胶、黄连、麦冬等佐理中四逆成方者，即为此上热下寒之证而设也。

【麻黄升麻总勿宜，】

以证合方，麻黄升麻汤绝非所宜，故独删除之也。

【删之之理有如是。】

七、劳复三方法

【大病差后更发热，名曰劳复分三般。】

虽名劳复，实非一理，有余邪不尽，复感新邪，兼之食物太过夹食滞而为病者；有正虚不能托邪，余邪留恋而成者；亦有纯粹因劳动过度，体虚发热为病者。病分三等，故仲景立三方以应之，劳复之法备焉。

【病新瘥时脾胃弱，人强与谷必微烦。谷气不消属食复，损谷则愈疾痊安。】

此食复之最轻者，无须药治，但行损谷之法可已。损谷者，减少其饮食也；或竟停食，稍进米饮无滓之品。

【倘既伤食邪复感，热壮少汗且口干。舌苔黄腻胸胀闷，枳实栀豉例足援。】

原文曰：“大病差后劳复者，枳实栀子豉汤主之。”须知所治劳复，是复感停滞积热之实证，如上文所述者，非漫指一切劳复也，当详辨之勿误。此方治复病发热，热势甚壮者，用之得当，其应如响。方用枳实三枚，栀子十四个擘，豉一升绵裹。先以热水煎枳实、栀子二味，更下豉再煮，去滓，分温再服，复令微汗；若有宿食者，内大黄如博碁子五六枚，服之即愈也。

【胃停宿积大黄入，透解宣通表里间。】

方用栀、豉透越阳明之表，枳、黄宣通阳明之里，乃阳明表里双解之法也。此为第一法第一方。

【脉浮汗解沉实下，】

原文曰：“脉浮者，以汗解之，脉沉实者，以下解之。”盖不啻为上方作注脚，感邪多者，则从汗解，食积内实者，则从下解。栀、豉取汗，枳实取下，各随其多少而制节之。若并甚则当表里并取矣。

【经意所指岂等闲。】

从表取汗，以其感邪，从内取下，以其内实，为复病发热属实证者不二之治法。若既非表又非里，证皆不合，则易有治法在焉。

【差后又热热勿盛，暮重朝轻斯病困。汗出便通无他端，口苦脉弦仔细认。正虚邪恋小柴胡，扶正达邪效堪应。】

余邪留恋，正虚不能达邪之差后发热无表里证，热朝轻暮重，亦不甚剧，余如上述者，以小柴胡汤为最佳；扶正达邪，其应如响。原文所谓“伤寒差以后，更发热，小柴胡汤主之”，即指此等病而言，非漫言一切更发热也。又用此汤治劳复，参为必须之品；初起伤寒少阳证用小柴胡者多去参用之，此则非用全方不能收扶正达邪之功效也，须注意焉。此为第二法第二方也。

【不表不里调其中，】

无表之可汗证、里之可下证，而复病发热者，则汗、下俱禁，不可妄行，法当舍表里而求其中枢矣。原文曰：“伤寒差以后，更发热，小柴胡汤主之；脉浮者，以汗解之；脉沉实者，以下解之。”列此二语于小柴胡汤证之下，正所以表示其非表非里者之证，惟小柴胡为最佳耳！此乃倒装句法，须辨之。

【枢机得和胃自醒。】

经云：上焦得通，津液得下，胃气因和，与小柴胡汤之功用也。和其胃气热自除矣。按：小柴胡为差后余热更热之要方，变化用之，极有宏效也。

【若纯劳复未感邪，无邪无滞舌光净。】

若纯属劳伤过度，无感邪无食滞之虚证劳复，则与正虚邪恋者，又自不同；其舌必光净无苔也。

【轰热汗出脉数虚，】

脉必虚数，热必轰发无时，时自汗出。

【咽燥津亏尽虚证。神疲气怯怠于言，动则热升静则定。】

凡纯虚虚热，劳动多言则热甚，安静则热减，与邪热实热不同，再征之如上言各证及脉，决然可断。

【麦门冬汤益气阴，】

《玉函经》："病后劳复发热者，麦门冬汤主之。"即治此纯属因虚而热之证，非漫言一切劳复均可治也。此条此方为今本《伤寒论》所不载，特补入之。盖缺此条此方，则劳复之治不全；且顾名思义，此证此方实乃劳复之正证正治，安可缺耶！得此条此方补入，则初、中、末三法全备，纯实、纯虚、半虚实之证之治整然无阙矣。此为第三法第三方也。麦门冬汤：麦冬七升，人参二两，炙甘草二两，大枣十二枚，半夏一升，粳米三合。人参、大枣益气，麦冬、炙草育阴，半夏、粳米和胃，为病后虚热佳方。

【六味相配和羸胜。】

此方选药殊佳妙，扶正和阴、补虚退热，而绝不滋腻碍胃，尤妙在半夏、粳米二味，引诱胃气，助其流动。庶新差病人，脾胃气弱者，得以受纳行化也。仲景方药少意多，可贵如此。

【和其胃气热能除，前贤微旨当研咏。】

表热汗之退，里热下之退，半表里热和之亦退，独此虚热则非诸法所能为力。本方无退热之品，而能收退虚热之功，即前贤所谓和其胃气，热自除也。凡虚热偏阳虚者，用扶正温阳之法可退，偏阴虚者，用扶正和阴之法可退。惟第一须顾其胃气，胃气一旺，虚热自平。故用方选药，在在须顾胃气，此不二秘密法门也。

【劳复为恙三法赅，三方鼎立用需谐。】

劳复纯实者，枳实栀子豉汤或加大黄；纯虚者，麦门冬汤；半虚实者，小柴胡汤。三方用法，各有不同，毫厘之差，天渊之隔，须审证脉详辨之。

【合乃一途初（枳实栀豉法）中（小柴胡法）末（麦门冬法），隐括全局可化裁。】

初起实热用枳实栀豉法；中则半虚半实用小柴胡法；末至纯虚则用麦门冬法。凡时证热病，其初、中、末大法，不过如此。故此三法三方，虽云治劳复，实则隐括全局。知其要法，一以贯之矣。

八、差后余证及阴阳易

【大病差后不了了，涎沫频仍唾常扰。胸上有寒法当温，丸药温之理中晓。】

原文曰："大病差后，喜唾，久不了了，胸上有寒，当以丸药温之，宜理中丸。"此乃中阳不运，津液不化之故。每由病中多服清寒药所致。其唾如肥皂沫白泡，黏腻甚多，唾之不已。

【干姜术草与人参，四药煎汤饮服好。肺脾阳虚输布乖，】

此多唾涎沫，乃肺脾阳虚，脾不输津，肺不布液也。理中丸中即有甘草干姜汤在内，与肺痿之吐涎沫相近。惟一为因药误所致是标病，一为脏气之亏是本证，标本不同，轻重有别耳！

【温化津液斯能保。若有水气当新瘳，腰以下肿利

小溲。牡蛎泽泻为散进，】

原文曰："大病差后，从腰以下有水气者，牡蛎泽泻散主之。"其方牡蛎、泽泻、蜀漆、葶苈子、商陆根、海藻、栝蒌根诸味是也，药多品峻，病后虚体当慎之。然观其为散仅服方寸匕，得小便利，即止后服，殆亦重药轻投之意耳！旨在利小便，所谓"腰以上肿当发汗，腰以下肿当利小便"是也。

【获溲即止用须筹。利水通阳亦宜佐，五苓损益庶可谋。】

牡蛎泽泻散药多品峻，非病后虚体可当。窃拟以五苓散之类，健脾通阳利水者佐之，庶可有功无过也。若肿势甚盛，五苓不及，而体实可胜峻药者，则应取牡蛎泽泻散暂攻其急。观其原注云："小便利，止后服。"亦可见于此方郑重之意。服后得减，即当以和平之药继之也。

【更述伤寒阴阳易，病愈未复交而得。】

《巢氏病源》云，男子新瘥未复，而妇人与之交接，名曰阳易；妇人新瘥未复，男子与之交接，名曰阴易，故总名曰伤寒阴阳易也。

【遗热余毒乘虚传，】

此伤寒遗热余毒未尽，乘虚而相传易也。

【男女移易病相袭。】

女病传男，男病传女，故名阴阳易也。

【取裈烧灰主治之，】

妇人中裈，近隐处，取烧作灰，水服方寸匕，日三服，小便即利，阴头微肿，此为愈矣。妇人病取男子裈烧服。

【症异方奇意莫测。】

此证既异，治法亦奇，不可以常理测解之。或谓非仲景法，然玩其方，似是古禁方之类，或另有所传授欤！

【头身俱重热冲胸，少气眼花小腹急。或引阴中作拘挛，膝胫拘急每同觌。】

此阴阳易见证也。原文曰："伤寒阴阳易之为病，其人身重，少气，少腹里急，或引阴中拘挛，热上冲胸，头重不欲举，眼中生花，膝胫拘急者，烧裈散主之。"今将诸症稍为颠倒，以便记诵耳。

【独味烧裈类禁方，此间微奥无由悉。】

徐灵胎尝论紫金锭方，谓用药至奇，而治极多奇效，殆不可以药性常理解释，当是古禁方之类耳！如此烧裈散之治阴阳易，其亦禁方之一耶！

【昔贤拟补小建中，是否适合颇难必。】

昔贤有以烧裈散不登大雅，拟以小建中汤补入之者，亦意想之见耳！难必其有效也。

【房劳复则情非同，】

或谓巢氏说未然，阴阳二字指房事言，易者变易，是伤寒病中更犯房事夺精血，以致此交易耳！如其所言，则阴阳易便是房劳复矣。须知房劳复是自病，阴阳易是相移，二者迥然不同，仍当以巢氏之说为据也。

【复乃自病殊其踪。】

复者病人因房劳而自复也。

【易者男女移易故，】

易者男病移女，女病移男也，二者显然不同。

【混淆一说勿信从。】

混淆二者为一，误不可从，须分辨之。

女科摘要歌诀

书种庐主门雪手辑

女科无佳书。《霜红龛女科》，人多疑其不真，然其方用之殊效。近日田桐氏为《应用汉方》作序，即述及在沪时，其友肖纽秋曰：“妇林氏生乳痈甚剧，日医篱崎谓非速割不可”。纽秋阅此书产后编中有瓜蒌散方，遂以与之，二服而瘥。篱崎以为奇，是此书固不可轻视也。余尝玩其处方选药甚为细致，非《医宗金鉴·女科心法要诀》可及。《医宗金鉴·女科心法要诀》法甚详备，亦可取之书，惟方多峻药，不能细致为稍差耳。今以《霜红龛》为主，佐以《金鉴》及沈尧封《女科辑要》之说，编为歌诀以便初学兼以自课也。

调 经 门

一、经 期

【女子七岁肾气盛，二七之年天癸至。】

天癸人多即指为月经，此误也。观此条经文可知，盖谓肾气旺盛，天癸至，月事乃能应时而下耳。天癸者天，天之癸水也。天癸是肾水，最合真理，所以经文明言男子亦有天癸也。尧封谓天癸由任脉来，月事由太冲来；冲隶阳明，任隶少阴，此数语极为精妙。

【太冲脉盛任脉通，月事时下审经旨。】

任脉通，太冲脉盛二语，乃经旨最妙者，盖月事之衍，皆由不通不盛二者而致也。

【月经三旬而一下，】

如潮之有信，故又名月信。

【亦有所禀不同者，】

月事一月一至为常，间有所禀不同，异乎常态者，非为病征，如下所举者是也，然必一向如此，方可云尔；如偶然如此，则仍属病征也。

【并月居经与避年，】

两月一行为并月。三月一至为居经。一年一至为避年。

【暗经能孕亦须晓。】

说出《金鉴》。一生不至为暗经。惟吾所见，则暗经者每多不孕也，此为难得间有之。

二、经色不正病因

【血从阳化色正红，色变紫黑为热征。虚寒黯黑若豆汁，】

虚寒之证，亦有黑色，惟黯黑如豆汁，与热证黑者不相同也。

【与热不同须辨清。黄如米泔属湿化，】

乃湿郁不能化红也。

【淡红浅白血虚成。更审瘀块明与黯，气滞寒热无遁形。】

凡有血块者，必属气滞。再观其色，明而紫黑，兼见热证，多属热结；黯而瘀黑，兼见寒证，多属寒凝，如此分辨，病无遁形矣。

【热化稠黏臭必秽，寒化清沏臭则腥。】

此于辨色之外，更辨臭味也，更为明显可据。

【内溃五色有脏气，时下而多命必倾。】

内溃证即今日所云子宫癌之类是也，所下之物似乎脓血，且杂见五色，若更有脏腑败腐气，时下不止而多者，是危证也，其命必倾也。此《金鉴》所言也，今人多谓中医无子宫癌之症，殊未注意及此耳，当特留意焉。

三、经事先期后期及先后无定

【经水先期火气冲，超前多热色鲜红。来多火热水有余，】

不足三十日而先来为先期。火太旺则血热，水太旺则血多。

【来少火热水不充。】

肾中火旺，阴水亏。

【先期来多清经散，青蒿地骨丹皮柏，熟地白芍白茯苓，但清其火方为得(1)。】

火不可任其有余，水亦不可使之不足也。

【先期来少一二滴，】

太旺水太亏也。

【两地汤中大麦冬。阿胶生地与白芍，地骨玄参壮水功(2)。】

水既足则火自平，壮水之主以制阳光法也。

【先期淡白虚不摄，】

若经事先期而至，色淡白者，乃气虚不能摄血也。

【勿认超前多属热。】

丹溪所谓经水淡白者，属气虚是也。虚不能摄，则虽无火亦必先期，勿误认先期属热，妄用清热之品也。赵养葵亦云：经水不及期而来，有火也，如过期不来者火衰也。此言其常，间有不及期而无火者，亦有过期而有火者，不可拘于一定，当互参脉症，以辨其寒热虚实，知常知变，治可万全矣。

【当归补血归芪方[3]，】

只二味，黄芪分量数倍于当归，盖以益气为主也。

【归芍异功圣愈继[4、5]。】

四君加陈皮即异功散，合之归芍和荣，乃益气养血最平稳之方；又四物汤加参芪，名圣愈汤，均气虚血少之佳方也。

【经水后期多虚寒，后期而多门不关。诸经之血尽未凑，冲任不摄趋难还。】

过三十日而来者为后期。后期而至多属虚寒。若来而甚多，是冲任不摄，门启不遑，迅阖诸经之血，尽来附益之，乘隙下趋，不能自还之故也。

【治以温经摄血汤，补散温摄法不刊。】

后期为寒，下多为虚，故宜温摄补散之剂，使诸经来附之血，返而还诸经也。此义甚微，惟高士乃能有此见解，观此则其为阳曲手笔无疑也，识者辨之。

【温经摄血之可贵，四物独除归一味。】

当归能使子宫充血，大非经来多者所宜，故独除之，此《金鉴》诸方所不及也，其选药至精。

【白术续断桂味柴，方中轻重须详记[6]。】

此方四物汤易当归为续断，大补精血；佐以肉桂、五味之温摄；白术、柴胡之升散。一面温摄其下流，一面升散解郁，使附凑而下者，散还诸经，其法至精当也。方中地芍之重，各用一两，柴桂之轻，各用五分，均有意味，须详记之。

【后期而少属虚多，】

若经事后期而少，且色淡不显者，则气血两虚之故也。

【圣愈双和养荣剂[7、8、9]。】

圣愈汤见前，双和饮是十全大补去苓术二味，即四物合保元汤法也。人参养荣汤是十全大补去川芎加陈皮、五味子、远志也。

【益气补血温寒兼，色淡腹舒是其症。】

色淡而腹无胀之感是虚之据也。

【经无定期先后乱，】

经来无一定之期，或断或续，或先或后是也，昔贤以为气病。

【血不运行气不调。】

气为血之帅，血随气行，气治血治，气乱血乱，经之先后乱行者，治当调气为先着也。

【归芍异功减去参，合以抑气散最佳[10]。】

严氏抑气散治妇人病，气不调而生诸症，最佳。

【香附陈皮茯神草，归身白芍术相偕。青主谓之肝肾郁，肝气或通时或闭。】

青主谓先后无定，或续或断，是肝肾之郁也，其先后续断，正肝气之或通或闭耳，意亦相通。

【归芍地药吐丝苓，柴胡黑芥疏肝急。乙癸同源肝肾舒，】

乙癸同源，滋水即能润木，疏肝即所以舒肾也。

【方名定经亦当记[11]。】

此方进一步治亦当记熟，盖解郁即是调气之本也。

四、经行腹痛

【经行腹痛兼作胀，总属肝家郁气滞。】

凡经行腹中胀痛，虽有各种不同，其大旨总不出肝郁气滞也。

【络脉不疏气不调，气滞则胀血痛是。】

气滞则胀，血滞则痛，然血随气行，气为血之帅，气滞则血亦滞，气行则血亦行也。

【疏肝行气法当先，】

气生于郁，郁主于肝，故行气解郁疏肝，乃一定不易之法也。

【血中气药为专治。】

行气之药多偏于辛温香燥一路，非血虚之质所宜，当选血中气药，如柴胡、川芎、香附、乌药、金铃子、延胡索、郁金之类是也。

【越鞠抑气同逍遥，金铃子散亦最佳(12,13,14)。】

越鞠丸、抑气散、逍遥散乃解郁调肝理气祖方，最当熟记。金铃子散即金铃子、玄胡索二味为泄肝气定痛之要药也。

【热合栀连寒姜艾，再参色脉无疑难。】

热者弦而数，兼寒者弦而紧。以疏肝行气为主，互参见证、脉象及经之颜色瘀块，以辨兼寒兼热，治无疑难矣。

【经水未来腹先痛，】

必痛二三日而后经来，其经多是紫黑块，俗名痛经，月月如此，室女少妇极多此症，下方甚效。

【遍体牵疼块紫黑。】

经之颜色及瘀块也。

【月月如此不相殊，俗名痛经即指此。】

月月如此，可知非受寒而然，从初起受寒，日久寒亦化热，块之紫黑可征也；又痛经多病于少妇室女，年事正强之体，可知非虚也。

【宣郁通经治痛经，丹栀归芍用非轻；柴胡白芥兼川郁，香附黄芩甘草生(15)。】

本方治痛经甚效，余意清气火既有丹皮、山栀，则黄芩、生草二味似可以去也。宣郁通络汤补肝血，解肝郁，利肝气，泄肝火，面面俱到，故妙。

【疏肝解郁泄气火，用之得当效极灵。又有经前三五日，脐下绞痛如刀刺。成更寒热交作焉，经下乃如黑豆汁。下焦寒湿搏冲任，辛散苦温血药治(16)。】

此滑伯仁之说也，经前腹痛多郁热证，此则独为寒湿，一常一变，不可不细审也。徐氏注：谓辛散血药川芎之类，苦温血药艾叶之类。余谓当归、细辛、桂心、炮姜炭均是也。

【归芎蕲艾术炮姜，】

治血分寒，姜须炮黑透，方化辛为苦。

【细辛桂心之类是。青主温脐化湿法，则为虚人出另方(17)。】

傅青主引滑伯仁此条证，亦谓下焦寒湿搏冲任，治当温寒化湿，而主方不同，殆为虚人此证立法。

【白术巴戟山药苓，扁豆莲子白果袭。】

白术利腰脐之气，茯苓、巴戟肉、白果通任脉，扁豆、山药、莲子卫冲脉，盖为通补奇经，健脾化湿之法，当与上法参考互证。余意寒湿胜者，当用前法；冲任虚者当用后法。于脉象兼证之中寻辨之，亦可复用也。又当急者姜桂芎艾之类不可少，虚痛则遇缓不急切也。上述经前痛，一热一寒，一虚一实，足资举偶，随症变化，存乎其人矣。

【经前作痛气之滞，经后作痛气血虚。】

朱丹溪之说也。

【虚痛喜按喜温暖，当归建中汤可除[18]。】

后人治腹痛，用桂则多用桂心，罕用桂枝，以为桂枝但治表，不知建中用桂枝，正扶其温通之力也。

【若有腹胀是寒滞，】

若经后腹痛且胀，经行滞后，行时有瘀块者，是寒凝气滞。

【四物艾附姜桂舒[19]。经方又有大温经，来多期过少腹疼。】

治胞虚多寒，后期经多，或经后少腹冷痛等症，为胞虚寒病主方。

【胶芎归芍吴萸桂，参丹夏草麦门冬。胞虚寒病法最善[20]，】

大温经汤看似寒热杂用，实有至妙。用阿胶、川芎、白芍、当归以补血为主，佐以吴萸、肉桂温寒；人参、麦门冬、甘草育阴。此方作用，盖一面补血温肝用阳，一面柔养育阴也，后人制方不能出此范围也。

【更有风邪入脉中。】

更有不虚之证，为经后胞空，风邪由下部而入脉中，亦能作痛，其脉乍大乍小，有时骤起，为风入胞脉作痛之证。

【风乘胞脉亦作痛，荆防甘桔四味用。虚加人参各

一钱，炒黑研末以酒送。此为叶氏之妙方，治有神效须记诵[21]。】

叶氏治风入胞门作痛，用荆芥、防风、桔梗、甘草四味。虚者加人参，各一钱，焙黑取其入血分也，研末酒送服有神效。按《金鉴》治此，用吴茱萸汤。方用吴萸、肉桂、干姜、细辛、藁本、防风、当归、丹皮、茯苓、半夏、麦冬、木香、炙草等味。方药太杂而峻，似不及此方之轻灵可喜，而又有神效也。沈尧封极赞之，可知其用过之验矣。此症甚多见，须熟记之。

【又有经后纯虚痛，痛势缓而绵不止。】

虚痛痛势必缓而不急，唯绵绵不休止，且喜按也。

【偏热偏寒均不宜，脉象虚弦舌光是。】

脉虚而带弦，舌光淡无苔，偏热偏寒之药，均不合度，当以平剂治之。

【肾虚肝横木贼脾，木土相争故致此。调肝山药山萸肉，阿胶归芍戟草治。育肾舒肝以缓中，温养平调虚痛止[22]。】

调肝汤为温养平调之佳方，其意与滋水清肝汤、一贯煎相通，而选药尤妙，为纯虚痛水亏木旺、肝木贼脾证最佳之方也。于四物去熟地，以其滋腻也；去川芎以其辛散也。阿胶、巴戟、萸肉育肾即能补肝，乙癸同源之意也。归芍养荣以舒肝，山药、甘草缓中以和脾也。又含有芍药甘草汤之意在内，为和肝脾正方，盖即戊己汤法也。补而能通，所以止痛；温而不燥，所以柔肝。盖肾恶燥肝恶刚，避去刚燥实属独得，温润通补之旨，此本方精理，为其他所不及者也。故凡读前人制方，必须于此等处留意探讨，方能知其优劣及所当取法者也。

【温而不燥补不腻，通补温润为要旨。】

凡补药分静止与流动二法。如熟地、黄精、枸杞子、大麦冬、女贞子、菟丝子等静止之品也；如巴戟肉、狗脊、苁蓉、续断、山萸、当归等有流动性者，即谓之通补，制方配合，以此为准。凡扰动太过之疾，如虚火上浮、虚汗外泄、虚风抽搐等等，药宜宁静镇定，取静不取动，则以龙牡、磁石等潜镇之品为佐，静补为治；若痿躄不用，及虚而作痛诸症，则宜补不宜塞，当取通补之品，以酒引之，以枝行之，此大法也，切须熟记。昔叶天士制通补奇经之说，非另有药品，即取补肝肾之各流通性者用之耳。徐氏批为杜撰，不知其法实佳有效，分别精细，极堪取法者也。治而有效，即杜撰亦何害，况历历有据，异非杜撰者耶，徐批所以可废也。

五、崩　漏

【淋漓不断谓之漏，】

经来不止，惟不多，但淋漓不已者名曰漏也。

【忽然大下谓之崩。】

若忽然血大冲下甚多者，名曰崩。崩如山崩，漏如屋漏，顾名思义，亦可见其大旨矣。

【冲任不摄肝不藏，脾不统血血妄行。】

无论少漏多崩，总属不当至而至，当止不止病态，故以止漏止崩为主。惟止之之法，则有种种之不同。其所以致此原因，多由冲任不能摄血，肝不藏血，脾不统血，血不循矩妄行之故，当辨证分别疗治。

【清热温摄二大纲，】

治崩漏之法，以清热凉血和温经摄血为二大纲领。

【合之补敛四法成。】

清热、温摄二大纲外，再合补气摄血及酸收敛止二法，共为四法。治崩之法，虽千变万化，总不出此四者，错综复合而成之者也。

【暴崩漏则宜温补，】

骤然崩漏甚者，当以温摄法为要。

【久崩漏则治宜清。】

久崩久漏不止，必有伏热，逼血妄行，故反宜清。昔人所云暴崩漏宜温摄，久崩漏宜清通，实要诀也。又崩漏屡服温摄，不应者，亦宜清也。

【血去过多则宜补，】

血去过多，气不摄血，则宜补气以生血也。

【补之不止收涩增。】

若补之不止则久成谓脱，则当用止濇固脱法。

【四者辨真用得当，】

能分别见证脉象，虚实寒热无误，以此四法辨证，用方投之得当，治无不效矣。辨证之法，莫详于《伤寒》《金匮》，能通熟此书，则其余迎刃而解矣。

【治无不效法至精。《素问》一语括全旨，阴虚阳搏谓之崩。】

《素问》“阴虚阳搏”一语，实为崩漏之要旨。盖崩之来因总是阴分不足，阳邪搏之，血热不藏，妄行而致。其有宜于温补者，即是血去过多，阴损及阳之后果。至其致此之主因，仍是“阴虚阳搏”四字也，故其后果虽或异，治法惟因证不同而论其主因，则以“阴虚阳搏”四字为主要也。细玩味此四字，时时体会之。

【育阴制阳正治之，】

既是阴虚阳搏，则壮水之主，以制阳光是为正法矣，当从此消息之，如前之清经散、两地汤均可取用，或参以凉药止血，或兼以介类潜阳，各依见证增损，而主法不变也。

【叔微奇效尚未精[23]。】

许叔微制奇效四物汤，以治阴虚阳搏之证，其方即胶艾四物汤加黄芩一味也。大黄虽是，尚非精细，盖芎归并用，流窜过甚，实崩冲所不宜，阴虚阳搏者所宜禁者也；再则艾叶黄芩之用，亦各有其时，笼统不当，但知其意，自为加减可耳。

【温摄胶艾[24]清荆芥[25]，】

血多宜温摄者，昔人用胶艾四物汤；血热宜清者，昔人用荆芥四物汤，即奇效四物之加减法也。

【成法随症为变更。】

用昔人成法，须随症变更之，但宗其意，不必拘其药也。如四物之归芎，在崩漏中即须慎用，非必要当去之；又用荆芥四物，须生地、荆芥均用炭，去当归、川芎也。

【补则八珍涩龙牡[26]，五味梅棕用炭灵。】

补气生血不外八珍汤，若用补中益气法则升柴甚有流弊也，说详于后。至收涩固封，不外龙骨、牡蛎、赤石脂、禹余粮等味；五味、白芍酸收亦佳，棕榈皮、乌敛梅用炭则濇能止血也。

【阿胶生地芍二至[27]，】

二至丸则女贞子与旱莲草二味也。阿胶、生地、白芍及二至丸，乃育阴制阳之主药；又阿胶与旱莲草二味止血亦效。

【地榆茜柏藕节炭，陈棕贯众十灰丸，止崩专药宜参赞[28]。】

若地榆、茜草、侧柏、陈棕、贯众、藕节等均炒黑用，取其入血也，与十灰丸同为止血治崩专药，可参佐育阴制阳方中用之，合其他主治方均可。

【辛热伤阴慎用之，】

凡阴虚阳搏，血去阴伤，辛热之品极须慎用，以辛热能灼干阴血也。虽崩冲亦有虚寒，宜温者，均须慎选妥酌。

【更须阴虚忌升散。】

昔人每赞补中益气升散之妙，以为阴虚阳搏，是阳邪下陷于阴中，当以补中升阳出阴为治，不知此大误也。根本既虚，再行升散拨动根株，则脱离之险至矣，此似是而非之学说，不可从者也。纵是脾气虚者，亦只以参芪术草补气为主，无须升柴升散也。昔贤论东垣升柴之法，谓利于脾胃阳虚，不宜于肝肾阴虚二语，最是精切，须当识此勿为偏说所误。

【老年血崩崩甚多，】

年过五十外，忧不断房事，以致肾火鼓动，血室大开也。

【归芪补血桑七加[29]。】

当归补血汤，即芪归二味主之，加桑叶、参三七。

【三七止血之圣药，桑叶收敛功尤嘉。】

桑叶经霜得清肃之气，功能滋阴收敛也。血止后再加熟地、白术、山药、麦冬、北五味。按原方当归用量太多，减半似仍可减少也。

【崩止再加熟地术，山药麦冬五味和。】

加地药术麦味以补其阴精也。

【血去阴伤要填补，滋阴补精数味佳。若是孀居妇患此，名为气冲入血室。杭芍炭与贯众炭，加入归芪桑七治。】

妇人寡居而患前症者，名为气冲血室，治法与前相近，当以前归芪桑叶三七末方，加杭芍炭、贯众炭二味为治，甚有效验也。

【若是崩冲血去甚，两目黑暗人昏晕。】

崩冲太多，血去成斗，血脱两目暗黑，遂至不醒人事而为昏厥，凡崩证甚者，每见此危候。

【六脉俱虚气息微，】

或有脉亦极微弱，鼻中微微有息。

【血脱仅存一分气。有形之血不易生，无形之气且立尽。】

血脱昏晕时，以固元气为主，盖有形之血，不易速生，无形之气亦宜急固，否则气脱矣。

【气将脱时难峻补，急挽元气独参进。参汤冲入童便中，贯众末调法当审。】

血崩昏晕，气将脱时，恐不能受峻补，先以吉林人参一钱至三钱，煎成冲入贯众炭末一钱，缓缓服之，加童便一钟尤佳。待气息微旺再服后方可也。无力者以党参代之。

【气接神清续与方，固本止崩汤继进。熟地白术当归芪，炮姜成炭以为引[30]。】

姜须炮黑透，则化辛为苦，不致辛热伤血，反能引血归经，为女科要药也。炮姜用五分至一钱。

【急补其气以生血，引血归经亦妙甚。】

大崩昏晕之后血去阴伤损及阳。纵初起是阴虚阳搏者，至此时亦阴阳并虚矣，故益气温摄无妨，且为必用之品，盖对证治疗之法耳。其面色、唇口、手爪、目胞内，必皆皖白无血色，舌淡白，脉必虚细，种种可验之也。

【气虚成崩固气汤，益气补血意相近[31]。】

固气汤与上方相近，而比上方较为平和，可资调理也。

【脾不统血气不摄，小产而崩因堕妊。】

怀妊因行房动胎，小产成崩，乃元气衰弱，气衰不能摄血也。

【参苓术草熟地归，】

按此即八珍汤去白芍、川芎二味而加下述药物。

【萸杜味远法平允。】

四君补气，当归、熟地、萸肉、杜仲补精血，远志养血，五味摄肾，方意平和而兼顾，不偏不倚，为固本止崩汤之后一步调理法也。青主云：已去之血，可以速生，将脱之血，可以尽摄，凡气虚而崩漏也，上述止崩漏专药，亦可择合宜者加入，此方中佐之。

【郁结伤肝肝不藏，肝郁气火崩漏方。当宜加味逍

遥法，开郁为主平肝袭[32]。】

郁结血崩以加味逍遥散为主，医家无不以此方化裁也，妇人性多忧郁，气量狭窄，故崩漏属此因者殊多，当留意焉。

【归芍术草丹皮柴，】

按逍遥散乃木中疏木之清者，方用当归、白芍、柴胡以养血疏肝，白术、苓草以和脾缓中，土木和则郁结舒，故曰逍遥散也。郁结而生气火者，再加丹皮、山栀以泄气火，则名加味逍遥散，以肝脏内藏相火，五志不舒，郁极皆从火化，加此二味，则一疏升，一降泄，相须相成。此为郁结祖方，妇科要药，故特详其意，须细玩味焉。青主此方，则从加味逍遥原方，减去茯苓、山栀二味，而加下述药物。

【生地黑芥三七当。贯众炭入更有力，开郁止血为

斯汤[33]。】

平肝开郁止血汤入贯众炭更妙。白芍平肝；柴胡开郁；生地、丹皮清营血之热。白术利腰脐，则血无郁积之虞。荆芥通经络，引血归经；当归、三七补血之中以引止血之法，自然郁结散而血崩止矣。

【呕恶吞酸口干苦，腹胀里急脉当弦。】

少腹两傍胁肋多拘急牵绊不舒也。郁结气火之崩漏，脉必弦紧，血必紫黑有块且多，兼见如上征象，须熟记不可忘也。

【血崩腹痛亦当辨，切忌妄行攻伐治。】

血崩腹痛不可妄用攻血之品。戴元礼有二语最精，血瘀而腹痛，血行则痛止；崩而腹痛，血止则痛止。方

知既血崩矣，安有瘀阻之痛哉。《金鉴》每日琥珀散、失笑散等方，殊不可信。

【瘀痛血行则痛停，崩痛崩止则痛止。】

此崩痛与瘀痛大别。

【乍崩有块色瘀紫，醋炒香附理气是。】

乍起之崩证，腹痛有块者，醋炒香附加入应用方中，以理气为治，气调则痛自止。许学士所谓香附是妇人仙药。醋炒为末，久服为佳，每服二钱，清米饮调下是也。徐氏则谓用香附理气以和肝，慎不可用破气药。崩之腹痛，破药犹不可用，何况用攻血峻剂耶？

【久崩腹痛属虚寒，】

久崩腹痛或血色紫黑，以为恶血未尽，不敢止截。此紫黑乃虚寒之故，说见戴元礼。薛立斋亦云：久崩腹痛，手足冷，是脾肾虚寒所致也。

【胶艾温经姜桂治。】

虚寒腹痛原有胶艾四物汤、大温经汤法，在久崩见虚寒者可引用也；寒则炮姜、肉桂亦可加。

【崩漏多缘肝不和，戊己和肝是要旨(34)。】

戊己汤为芍药、甘草二味。芍药可以敛肝之横逆，甘草以缓肝之急痛。血崩腹痛，多缘肝脾不和，故芍草和肝，亦为最要，治崩随证之寒热，合入应用方中用之，无往而不宜也。

【寒兼胶艾热荆芩，虚则调肝一例尔。】

寒者以芍草佐胶艾；热者以芍草佐荆芩；虚者则前调肝汤为佳，方中本多重用芍药者，即和肝之旨也，惟有腹痛须重用(35)。

六、经　闭

【经事不行谓之闭，】

经事不能按月而下，则为经闭。须分久暂不同，暂闭易治，久闭难医。

【血隔血枯分不同。】

张景岳曰：经闭有血隔、血枯之不同。隔者阻隔不行，病发于暂，通之则愈；枯者干枯无以行其来也。

【虚实大法括乎此，《金匮》三证涵其中。】

《金匮》论妇人经水断有三证：曰虚，曰积冷，曰结气。亦包含其内。盖积冷、结气，隔也；血虚，枯也。张氏实本于此。

【积冷结气与血虚，三证斯言知所宗。结宜开散虚宜补，】

抑郁忧思，气结而血不行，以致经闭者，均当属之结气一类也。治以开郁理气散气为主。血虚而致经事枯竭，即血枯虚劳，损证之渐也，虚者补之，治当补气生血，滋养肝肾为治也。

【积冷凝闭宜温通。】

若积冷者，血得寒则凝，得热则行。因受寒而致经闭，自当以辛温之品，温经散寒为治。积冷经闭，犹乎水冷成冰，一致辛温疏通，则火热冰消，凝闭自行矣。三证三法，可括一切经闭之诊治，此《金匮》所以为杂病之祖也。再按积冷属实，血虚属虚，结气则在虚实之间，因结气之证，进一步则可转为虚劳也。

【温通可暂不可久，久则寒凝化为热。】

凡积冷凝结经闭不行者，时非久远，可用细辛、桂心、当归、川芎、艾叶、香附、麝香、琥珀、桃仁、红花等温而通之，即小调经汤加减味也。若日已久远，纵初起确属寒凝，久亦寒化为热。一盖凡病郁久均能化热，况属结寒不通之证，化火更易；与崩漏、泄泻、下脱不闭之证，日久易从虚寒化者，正属遥遥相对。此理至易明也。寒凝日久，寒郁化热，则可通而不可温。虽非温不可者，亦当参入丹栀泄郁火之品，相同为用也。

【实闭宜通有外征，腹坚胀痛是其诀。】

凡经闭不行，必先少腹硬满拒按，胀痛不纾，脉有力者，方可攻也。

【佛手归芎二味方(36)，】

佛手散为通经平剂，则全当归与川芎二味是也。

【失笑蒲黄五灵脂(37)。】

为经闭瘀阻腹胀痛者宜之。

【金铃延胡丹桃红，香附青陈行气机。】

凡一切行血去瘀方中，兼用行气之品一、二味佐之，方有效力。

【若是人虚不任攻，更兼腹胀亦不烈。】

若是虚体不能任攻伐之品，且其腹痛胀诸象，虽有亦不甚烈，则当以泽兰叶汤、柏子仁丸等煎丸并进，久久其血自行，此缓通平剂也。

【泽兰叶汤归芍草(38)，】

泽兰叶汤则泽兰叶、当归、白芍、甘草四味，为通经最平和佳方也。

【柏子仁丸更为继[39]。】

既无虚象亦不胀痛，但经不行者，此丸缓通最佳。

【熟地续断柏子仁，牛膝卷柏泽兰叶。若是人虚血结久，身体羸瘦腹板急。肌肤甲错鬓焦枯，目四皆黑曰干血。】

肌肤粗糙如鳞甲，环目一圈紫黑色者，内有干血，名曰干血痨。盖由血结日久，郁热内蒸，津液日枯，失其濡润，而成干血痨证，室女患之者为多。

【室女患之为独多，大黄䗪虫仲师设。】

仲圣大黄䗪虫丸治此为专方也。

【蝱蛭蛴螬与䗪虫，走窜飞腾深入血[40]。】

方中用诸虫蚁动物，走窜飞腾，诸毒品引其深入血分之意。

【大黄干漆桃杏仁，】

破血行瘀。

【生地黄芩甘芍制。】

此破瘀结之峻方也，非证确勿妄用之。观其选方之精，玩其配合之法，无一味可少，自是仲圣经方圣法，后人之方不能及者也。其用生地、黄芩、大黄而不杂一温辛药品，即余前所谓郁结久必从热化之意，此最注意研求之也。

【凉营清热以行瘀，缓用补虚先破结。】

《金匮》论大黄䗪虫丸证一条，有“缓中补虚，大黄䗪虫丸主之”一句。后人不审，遂谓此丸乃缓中补虚之法，不知此丸方中，有何者能缓中补虚耶？盖“中”字乃“用”字之误，其意盖云“缓用补虚”之品。先以此丸去其干血耳，故其证似虚极，而实干血为祟，所谓大实有羸状者，是其类也，故其言如此。人多不辨字误，不知原意，今特为附言之。

【结气由于郁结成，】

女人最多抑郁气病。

【肝郁气滞血不行。诊其脉弦出寸口，】

肝郁者脉必弦，弦过寸口，上透鱼际，则知是情志不遂也。

【即知心志不遂情。师尼室寡更尤甚，】

无配偶者，如师尼、室寡之类，忧郁不遂之症，为尤多也。

【调气解郁为先旌。】

欲调其气，先解其郁，乃最要著也。

【抑气越鞠逍遥散，随症加减无不灵。】

三方乃调气解郁专方，各随见症所宜用之。抑气散见前。

【越鞠苍栀芎曲附，】

按苍术解湿郁；山栀散火郁；川芎开血郁；神曲化食滞；香附行气滞。随其所重者为主用之。

【逍遥土中以疏木。】

越鞠丸乃横散郁结之剂；逍遥散则木郁达之，以疏达解郁方也。

【柴胡归芍术草苓，少许薄荷为引服。】

逍遥散用归芍以和肝，柴胡以疏木，术苓草以和脾，少许薄荷为引，借其芳香之气，引之上升，横解以行疏达之用，为木横土中肝脾郁结者，第一妙法。惟阴虚阳亢者不可妄用，切记之。

【二阳之病发心脾，女子不月因隐曲。传为风消为息贲，其证危凶难进步。】

经文曰：二阳之病发心脾，有不得隐曲，女子不月，其传为风消，再传为息贲者死证也。二阳者胃也，心主血，脾统血。不得隐曲者，女子不能告人，种种隐曲，不随意之，即忧郁结气之类也。因隐曲难言，而生忧郁忧思伤心，思虑伤脾，抑郁伤肝，渐至饮食减少。夫精生于谷，营出中焦。中焦者胃也，中焦受谷，取汁变化而赤，是谓血。饮食衰少，则血亦渐涸无余，难以灌输奇经，遂为不月。不月者经事不能应期而至也。再进一步形肉瘦削，则名风消。更进一步，咳逆喘息则名息贲。息贲者死不能医治，盖由结气渐进，而为虚损败证。

【不得隐曲为远因，心脾亏损是真鹄。胃气伤残少奉生，】

胃伤纳减，则来源不充，奉生者少，故以保胃气为最重要。

【血少无余灌冲任。】

故为不月。

【形肉瘦削为风消，】

先经闭更渐形肉消瘦也。

【食不为肌祸已酷。】

饮食不为肌肤，虚热消烁精废也。病至经闭肉脱，已难挽回矣。

【胞热逼肺喘咳生，患贲者死命尤促。】

胞脉上通于心，虚热上炎，心气逼肺，火盛金枯，则为喘咳，谓之息贲。由不月而风消而息贲，病势愈进，病象愈凶，至息贲则死期促矣。此由郁结，渐至血枯虚损证。

【调理心脾主二阳，】

二阳为胃，第一须顾其胃气也。

【苦寒伤胃不可服。】

若苦寒之品，最伤胃气，此等症每有虚火见象，切勿以苦寒泄火，而伤残其胃气。

【归脾汤是最佳方(41)，】

心脾亏损者，以归脾汤一方为最佳，以之为主，再随症加减可也。此方在妇科中用处最大，须熟玩之。

【配合之微要精熟。】

此方选药配合之精当无比，须熟玩诵记，应用时能得心应手。

【参芪术草茯神归，远枣木香龙眼肉。】

参芪术补气补血补脾，归身、龙眼肉、枣仁、茯神、炙草补血养心，而妙在远志、木香二味。远志开通心气，木香疏通脾气，以为此方枢纽之品，无此二味则不灵动矣。木香尤要，脾主磨化，化则胃纳自强，正合二阳之病发心脾之意，亦能理气解郁结，惟性偏香燥，须轻用之耳。《金鉴》妇科载此方分量，诸药各一钱，远志、木香各五分，其得轻灵之旨可法。又本方益气养血，甘温濡润，少佐木香疏通，木香得诸药则不燥，诸药得木香则不呆，补而流通，且毫不滋腻碍胃，此选药之精处。

【益气补血和心脾，甘温濡煦开胃欲。】

气主煦之，血主濡之，甘温能除大热，是治虚热之要法。经云：劳者温之，虚则补之。又前哲云：虚火可补，参芪之属是也，总为苦寒伤胃之训耳。甘温芳香，补而不腻，故能开胃悦脾也。配合之妙，则在流动之。补为调理之大法，则与阴寒、滋腻、呆板、蛮补者大相径庭也。

【或佐逍遥以理肝，】

初起者可佐入道散法，以解肝脾郁结，久延入损则不可用。昔人成法，每以归脾、逍遥合用，一以补调心脾，一以疏达肝郁，治其不能隐曲之意也，须知也。

【或兼姜贝以解郁(42)。】

日久解郁，嫌逍遥散刚燥劫阴，则以姜贝养荣法代之。姜贝为解郁方法最和平无害者，川贝须重用至四、五钱也。

【须知病自七情来，】

不得隐曲所谓七情之病也，荣血之外，第一须要断绝思虑。心病还须心药治，解郁原是系铃人。凡一切郁结，情志不抒者，荣血终无效也。

【舒畅情怀为第一。色枯经闭亦瘥间，】

血枯经闭亦即后天脾胃不充，心脾血少无余之故，归脾汤统治之。惟其证不仅不得隐曲一因，尚有以下各种证也。

【产乳过多八脉空。房劳崩漏脱血甚，精血消耗不能供。】

血枯之证，除不能隐曲，渐次转成者外，尚有因生产过多，乳子过众，房劳过度，崩漏日久，脱血太甚等等原因。总之精血消耗不复生者寡，而用者众，渐次枯竭，奇经八脉空虚，冲不能盛，任不能通矣。

【用之者众生者寡，冲难盛兮任不通。】

太冲不盛，任脉不通也。

【经来日少遂枯竭，】

先则经可来而渐少，继则愈少愈竭，甚至血枯不行为劳。

【指甲目胞淡不红。】

目胞内睑须翻起看之，凡失血、血枯者，指甲间及目内均淡白不红润也。

【面色萎黄唇口白，脉虚神衰食难光。】

懒食怠言神疲气怯，脉象虚弱并可征也。

【归脾八珍十全等，】

此等证是当气血双补，无非八珍汤、十全大补汤、人参养荣、归脾、圣愈等等，各依其体质所宜，加减应用之耳，须长服。

【气血并补无近功。】

此等证纵能受补，得有效验，亦非数十剂不见功也。

【营出中焦谷生精，健脾开胃为最荣。胃纳不强难补下，叶氏之法须遵从。】

凡久虚之病，第一先理脾胃。胃纳不强，则填补下焦，滋腻阴药不可轻进，此叶氏法也。

【若增颧红胃蒸热，形消咳嗽虚损凶。】

凡虚而无热者尚可为力，若更见形肉消瘦，颧红骨蒸，虚热盗汗，自汗咳嗽频频不已，下损及上，则成虚劳重证。

【下损及上极难治，补肾补脾二法中。】

如大便溏泄，胃纳不馨者，可用培土生金法为治。若大便实，胃纳馨者，则可壮水生金为治也。当随症所宜而用之。

【便实纳强滋肾水，】

所谓补脾不如补肾者，即此等证是也。

【便溏纳减培土用。】

所谓补肾不如补脾者，即此等证是也。二说皆有至理，当随症引用之耳。

【二家之说各有指，能分所指无不同。】

能分辨其所指之症，则知二说本无不同也(43)。

七、经行音哑

【少阴之络系舌本，经来声哑脉不至。天冬地黄苁蓉归，少许细辛通脉治(44)。】

少阴之络系舌本，肾气不能上承，不荣于舌，故声哑。本方无方名，出《沈氏女科辑要笺正》。天冬、生地、肉苁蓉、当归身、以滋填肝肾之阴，但偏于腻滞，易遏抑阳气，加细辛少许，以通少阴之阳。

八、经行泄泻

【经行泄泻属脾虚，多湿参苓白术治(45)。经行白带阳下陷，参术助阳缪氏旨。经后目暗属血虚，吐血倒经

气火炽。】

经行泄泻，属脾虚多湿。参苓白术散，出《太平惠民和剂局方》。缪仲淳曰：“夫经水多，白带时下，又兼泄泻，皆由阳虚陷下而然”（见《先醒斋医学广笔记》）。用人参、白术益气以助阳，助阳以化湿，摄阳气而举清阳。目为血脉之宗，肝之窍，肝血不足不能上荣于目而昏暗。张山雷曰：“若用魏氏一贯煎之类治之，亦必有效。”一贯煎，出《柳州医话》（魏之琇著）。逆经上行，血从口鼻而出，气火炽盛，迫血妄行，急用犀角黄芩汤。犀角黄芩汤，出《萧山竹林寺女科》。犀角、黄芩、生地、白芍、丹皮、枳实、橘红、桔梗、百草霜、生甘草水煎，空腹服，如不愈，接服数剂效。

注释及校订：

（1）清经散：见《傅青主女科》。月经先期量多，色红紫，血热也，因火旺而血热，清热泻火为主，重用地骨皮五钱；凉血为次，配以黄柏（盐水浸炒）、青蒿、丹皮、白芍敛阴，熟地滋阴，茯苓渗泄，导下焦之热。火过者当损之，使水火既济。肾中水火太旺，水太旺则血多，此有余之病。月经先期而量少，血热而肾水不足，仍可用清经散，因方中用药虽以清火为主，然仍有滋水之味，火泄而水不与之俱泄，损中有益之妙也。

（2）两地汤：见《傅青主女科》。此为火热而水不足也。用大生地（酒炒）一两，配地骨皮，清热而又养阴，麦门冬、阿胶、白芍、玄参均为滋阴之味，阴盛水旺则火自平。

（3）当归补血汤：见《兰室秘藏》。蜜炙黄芪一两，炒归身二钱。

（4）归芍异功汤：人参、白术、茯苓、炙甘草、陈皮、当归、芍药、生姜、大枣。

（5）圣愈汤：见《脉因症治》。当归、熟地、川芎、白芍、人参、黄芪。

（6）温经摄血汤：见《傅青主女科》。凡经来后期者均可用。大熟地一两，白芍（酒炒）一两，以及川芎（酒洗）、白术（土炒）、五味子、续断，能养肝之血、补肾之精、健脾之血，加　肉桂之温，柴胡之散，各用五分，是温中有散，补中有泄，能兼收摄，泄能存阴。倘元气不足，加人参亦可。

（7）双和饮：见《医学发明》，又称双和散。黄芪、熟地黄、当归、川芎、白芍、人参、甘草、肉桂、姜、枣。

（8）保元汤：见《博爱心鉴》。黄芪、人参、甘草、肉桂、姜。

（9）人参养营汤：见《太平惠民和剂局方》。白芍药、当归、橘皮、黄芪、人参、肉桂、白术、炙甘草、熟地黄、五味子、茯苓、远志、姜、枣。益气补血之剂，均重用白芍药。人参养营汤白芍与芪、参、归用量之比为三比一，而熟地黄量更少；双和饮白芍与芪、归、地用量之比为三比一，而人参量更少。均有意味，须详记之。

（10）抑气散：见《严氏济生方》。香附、茯神、陈皮、甘草。

（11）定经汤：见《傅青主女科》。用当归、白芍、菟丝子、熟地、山药、茯苓补肝肾，黑芥穗、柴胡疏肝急。肝需血养，木需水润，故须重用归、芍各一两，地、菟各五钱。此方无通经之药，似不治经，然肝气疏则经通，肾精旺则水利，正妙于治也。

（12）越鞠丸：见《丹溪心法》。苍术、香附、川芎、神曲、炒栀子。

（13）逍遥散：见《太平惠民和剂局方》。柴胡、当归、白芍、白术、茯苓、甘草、生姜、薄荷。

（14）金铃子散：见《素问病机气宜保命集》。

（15）宣郁通经汤：见《傅青主女科》，治经行先痛，经来色黑有块，痛经每月如此。若云虚寒，何以必痛于此时耶？可见是火热郁痛无疑，以苦寒止痛，大有眼光，非泥古之士所能解也。丹皮、山栀子（炒）清肝，当归（酒洗）、白芍（酒炒）柔肝，用量均较重各五钱，配合柴胡、川郁金、香附疏肝，黄芩降火助清肝之力，白芥子散结助疏肝之功，则宣郁而通经。

（16）辛散苦温法：药用当归、川芎、蕲艾、白术、黑炮姜、细辛、桂心之类，宗滑伯仁之说，以补傅山之不足。

（17）温脐化湿汤：见《傅青主女科》。说宗上（指滑伯仁之说）方异乎，辛散苦温也。土炒白术一两，配茯苓以利腰脐之气，扁豆、山药、莲子以卫冲脉，巴戟、白果以通任脉。卫冲通任云云，聊备一说耳，未必真如此也！所可异者，傅山引证此论，而其方绝不用一辛散苦温之品，如炮姜、肉桂、芎、艾等等，乃拟此方，殊堪研究也。以傅山非偏凉之学，书中用温药者甚多，此当用偏不用，必有意在，故而存之（注：程师在张氏珍藏本已解此谜，认为傅山温脐化湿汤为妇人冲任虚者而设，故另加辛散苦温法）。

（18）当归建中汤：见《千金翼方》。芍药、桂枝、炙甘草、生姜、大枣、饴糖、当归。必用桂枝，抉其温通之力。

（19）散寒理气法：艾叶、香附、熟地黄、川芎、白芍药、当归、炮姜、桂枝。（从上下文看，此处似脱落歌诀二句）。

（20）大温经汤：出《金匮要略》。[注：大温经汤在夏氏珍藏本（指夏玲整理出版之《妇女经带胎产歌诀》。下同）中，尚有以下大段歌诀及注释，现摘录于下，以便参照。] 妇人年已五十所，下利数十日不停，曾经半产有瘀血，少腹里急腹满征，暮即发热手掌烦，唇口干燥证可凭。崩中失血或不来，大温经汤治之宜，血病用之法更奇，仲景圣法研须精，胶归芎芍萸丹桂，门冬参夏草姜生。原文出《金匮要略》。“下利”《医宗金鉴》改“下血”诸家都然之，理与文合，丹溪亦云尔。余初信之，继思不如，仍作“下利”乃“带下”也。瘀血在少腹不去，则津液不布，新血不生。带多而冲，或崩中失血不正，或月经至期不来，均可应用大温经汤。任脉为病，女子带下瘕聚是也；冲脉血阻不行，则阳明津液衰少不能濡润。任为胞胎，冲为血海，少腹瘀血，属于冲任，虽论带下，实属血病，仲景方最佳而妙。此方内四物汤去熟地，恐其滞腻不流通也。四物以补肝肾血虚，即青主调肝汤之所本也。吴茱萸、桂枝乃温寒止痛主药，另佐人参、麦冬、半夏、甘草，人多不解其意，释者亦多敷衍言之，以为气血双补耳，不知此数味即麦门冬汤也，为通补阳明主药。经出于冲，隶于阳明，故以麦门冬汤佐人之，以治其根，意更深邃。又丹皮、麦冬相合，以制萸、桂之过，亦与吴茱萸相同，两方极是妙理，须并观细想，始知古人制方之精湛也。

(21) 叶氏方：见《沈氏女科辑要笺正》。

(22) 调肝汤：见《傅青主女科》，治经后腹痛。山药、山萸肉、巴戟肉（盐水浸）补肝肾而不燥，育阴之中有温润，当归、白芍、阿胶调肝血而不滞，补养之中有活血。乃虚痛不能寒、不能热者之唯一法也；肾恶燥，肝恶刚，痛忌泥滞，故选药如此。（注：原出傅山方意。张氏珍藏本的解释更进一层）。

(23) 奇效四物汤：出《类证普济本事方》。川芎、当归、阿胶、艾叶、生地、白芍药、黄芩。重用黄芩一两。（夏氏珍藏本有“芎归胶艾汤去甘草加黄芩”一句。）

(24) 胶艾四物汤：即《金匮要略》之芎归胶艾汤，又名胶艾汤。川芎、阿胶、甘草、艾叶、当归、生地黄、芍药。

(25) 荆芥四物汤：即《金匮要略》之芎归胶艾汤加黑荆芥。

(26) 八珍汤：见《正体类要》。当归、川芎、白芍药、熟地黄、人参、白术、茯苓、甘草。

(27) 育阴制阳法：阿胶、生地、白芍、女贞子、旱莲草。(夏氏珍藏本还有育阴涵阳法，尚有歌诀及注释，现摘录如下，以便参照)。生地枸杞斛麦苁，杜牛归芍意同此，经前后痛发红块，育阴涵阳朱氏旨。育阴涵阳法（无方名），见《沈氏女科辑要笺正》，治经前后腹痛，体发红块，脉大（右关尺尤甚）。因阴不涵阳，水不涵木，宗朱丹溪“阴常不足，阳常有余，宜常养其阴”之旨，故用生地、枸杞子、石斛、麦冬育肝肾之阴以涵阳，当归身，炒白芍养肝，肉苁蓉、杜仲补肾，合牛膝涵阳下降归于肝。

(28) 十灰丸：见《十药神书》，一名十灰散。大蓟炭、小蓟炭、荷叶炭、侧柏叶炭、茅根炭、茜草根炭、大黄炭、山栀炭、棕榈皮炭、牡丹皮炭。研末极细为灰。

(29) 加减当归补血汤：见《傅青主女科》。老年血崩用当归（酒洗）一两、生地黄一两，气血双补之剂。加桑叶滋肾清肝，又有收敛之妙耳。三七末为止血之圣药。亦有孀妇年老血崩者，必系气冲血室，原方加杭芍炭柔肝止血，贯众炭清肝止血，极效。但老妇阴精亏损，用加减当归补血汤只止其暂时之漏，还须加入熟地、白术、山药、麦冬、北五味以填补阴精。

(30) 固本止崩汤：见《傅青主女科》。大熟地一两、白术（土炒焦）一两，配合生黄芪、人参、当归（酒洗），此补阴血而更补其气，黑姜引血归经，有收敛止崩之妙。崩晕气脱，六脉俱无，气息微微，不能峻补，先以参汤调贯众炭末，缓缓投之，待气接神清，始可投以固本止崩汤。

(31) 固气汤：见《傅青主女科》，通治气虚而崩者；妇人小产血崩者，亦可应用。人参、云茯苓、土白术、甘草、大熟地、当归（酒洗）、杜仲（炒黑）、山萸肉、远志（去心）、五味子（炒），益气固本，妙在不去止血，只补其气，补气之中含有止血。

(32) 加味逍遥散：见《内科摘要》。即逍遥散加丹皮、山栀。

(33) 平肝开郁止血汤：见《傅青主女科》，治肝气郁结之崩漏。酒洗当归、醋炒白芍配合柴胡、黑芥穗、则柔肝之中，以引开郁之法；当归、白芍，再配合生地、丹皮、三七，在补血之中，以引止血之法，故归芍应重用，各一两。用白术土炒入脾，脾为生血之源，亦应重用至二两，此治本之法也。若此方中加入贯众炭，更妙。（注：以上系夏氏珍藏本注释，与张氏珍藏本对本方义的解释略有不同，可以参看。）

(34) 戊己汤：非《太平惠民和剂局方》之戊己丸。

(35) 崩证极验方：出《沈氏女科》。在夏氏珍藏本中有本方的歌诀和注释，摘录如下。崩证验方出沈氏，生地白芍地榆是，芩连丹栀甘草同，生牡蛎及莲须治。因火者崩，亦是虚火。用生地，生白芍敛阴以止血；配合莲须、生牡蛎清心以固精，以防血脱；用地榆、丹皮、黑栀子之类，清热泻火而不伤正。虚损者加人参，关于苦寒之黄芩、黄连，随其证可用可弃。

(36) 佛手散：见《医宗金鉴》。川芎、当归。

(37) 失笑散：见《太平惠民和剂局方》，一名断弓弦散。五灵脂、蒲黄。

(38) 泽兰叶汤：见《医宗金鉴》。泽兰活血通经，行而不峻，当归、赤芍活血养血，行中有补，是治疗血瘀闭经之轻剂。《临证指南医案》泽兰汤还有丹参、柏子仁、茯神可以加用。

(39) 柏子仁丸：见《医宗金鉴》。柏子仁、熟地滋养阴血，卷柏叶、泽兰祛瘀通经，两者相配，祛瘀血而不伤血，养阴血而不滞瘀，再加川断肉、怀牛膝以补肝肾，属活血化瘀之缓通剂。若其人体质虚弱，不能使用攻下剂，则可用泽兰叶汤，并可兼服缓通剂柏子仁丸，活血之中兼以养血，日久其血自行。休虚泽兰叶汤亦不能受者，可单用柏子仁丸。

（40）大黄䗪虫丸：出《金匮要略》。大黄、䗪虫、桃仁、杏仁、虻虫、蛭虫、蛴螬、甘草、赤芍、干膝、生地、黄芩。

（41）归脾汤：见《济生方》。白术、茯神、黄芪、龙眼肉、酸枣仁、人参、木香、炙甘草、当归身、远志。（《济生方》无当归身、远志，《校注妇人良方》补入此二味。）

（42）姜贝养荣法：即四物加炮姜、川贝母。

（43）化痰通经法：（夏氏珍藏本在经闭节中尚有下段歌诀和注释。）形壮色白经不来，痰阻经络生白术，半苓香附与砂仁，蒺藜浸水熬膏好。月经不来，体胖而白，此气虚痰阻经络，气血不通也。古人治此，必以调气为先，气为血帅也。本方无方名，根据《未刻本叶氏医案》、《临证指南》有关医案化裁而成，由生白术、半夏、茯苓、香附、砂仁、潼蒺藜组成。以文火炖收，清晨开水调服。肥人无所苦，但经不行者，临床所见甚多，此方佳也。

（44）通脉开音法：（根据夏氏珍藏本补入。）

（45）参苓白术散：（根据夏氏珍藏本补入。）

带下门

【妇女诸症重冲任，冲隶阳明任少阴。调经血病责在冲，带下精病咎在任。】

冲脉挟脐而上，任脉行于前中央；督脉在背后脊里，皆起于前后阴之交之会阴穴也。带脉起于季肋，状如束带，故名曰带。沈尧封曰：月事不调是血病，咎在冲脉；带下则是精病，咎在任脉。任脉为病，女子带下。人精生于肾，肾系于腰背，精欲下泄，必从带脉，而前从任脉而下。

【任脉为病带瘕聚，】

《素问》曰："任脉为病，男子内结七疝，女子带下瘕聚。"乃至旨也。

【带失约束腰酸疼。】

任脉不能担任，带脉不能约束，则为带下，故见妇女带多者，必皆有腰酸下坠兼证。

【江南十女九带下，带下有余皆属湿。昔人虽以五色分，其实皆由湿热耳。】

昔人治带下分青带属肝，赤带属心，黄带属脾，黑带属肾，白带属肺。其实皆缘湿热，不必拘泥也。

【治带先分虚与实，】

治带下大法，第一先分虚实。实者有余之证，虚者不足之形。可于脉象形色，问病经过细辨之也。

【再分寒热斯为治。】

虚实既得，再分虚寒、虚热、实热、实寒，方可按证施治也。须熟记之，不可忘也。

【有余湿热色多黄，】

若是有余之证，属湿热者，宛如浓茶汁，其气腥秽，所谓黄带是也。青主有易黄汤，治此最佳。湿热宜通泄，不宜止澁之。

【湿热宜通不宜止。】

今人一见带下，不问虚实，便用兜澁方法蛮止，此大谬也；每见带下虽减少，而腹胀满，变证百出矣。

【苦坚燥湿及淡渗，】

苦寒以坚阴如黄柏、黄连、黄芩等一类是也。湿秽宜燥湿，如苍术、白术、陈皮、川朴之类是也。淡以渗湿热，如茯苓、泽泻、滑石、苡仁、猪苓等是也。温燥、苦坚、淡渗乃治湿热三大法。

【平胃四苓椿柏是[1,2,3]。】

平胃燥湿；四苓渗湿；椿根皮、黄柏苦以坚阴者也。

【青主易黄汤亦佳，山药白果与芡实，盐水黄柏酒车前，健脾化湿清热旨[4]。】

山药、芡实、车前子健脾化湿，黄柏清热，白果引入任脉也。此方简而稳，若虚弱人，患湿带者最好。

【脾虚湿热此方尊，肾虚湿热清白治[5]。四物姜贝草柏椿，】

清白散乃《金鉴》方，即四物汤加姜炭、贝母、黄柏、椿根皮、甘草。

【赤加荆芥地榆使。】

若兼赤色者，则名赤白带，以清白散加荆芥炭、黄芩、地榆等治之，此方亦甚平稳。

【寒湿腹痛白清冷，】

若有余，寒湿带下，则为白带清稀，下焦冷，少腹胀痛，脉沉迟，诸症兼见也。

【苦寒辛燥法不移。】

温以祛寒，燥以化湿也。

【吴茱萸汤是古法，】

古方治带下多用辛热之品，以祛胞门风冷，下焦寒湿，至宋以后乃多从湿热治。

【桂姜萸细藁防归。丹麦木香苓夏草，从此加减有归依(6)。】

此方药虽多，可依症加减之，但能通解其意可已，凡右方不一定照抄用。

【辛温祛寒苦温燥，风以胜湿法精奇。】

方中所用肉桂、干姜、吴萸、细辛辛温祛寒；茯苓、半夏化湿；木香、当归流通气血。藁本、防风二味则用意较深，非但合细辛、桂、萸等热药，以祛胞门风冷，且含有风以胜湿之意也。古人说妇女带下一病，多云风冷乘虚袭入胞门，故《千金》《外台》《病源》诸方，凡治带下、腹痛、痃癖、调经、种子等等，十九大辛大热。今人罕用此，不必及古，然其说亦有见地，可资参考。倘遇症象合者，因可取捷效也。至其辛热方中，忽夹入丹皮、麦冬二味凉药，人多嫌其杂，实则亦有意义，盖恐其效用之外，偏性太过为害，故以二味和其毒耳。右方制合，每每如此，不似今人一路到底也。

【时时寒湿白带下，东垣阳陷说最妥。】

东垣谓带下为脾虚气弱，阳陷入阴，治以升阳益胃之法；中虚湿陷，清阳不升者，殊相合也。

【升阳益胃用六君，羌独柴防芪药佐，酒连泽泻姜枣随，制与吴萸同一法(7)。】

升阳益胃制方之法，与上吴茱萸汤极相类。亦以羌、独、柴、防四味祛风以胜湿，而升清阳；更以酒煮黄连、泽泻为反佐，则与上方之丹皮、麦冬同也；惟以其中脾气不足，故合六君、黄芪以益气健脾化湿耳；又脾虚则木郁土中，妇人肝郁最多，方中柴、防、芍、连、泽泻更能土中疏木，以解肝郁，此方实虚人带下良法，加减变化用之不尽也。

【健脾益气以升阳，疏肝泄肝木郁达。】

经曰：木郁达之。肝喜条达疏泄，柴防升疏，连芍泽泻降泄，均达木郁之品。

【寒湿甚则火衰微，】

若寒湿甚者，进一步当责之命门火衰，须加桂附，壮其火也。

【桂附八味以壮火(8)。】

沈尧封曰：此即坎中阳微，下焦失纳也。其证必畏寒少腹冷，带下清稀，脉沉细也。

【畏寒腹冷带清稀，脉细阳虚下失纳。阳虚带下八味佳，阴虚湿热另有法。黄柏加入六味中(9)，】

阳虚寒湿带下桂附八味丸治之为佳。若阴虚而有湿热之带下，则六味丸加黄柏最妙。孟英曾深赞之，盖六味一方，三补三泻，本为阴虚有湿者设也。

【三补三泻兼苦化。】

地萸药平补三味也。苓丹泽三味泻化湿热也。兼黄柏以苦化湿热。

【大抵五带黄白多，】

带下虽有五色之分，惟黄带白带为最多数，次则赤白相杂，若纯赤带已少见，青黑带尤少也。

【赤白相间青黑少。黄白肺脾主六君[10]，】

白属肺，黄属脾，六君一方，能培土生金，故统主之也，其他随症加减如前。

【赤属心营导赤佐[11]。】

赤属心，为血热，宜导赤散，丹皮、地榆之属佐之。

【青肝柴防与丹栀，】

青色属肝热，宜柴胡、防风、丹皮、山栀等泄肝热。

【黑属肾水六味下[12]。】

黑色属肾，六味丸为主。

【带从湿化脾为本，】

五带皆生于湿，湿生于脾，故均以脾为本。

【健脾化湿是主法。】

初起用平胃、四苓等以燥脾渗湿，久则用六君、异功等，以健脾化湿，再参证佐药。

【初则苦燥渗湿之，】

初起宜通，不宜补。

【继则健运久摄纳。】

进一步方可健脾补脾以运化水湿也。若日久不愈，前法均已投过不效，或虚象已其显露者，方可用纯补摄纳之法也。

【久带不愈任脉伤，】

久带不愈多属房劳过度，肾不摄精，任脉空虚，不能固索之故。然亦有本为湿热带，久延误治，而成虚也。

【摄纳之意类精滑。】

昔人谓女子带下，与男子遗精滑泄同类。如此等久虚之带，用摄纳封固之法，即等于治男子无梦遗泄也。

【温柔涩摄出香岩，】

叶天士大法也。

【芡实金樱茯菟佳。】

芡实、金樱子即水陆二仙丹也，亦主男子遗泄。茯神、菟丝子二味即茯吐丸也，亦治遗泄要药也。

【莲肉莲须覆盆远，龙牡银杏桑螵蛸(13)。】

此方法为收濇摄纳，必须纯虚久带，确属肾亏，任脉伤者，方可用之。然选药温柔，力量甚大，宜为丸服为佳。

【功专填补任脉虚，涩以固滑纳下焦。此而不效更进步，草木无情须血肉。】

奇经之虚最难见效。孟英谓任脉空虚，带下不摄者，往往滋补虽投，而不能愈，以草木药品无情，故未易奏效耳，须以血肉有情之品治之也。

【大补阴丸猪脊髓，龟版熟地知柏续(14)。】

熟地、知母、黄柏滋阴坚阳，更兼龟版、猪脊髓血肉有情之品，以补奇经之虚，其力更宏。西医所谓动物脏体制剂补法，吾国医早已用之矣，此中医之所可贵也。又除猪脊髓外，牛羊骨髓均佳，叶氏方中屡见之。

【竹破竹补有情品，】

血肉有情之品，填补奇脉亏虚，昔人所云竹破竹补之意是也。

【孟英丸方亦佳构(15)。】

王孟英制一方治任虚带下，亦宗叶氏血肉之旨，甚为佳妙，似尤胜大补阴丸也。孟英云：久服无不收效。真妙法也。

【海螵蛸粉鳔胶丸，淡菜汤送服宜久。】

海螵蛸一味为粉，广鱼鳔胶煮烂为丸，绿豆大，淡菜汤下，久服，无不收效也。余按此丸方法，实亦于叶氏案。

【丸者缓以治下虚，】

丸者缓也，方能缓入下焦。若血肉海味作汤药，则腥腻难咽，易倒胃口，不如为丸者佳也。凡以海参、淡菜、脊髓等入药方者，毕竟不宜，叶氏先倡之，缪氏尤甚，后遂成风气，灵胎、修园辟之是也，为丸则无碍。

【药不宜汤亦当究。】

此等方妙在为丸。若作汤，便不宜矣，凡药味之何等宜煎，何等宜丸，亦当仔细考究。

【若是任督亦虚亏，脊痛腰酸尻胀坠。】

凡湿热带下不属虚者腰不酸，若久带任脉虚者，则必见腰酸也，以之为辨。若督脉亦虚，阴阳俱亏者，则腰酸以外，尤当见尻酸胀，腰脊酸痛诸象，盖尻脊乃督脉所经也。惟如有阴虚肝火见象者，须填用以下药物。

【大补阴增鹿角苁，川断狗脊巴戟肉[16]。】

苁蓉、川断、狗脊、巴戟等均为通补奇经温养之品，奇经虚而无火者宜之。再兼鹿角胶、鹿茸之属，以温补督阳；龟版、猪脊髓之类，以柔补任、督填精。是谓血肉有情，阴阳并补之法也，补下至此最极。

【通补奇脉以填精，育阴温阳两顾是。】

补下元之品从草木以及血肉，从滋阴以至阴阳并顾，依次进步，法已详备，若能认证不误，自然治必应矣。又鹿角胶、苁蓉、狗脊、巴戟等合大补阴丸，用阴阳并补，其中尚有深意，以此丸中有知柏能制温阳诸品之过也，古方如肾气丸、虎潜丸等均同此意。

【今人论带主湿热，古人论带多属寒。】

《千金》《外台》治带下诸方，十九皆大辛大热之品。

【今人治带偏补虚，古人论带主有余。】

古人治带下多主攻破，用药甚峻猛，亦自成一说，不可不知。

【时移俗变体质异，各有所当毋拘泥。】

此因为时代不同，风土各异，饮食起居，劳勉不一，体质强弱亦别。故历代医家因时制宜，发明种种方法，以适应所合也，不可执一而论，拘古泥今。惟凭证选药为佳，然古人所言特异之证，今亦或间有之。故附记其大意于末，以备万一之用，聊资参考耳。

【少腹胀疼下污水，寒凝湿浊下焦聚。温通方法万安丸，牵椒茴木二香主[17]。热则导水牵牛黄，滑石黄芩四物当[18]。总以逐水为要义，秽浊能除诸疾康。】

二方均以牵牛为主，泄水破积之峻药也。兼寒者温破；兼热者凉行；总以逐水攻积为第一要义。其意盖指带下诸疾，总因不洁秽浊而生。秽浊积蓄，诸带纷然而起，故急急以扫除为要也。

【沟渠不净水污浊，】

如沟渠秽，积水自污浊，非扫除秽浊，水不能清也，其理亦通，可备一格。

【养痈遗患策非良。】

若畏药峻不攻，则秽浊留积，日渐滋长，变生诸疾莫测。养痈遗患非策之善者，其言正是有见。如今日所见子宫生瘤、生癌诸隐疾，其始皆由不洁而成，若早为涤荡，或不致有此等症也。

【涤荡之旨确有见，备此一说待考研。更审疮脓瘀血化，导将淋浊别膀胱。】

此数说均见《金鉴》，乃诸书所忽，实则甚重要者也。盖淋浊之物，或臭或腥秽，乃败血所化，是胞中病也。若所下是疮浓，少腹作痛，即是内痈也。若如米泔，兼尿窍不利，乃膀胱白浊病也。若尿窍通利，从阴窍出，成为胶黏，方胞中白带也，此乃带浊最要分辨处。

【小溲刺痛是淋浊，】

小便刺痛难忍者，是淋浊之据也，须辨之。

【带则精病溲不妨。】

带属任脉精病，故尿窍通利，并无妨碍，若湿热带，则小便时亦觉热也。

【《金鉴》治以威喜丸，茯苓黄蜡二味装。】

《金鉴》于瘀化疮脓淫浊之证，统以威喜丸治之。其方甚佳，兹记于下；白茯苓四两用猪苓二钱半同煮，取出晒干，不用猪苓，黄蜡四两以茯苓为末，炼黄蜡为丸，如弹子大，空心细嚼，徐徐咽服，以小便清为度，忌米醋。今日多用布包煎三钱至四钱。

【刺痛甚者虎杖法，】

虎杖散用虎杖草、麝香二味，今日虎杖草不易有，乃以土牛膝代之。

【土牛膝与珀麝香。】

土牛膝四钱至五钱煎汤，冲入血珀一钱，麝香数厘，治败精瘀腐，小溲刺痛作胀者，大有功效也。

【此但举其大略耳，细旨当于杂病详。】

详具杂病淋浊门中，兹不赘言，可互参也。

注释及校订：

（1）平胃散：见《太平惠民和剂局方》。苍术、厚朴、橘皮、甘草、生姜、大枣。

（2）四苓散：见《丹溪心法》。茯苓、猪苓、泽泻、白术。

（3）苦寒坚阴法：椿根皮、黄连、黄柏、黄芩等一类是也。

（4）易黄汤：见《傅青主女科》。山药和芡实均炒用，用量宜重，为专补任脉之虚，又健脾利湿，白果引药入任脉，黄柏、车前子苦化下焦之湿热而治带。（夏氏珍藏本的注释稍有不同。而且“健脾化湿清热旨”一句，夏氏珍藏本是“补任苦化湿热旨”，亦有出入。）

（5）清白散：见《医宗金鉴》。四物汤中地用生地，贝母、炮姜炭、甘草、黄柏（盐炒）、椿根皮以理血化湿清热。带下色赤，热偏重，加黄芩、地榆、荆芥以清热凉血止带；带下色白，湿偏重，加苍术、白术以燥湿化湿止带；滑脱不禁者，宜加煅龙骨、煅牡蛎以收涩固脱；带下淋漓，日久不正者，当合六君子汤补虚益气止带。

(6) 吴茱萸汤：见《医宗金鉴》。肉桂、干姜、细辛、吴茱萸、当归、木香、茯苓、半夏、藁本、防风，而丹皮、麦冬、炙甘草则制诸药辛热之过。古人制方必有调和抑制品监之。本方似杂而纯，往往疏忽视之，今乃细想，得其旨趣耳。

(7) 升阳益胃汤：出《脾胃论》。治白带清稀、绵绵不断，兼见怠惰嗜卧、饮食无味、大便不调、小便频数等脾胃虚弱症状。六君、黄芪益气健脾胃化痰湿，羌活、独活、柴胡、防风升阳，又风以胜湿，芍药敛阴，不使升阳太过，姜枣和中，黄连、泽泻降阴，正如吴茱萸汤同法。此方之连、泽即吴茱萸汤之丹、麦，不但于气阳之中而降阴，且有制升散之义在，恐其太过也；本方姜、枣犹前方之苓、半；唯多参、芪、术之补正，少桂、辛、萸等温寒；又柴、防疏木郁，芍、连、泽泄肝用，一疏一泄，正合“木郁达之”之旨。

(8) 桂附八味丸：即《金匮》肾气丸。桂枝、附子、熟地黄、山萸肉、茯苓、泽泻、丹皮、山药。

(9) 补阴化湿法：即六味地黄丸加黄柏。

(10) 六君子汤：见《妇人良方》。陈皮、半夏、茯苓、甘草、人参、白术。

(11) 导赤散：见《小儿药证直诀》。生地黄、甘草、木通、竹叶。

(12) 六味地黄丸：见《小儿药证直诀》。熟地黄、山药、山茱萸、茯苓、泽泻、粉丹皮。

(13) 温柔涩摄法：叶天士法。见《沈氏女科辑要笺正》。芡实、金樱子、菟丝子、茯神、莲肉、莲须、覆盆子、远志、龙骨、牡蛎、银杏肉、桑螵蛸。宜丸剂为佳。

(14) 大补阴丸：见《丹溪心法》。黄柏、知母、熟地黄、龟版、猪脊髓。

（15）孟英丸方：见《沈氏女科辑要笺正》，海螵蛸一味为粉，广鱼鳔煮烂为丸，如绿豆大，淡菜汤下。治任脉虚，带下不固，曾补以草木无效者宜之。血肉有情，别有会心，奇而不离于正，妙在丸以缓治，方能渐入下焦，久服无不收效，真妙法也。（夏氏珍藏本，尚有以下歌诀及注释。）川黄柏及海金沙，生猪骨髓和丸是，阴虚有火浊带虚，引诸药入任督治。出张山雷，见《沈氏女科辑要笺正》。海金沙合川黄柏末两味，用鲜生骨髓打和丸，引清理之药，入督任之法，治阴虚有火之浊带。

（16）育阴温阳法：大补阴丸加鹿角胶、苁蓉、川断、金狗脊、巴戟肉。

（17）万安丸：见《备急千金要方》。牵牛、胡椒、茴香、木香。

（18）导水丸：见《外台秘要》。牵牛、大黄、滑石、黄芩。

胎前门

嗣育求子诸篇，兹不其述，暇时自行参考可也，其有关紧要者，即采入胎前门中。

一、受胎总论

【女子二七天癸至，月事以时故有子。太冲脉盛任脉通，第一调经是要旨。】

经云：月事以时下故有子。可知欲求有子，必先月事以时至，是调经为求子第一者也。若经事调而无子者，多属男子病也。

【七七冲衰任脉虚，形坏无子理应尔。地道不通天癸竭，】

太冲脉衰少，任脉虚也。七七四十九岁，冲任具衰，气血不足，地道不通，肾气衰，天癸竭则经事断绝，故形坏而无子。详于《素问》。

【不及有余分彼此。】

有不及者，七七之年未到而先经断，不能生育者。有余者，有过七七之年仍经行如常受孕者。不及者体虚气血衰早，肾气先伤也；有余者气血旺盛，肾气足也。至要处在审尺脉，尺主肾，可资分别。

【阳施阴受自天成，】

天地生化之机，阳施而阴受之，万物皆如此也。

【男女媾精万物生，乾道成男坤道女，】

易曰：男女媾精，万物化生，乾道成男，坤道成女。此四语乃至精粹之论也，但当本此为主，其他诸家臆说，尽可弃也。

【两精相搏合成形。】

《素问》曰：两精相搏，合而成形也。

【先后左右与日数，诸家之说尽无凭。】

分男女之说，各家不同。《诸氏遗书》主先后，谓男精先至裹血，则生女；女血先至裹精，则生男。《道藏》则言经水净后一、三、五日受胎成男；二、四、六日则成女。《圣济》则言，因气而左动，阳资之，则成男；因气而右动，阴资之，则成女。其实均不可凭，语多凿空，无根据也。

【验胎品胎精先盛，】

验者双胎也，品者三胎也，乃父母先天精气旺盛之故。

【驳气所感为异形。】

或不男不女，或异形怪状，乃阴阳变常，驳气所感而然，不可以常理而论者也。

【胎产旧说多恍惚，参之新法方详明。】

医书于胎产一门古法不详，后贤书多驳杂，各逞异说，虽奇不可尽信。西医列为专科者尔，通其大要可耳，但注意胎前产后诸病为要也。

二、分经养胎

【一月始胚肝脉养，】

受胎一月名曰始胚，足厥阴脉养。

【二月始膏足少阳。】

二月名曰始膏，足少阳脉养。一、二月属肝胆之脉养胎。

【三月始胞手心主，】

三月初有成形，名曰始胞，手少阴心主膻中脉养。

【四月则属手少阳。】

三、四月属膻中、三焦二脉养胎，四月则血脉形体成。

【五月属脾六月胃，】

五月足太阴脉养而体节充；六月足阳明脉养，以成其筋。五六月属脾胃也。

【七月属肺八大肠。】

七月手太阴脉养，以成其胃而毛发生；八月手阳明脉养，而脏腑俱也。七八月属肺与大肠也。

【九月足少阴脉养，十月气足产而康。】

十月五脏俱备，六腑齐通，经脉营养齐周，是为正产。说出《千金》、徐之才《养胎法》，与《大集经》吻合也。

【七日一变三八成，】

胎在母腹中七日一变，展转相成，至三十八个七日而足也。其说亦难确信。

【分经养胎旧说详。】

其说于每一七日之生变极为详尽，诸女科书多详记之，兹不赘者，以其不甚可靠，恐出于理想杜撰也。余以为宜添阅西医胎产图说为要。

【取其二三勿尽信，间有用处毋遗忘。】

分经养胎之说，虽不足尽信，亦间有用处。如妇人孕身九月而瘖，经谓少阴之脉不至，正与此分经养胎之说吻合也，可见一斑。

三、辨胎脉法

【妇人胎脉最难辨，】

辨胎脉为第一难事，切勿轻忽自信。总从多诊胎脉，细意体察为要，诊之既多，自能分别，熟能生巧耳。凡有胎脉发现者，断为有胎，决无错误也；若无胎脉发现者，便断为非胎，则万万不可，往往有闯祸者，均由于此，勿轻用攻破之品。

【诸说分歧都自炫。】

诸家学说纷纭，大都言过其实，不可深信。更有神乎其神，若有无男女，验胎、品胎，均可一按脉而尽知，皆自炫以欺人也。

【手中了了口难言，】

凡老于医者，诊得胎脉，断其是胎，十无一差。然恒能自知，不能传之子以其妙处，心领神会，手下了了，口不能言，文学不能传也，惟多诊自然了悟也。

【临证既多自然见。】

多取妊妇脉诊之，久则自然精通，一遇妊脉，自然分辨，熟则巧自生也。

【身有病而无邪脉，《内经》之旨最明显。】

身有病者，谓经事不至也。经事不至，倘为病症，则必有病脉。今无邪脉是脉象和平也，可知脉如平人，而经事停者，则可断为孕矣。此反断法也。盖从对面推测而揣得之耳，须详问其素常经事准者，方足为便耳。

【法从反而推得之，】

正面断法，辨其有胎无胎，至为不易。故示此法，以反证之。此亦古之极聪明人，穷思极想而后得之者也。

【以无病有奇而浅。】

以无病之脉，合经停之病，证其有胎，其法至奇，而说破之，则又浅显，人人可解。

【少阴动甚为有子，】

《素问》：妇人少阴脉动甚者有子也。王太仆注本作手少阴，全元起本作足少阴。按经云：尺里以候腹中。胎在腹中，当应在尺。以全元起本作足少阴为当，王本作手少阴者殊不合也。

【阴搏阳别正可验。】

经又云：阴搏阳别，搏击也。其言下之意，是有孕之脉。尺部有力搏击指下与寸部不同，其说正与上文足少阴脉动甚者妊子也一条，互相应合。尺部足少阴也，搏则动甚之异名耳。以此证之，可知作足少阴者为是，作手少阴者为非。盖若作手少阴则变为阳搏阴别矣。以经证经，最为可据；况验之事实，有胎脉确实是尺脉搏动者多也。此二条乃辨胎脉之正面诊断法，最为可靠者，须熟玩而细研究之。

【动其原与搏击同，昔贤所解迷其踪。】

昔人辨少阴脉，动者为有子一条，多误作动脉名解，沈尧封即如此。盖动者如豆，厥厥动摇，无头尾是也。其说始见《伤寒论》辨脉法中，实出张机手笔。《素问》此条，动甚二字，须连着看，非脉名，乃形容词也；换言之，即是跳动，其流利有力之意，与阴搏之搏击流利有力相同。昔贤因威于叔和之说，见字生义，遂硬以动甚二字之形容词指作动脉名词解，原意乃晦不可辨矣，此大误也。

【三部浮沉正相等，按之不绝理亦同。】

《难经》云：女子以肾系胞，三部脉浮中沉正等，按之不绝者有妊也。按《难经》此言三部，乃指浮中沉三部，非指寸关尺也。观其首言，以肾系胞句，可知尺为肾位。尺脉浮中沉三部正等，按之不绝，即是活泼流行之滑脉。故其妊脉与《内经》所言二条之意，互相发明也。

【滑为妊娠最可信，】

经事已停，而见滑利之脉，断为有胎，最为可信。盖停经不宜见滑脉，脉滑不应有停经也，今见之，可知是胎无疑矣。此即从身有病，而无邪脉一句，阐明而得之也。

【流利搏指要诀认。】

指下有弹力如弦，又复滑利不硬，谓之流利搏指，正是最好之胎气脉象也。滑脉流利如圆珠走盘，乃生机洋溢之象，故主有胎。又均以停经为对象，盖若停经，属实属虚者，总为病象，当见病脉，不致见滑利生机之脉也。若经不停，但见滑利脉，便不可断。

【经居见滑非病征，】

脉症不符，故知是胎而非病也。

【脉证相对辨有妊。】

以停经之证，与滑利之脉，相对而辨，知其有妊也。昔贤无器具之帮助，又因男女之嫌，更不能探按外征，诊断胎孕，十分困难；乃于困难，于无法之中，想出样样方法，以辨得之，用心之苦，可谓甚矣，而其法甚妙也。

【滑疾而散三月胎，按之不散五月孕。】

此旧诀也，不甚准确，记之以备一说而已。

【若是虚人脉不扬，腹无所苦终当慎。】

若是身体虚弱，无显扬胎脉可见，或但小弱者，只要腹中无胀痛之苦，虽经事不至，均勿以无胎脉而妄行攻下也，当以益气血和心脾之品，以待气血旺，则胎脉自显；纵或非胎，气血旺后，则经事亦自行矣。此稳法也。

【归芎六君气血调，】

调补气血归脾、归芎六君出入之。胎前方中用当归者极多，仲师苓术汤中亦用之，后来女科书更不必言矣。惟新说本草，即指当归为胎前禁药，以其能使子宫充血也。盖新说所试验者，乃当归全体作用。中医所用，则分归头、归尾、归身三种用法。归尾、归须均行气破血，归身则养血不攻破也，胎前所用，极宜归身耳。惟新说亦需注意，可不用者则避之。

【或益肾水理亦审。】

任主胞胎，任隶少阴。胎脉不显，或谓是肾水不充之故，当以滋养肾阴，填补肾精为治。水足则胎脉自显，纵或无胎，水足则经亦自行矣。此说亦佳，当与上法量体施用之。

【总之瘀蓄无确征，切勿妄将攻破进。】

凡经事不行，无瘀蓄的确征象，如腹满、胀痛、拒按等等者，切勿妄行攻下破血之品；纵有征象，亦当缓缓采用。

【既将胎脉辨分明，再辨男女遵古训。阳盛乾道则生男，左脉盛大法可参。阴盛坤道则生女，右脉盛实辨不难。】

阳盛乾道成男，阴盛坤道成女，乃大《易》之训，理至精确者也，后人遵之，发明辨男女之法。左脉大为男，右脉大为女，盖左阳而右阴也，其说有应有不应。

【此以阴阳分左右，或辨尺中分寸口。寸口滑实则为男，】

寸口属阳分也。

【尺中滑实乃女候。】

尺中属阴分也。

【两寸俱滑为双男，两尺俱滑二女有；右尺过左俱滑实，一男一女无疑窦。】

《张氏医通》谓此辨寸口尺中，分男女法最为要诀；与前说左大为男，右大为女者，各备一说。惟本之《易》理，则同一以左右分阴阳，一以尺寸分阴阳，二说者可资互参也。惟分男女之法，于治病无甚关系，不过聊记之以备考耳。

【男腹如釜女如箕，观其外候亦可期。】

女胎上小下大，如箕之形；男胎中高如釜之隆起也。腹大之后外形可辨；五月以前，只能辨脉。

【孕病不分须诊乳，乳晕变色妊何疑。】

初胎者，妊二月后，乳晕渐变紫黯色，此有孕之据也。

【乳房升大腹中动，】

五月以后乳房升大，挤之有乳者是孕；若乳房不升大，无乳者，恐是病也。此则不论初产或次者均然。又四、五月后有胎，则腹中渐动。

【五月之后方可知。古人传有验胎法，川芎研末艾汤下。腹中微动则有胎，不动非胎试之可。】

妇人经水已停二、三个月，脉无胎象，古人另有验胎之法。其法用生川芎二钱为末，空心浓煎，艾汤调下。腹内微动则胎也，不动非胎。其说屡见各书，用之颇有应验。余意，川芎二钱太多，虚人尤恐动血伤胎之流弊，当酌减用之；若阴虚火旺，曾经小产者，尤当慎用也。能不用者，勿试为妥也。

【阴虚火旺勿轻施，】

芎艾皆辛温药，非阴虚火旺者，所宜也。

【勿药有喜静待妥。】

无病象，静待之可也；有病象者，避诸动胎之品可也。

【尚有鬼胎亦须知，其脉变幻无定时。乍大乍小乍浮沉，或如风雨骤疾至。】

“鬼胎”者，不正常之胎孕也。其脉朝暮不同，变幻不定，乍大乍小，乍浮乍沉，或疾如风雨骤至，少停复来如初；亦有关部微似雀啄之形，大小不匀，指下弦动不知者，均非正胎之象，故称“鬼胎”。又谓之“夜叉胎”，即怪胎也。其名称不足据。

【脉失正常胎不正，只此一语统括之。】

脉失正常，胎非好胎，只此一语统括。诸书奇怪名称，均杜撰耳。

【辨胎脉法尽乎此，运用之妙宜精思。】

辨胎脉法略尽乎此，惟运用之妙，存乎一心，当自为变化，医家有活法而无死法也，善乎。王孟英之言曰：诸家之论，各有至理，而皆有验有不验，盖死法不可以限生人，纸上谈兵，未尝阅历者，不足以语此也。古人所论，或凭理想或偶然符合，究竟人之禀赋不齐，各如其面，岂可执板法以谈天然之生化耶？故妊娠最难凭，余亦续为补之：有胎脉者，断其是胎可也；无胎脉者，断其无胎不可也。此二语为余阅历之言。

四、安胎大法

【安胎之道二大法，母病胎病要分明。母病及胎先治母，胎病致母审胎情。】

母病及胎者，先本为他病原不关胎，因病使胎不安也，比如伤寒、温病、痢疾等等，遇在怀孕时期患之，则当去病为主，稍顾安胎可耳。胎病及母，即胎前诸症，由胎而引起病者。本编中不详载前一种症候，但详后一种，由胎病而致母病者，盖女科书体例宜尔。

【内伤外感未动胎，】

七情杂病、六淫时病，而尚未致动胎者。

【治法仍从原义裁。】

仍从本症治法之可也，唯于药品有碍于胎者宜避去之为要。

【汗下利尿须知禁，】

胎前三禁，汗下利小便是也。唯此为胎病或胎前调理言之耳。若胎前患伤寒、湿热、水肿等证，则将如何治法？岂非束手待毙耶？考之仲景以来诸家方案，皆无所不用，但见症治症，绝不因胎而忌也。《内经》本有无殒之训，惟世风不古，此事既无绝对把握，实一极难问题。医家受累者，胎前之案最多，只可陋俗禁忌，必要用者，必须声明在先，记之案语中，乃选其稳妥之品用之。峻药总须禁也。

【禁而必用细敲推。】

缓病可遵其禁，急证难因循坐误，必须用者，选择用之。如发汗不用麻桂，豆豉、薄荷代之可也。下不用硝黄，增液汤及麻仁、蒌仁或外导法代之可也；古法用玉烛散，即四物汤合硝黄，谓不伤胎也，遇证之非用不可者，亦未尝不可用，惟须案述得明白，证辨得准确，方用得妥当，应能用之不疑耳，若无经验学历者，切勿妄，学古人，恐动辄得咎也；其实仲景桂、附、干姜、丹皮、桃仁、半夏、细辛等等，无不照证用药。至言利水，则有葵子茯苓散、肾气丸二方，专言妊娠有水气利小溲之治，肾气之桂附固禁药矣，其中丹泽及葵子茯苓等，若以利小便为禁言，则亦均不能用，而仲景特著之为法，何耶？可知后人书深因纳原意，不过教人谨慎而已，不断社会败类遂藉日恐医，以致医无可用之药，动皆掣肘，大可慨叹，此实今之为医者难于前人万倍也。

【《内经》于此有专训，】

妇人重身，毒之如何，重身是有胎毒者，有毒碍胎之药品是也。

【有故无殒亦无殒。】

有故者有病也，有病须用毒药，其毒病邪当之，故曰有故无殒亦无殒也。

【重身有毒法如斯，】

因毒药去病，凡《本草》中有毒者均是。

【何况汗下利便品。】

毒药尚有可用之法，何况汗下利小便等，并非直接伤胎，仅有小碍者耶，此古人今人不相及处，无如何也，大抵古人气体强，今人气体弱，故古不碍而今碍耳。

【大积大聚方可犯，衰其大半勿务尽。】

此《内经》于有胎者，用毒药攻药之规定方法也。非大积聚，非攻破即有性命之危者，不可妄用毒剂也，即要用者亦恒能衰其大半而止，不可尽情，此要紧方法也。以此推广之，则汗下利小便等，亦当如是，可忌者终以忌之为当耳，须记之。

【见证治证方较和，】

见证治证，本属不易之法，惟有孕之关系，方须少缓一步也。

【或者佐以安胎进。】

若见其病，已有引及胎动不安之象者，则可于治病方中，佐以安胎之品。

【若还因病致伤胎，】

如温邪太盛，热灼伤胎之类是也。

【病若不除胎不牢。安胎第一先除病，】

如湿热证，热退则胎自安；痢下证，痢止则胎无恙，此一定之理。

【袭击既去徐修培。】

先去其袭击之祸害，待邪去人安，方徐图培补，以养其受袭击时损伤也。

【胎病致母胎前证，】

因胎之不安，而致母病者，则下列胎前诸症是也，以安胎为主治。

【分疏如下细审裁。】

各证分别详列于后也。

【安胎芩术为要药，】

白术健脾消积，条芩泻热养阴，二味为安胎要药，其他随症加减之可也。此方本于仲景之当归散方，其方四物汤除熟地一味，加黄芩、白术是也。古人体强，利于清热疏通，以防难产之忧，故其方为妊妇常服而设。不用熟地，恐其腻滞耳，若今人虚体易堕，则熟地不可去，而归芎反当留意矣。此因时制宜之理，必当细辨熟记，方能运用古方不误耳，后人但举芩术二味其意即尔。

【火盛倍芩虚倍术。】

胎火盛者重黄芩，脾虚有痰者倍白术，此前人成法也。

【胎前宜凉不宜温，】

怀孕之后，相火不泄，药多宜偏清凉，此就大概而言之也，间有阳虚宜温，症寒宜热者，亦未可拘此一语，仲景有附子汤温脏法，可见一斑矣。

【知常识变非一概。】

胎前宜凉是其常也，间有宜温者是其变也，知常知变，方可应付一切。第一症脉为主，观其形色，及平常经过，亦可得之，如色皝而形肥，素不受清凉者，多属虚体质，不宜清凉药也；若形瘦色苍不能服辛热者，即热体矣。

【形瘦不宜过热品，】

瘦人多火，热则伤阴。

【体丰壅补恐生痰。】

肥人多痰湿，补恐气动痰。

【血虚四物气四君，】

血虚四物佐芩术，气虚则合四君法治之。

【配以芩术均可参。清热养血为主法，】

朱丹溪之法即如此也。

【理脾疏气乃兼治。】

人知安胎须补养，不知安胎亦有疏通者，如体肥气盛之人，少动多逸，每有子悬。闷塞诸症，非疏理气机不可，若投补剂反壅塞而死。

【气盛苏腹枳砂陈，】

若气盛胎高上壅不安者，用紫苏、大腹皮、陈皮、砂仁（壳）、枳壳以疏调气机，舒其胀闷，即严氏紫苏饮子治子悬之法也。胎前实证，以此法治之，为最妥贴，须知原方分两，各只用三、五分也，勿重用之。

【轻以和之实妙旨。】

治胎气壅塞实证，而每药仅用三、五分者，即重病轻取，轻可去实之意，其法至妙，以有胎之故也；又此等通气药，但取其质，故轻用之为佳，如慎补药，则不能如此。

【气药轻灵最有功，重病轻取轻去实。】

因有胎之故，纵证实者，亦堪称用此等轻灵之治也，须记之。

【带脉约束胎胞系，带若无力胎不牢。】

古人所云带脉伤则胎不牢，带脉弱则胎易坠，是其旨也。

【任主胞胎隶少阴，】

任脉主胞胎，而隶于少阴肾。

【任脉损伤难成胎。】

任脉受伤损，则胎难成易坠。

【受孕之后宜分房，】

受胎之后，即当分房静养，若不慎房室，则相火扰动，最易坠胎，轻者亦必生胎毒诸证也。

【不慎房帏心动胎。奇脉亏虚相火扰，】

任带脉也。

【黄芽初长遭残摧。】

受胎之始，黄芽初长，保护之不暇，安能遭横暴之摧残，若不慎房帏，淫欲过度，相火扰动，奇脉亏虚，其胎必坠落，安有长成之望耶！现在世风不古，伤胎以此一种为最众也。

【动胎房室为最多，】

人最易犯，且漫不注意，或一面求医药，一面仍同房室如故，安能有效耶！医者须明白晓喻之。

【壮水制火调奇脉。】

治除节制房事外，当壮肾水制相火，调补奇脉。如生热地、天麦冬、淮山药、阿胶等壮水之品也；制相火则知柏、黄芩；调奇脉则杜仲、川断。古方可依据证而损益之可也。

【安胎大旨祇为此，详征名家待后来。】

此仅其简略耳，若详细辨，非搏考各名家学说不可，毋以此自足也，学问无穷，岂止此哉！

五、恶阻证治

【恶阻妊娠之外候，】

经停月余，渐见恶阻，所有诸症，人遂知其有妊矣。女子多不肯直言，家庭向每以见恶阻证象，而始知之故。恶阻亦可云妊娠外候，以此为断，十九不误也。大约自一月起至三月止，为其显著时期，过时渐渐消失，此言其大概也；若不及此而先见，或过此时，仍不止者，亦常有之；又有始终无恶阻见征者，十仅一耳。此外，更有恶胎气，自怀孕以至产期，呕恶不停，甚则饮食不进，有性命之危，虽少有，有则凶多也。

【恶心呕吐食思酸。】

时作泛恶，呕吐清涎酸水，畏闻油腻腥气，食入则呕更甚。喜食酸味之品，肝木喜酸，一、二月肝胆养胎，木气自亏，求助于食，故喜酸味，此点甚有关系在也，极宜留意紧记为要也。

【倦怠择食不能食，】

其间神疲呵欠，腰软无力，喜卧恶动，思食异味之物，惟一经食过，则又生厌，兼之恶心呕吐，恶阻之象全矣，大约须四五十日，如渐渐无恙。

【轻者过期自然安。】

轻者自一月起，见此象，至二月后渐安，无须药治也。

【或以饮食消息之，】

或以饮食之品，随其所喜，以调养之。惟忌滋腻厚浊品味，须进清芬淡味之品，方能不碍胃气、引动胃气也。若胃弱者，每闻药气则吐，则以橘汁果类甘酸生津，和其胃气，亦最佳，昔贤曾有用五汁饮之法，以治恶阻重证者，殊有功效也。

【和其胃气理一般。】

用药用饮食之品，和其胃气则一。

【重者非药不能除，治之之法亦多端。】

治恶阻呕吐之法，虽有种种不同，而着眼在肝胃二经，注意之。

【呕吐属胃所生病，病之是动则在肝。】

《难经》论病分是动与所生病二者，实一紧要分析法，每证均如此也。如恶阻呕吐，完全胃所生病，而致此胃不安者，则缘于肝，肝为是动。胃为所生病，观其发生之时，及喜食酸味之理，可见其征据矣。此理一明，则治法得其大纲矣。

【肝为刚藏喜柔养，胃为阴土宜顺降。肝体不足用有余，】

肝阳因养胎之故而缺乏，体不足矣。体不足则用有余，肝为刚脏，木横则必侮土，此自然之理也。胃当下行为顺，因木侮之故失其顺降之性，则上逆为呕吐，此亦自然之理也。大凡人之一身肝脾主升，肺胃主降，升降不息，如环无端。肝横则升逆太过，胃弱则降顺不行，二者俱进，而病势成矣。杂病呕吐，理亦如是。胎前恶阻，更属明显如见，先审是理，治病如指上观纹螺，头头是道矣。

【木来侮土逆冲上。】

经云：诸逆冲上皆属于火，诸呕吐酸皆属于热。则为肝脏之用有余而言。以肝内藏相火，体柔用刚，刚者有余之气火是也。肝用有余换一语言之，即是气火上逆耳。其法处处相通。

【升者太过降不及，】

肝升太过，胃降不及。

【抑肝和胃法无枉。】

太过者抑之。不及者助其降顺。抑肝和胃乃总括之治法也。

【二陈左金古法遵[1,2]，】

前贤成法，二陈和胃，左金抑肝，至为平稳者也。

【橘皮竹茹效最广[3]。】

经方有橘皮竹茹汤，二物治呕吐最佳，和胃止呕。药性平稳，而功效甚灵，胎前呕吐最妥之药也。

【半夏姜制不妨胎，】

《纲目》列半夏于妊娠禁忌药目中，而古方之治胎前病则用半夏者不胜枚举，呕吐恶阻尤为必用之品。盖本之仲景，非妄用也，或云半夏姜制，则不妨碍于胎。要知忌半夏何故？以其有小毒耳，是言原物未经炮制者，若经炮制后，则毒性尽去矣，方书所用，均已制半夏也。所谓姜半夏则不碍胎者，姜能自平半夏毒耳。仲景每用半夏，多佐生姜，亦是此理。时珍未作明确，是单指生半夏言，混称半夏，遂致无识者，妄生议论，流俗相传，牢不可破，几使良药置之废弃，诚堪叹息者矣，当广为传布也。

【左金之萸须慎量。】

左金之吴萸虽不列禁忌目中，但辛散泄肝之力甚大，多用确能伤胎，观其多服伤目，可见其疏泄之力矣。惟抑肝之横逆，非萸不可。左金连萸六一之差，吴萸分量甚少，故当无碍，况有病则病当之耶。王孟英亦云：左金治恶阻甚妙。孟英选药，固绝细慎者也。或去吴萸，用姜川连亦佳，但抑肝之力乏矣。

【肝火不降苏叶连[4]，】

若呕吐，左脉弦，感有热象者，肝火升冲也。经云：诸逆冲上皆属于火。乃由肝胃不降所致，仿温热病方，苏叶、川连治之，苏叶用三、四分，川连可用五、六分至七、八分也。

【若兼痰热温胆仿[5]。】

兼痰胸闷脉弦而滑者，可以二陈汤加枳壳、竹茹治之，即温胆汤法也。

【再分伤胃与伤脾，】

凡呕吐多必伤脾胃。如脾胃强，人怀孕之后，不作恶阻者多。其恶阻呕吐甚者，皆是体弱，脾胃气虚者也，又当分其伤脾伤胃以治之。此叶天士妙法。

【脾阳胃阴治有两。】

伤脾阳者，一种治法。伤胃阴者，又另是一种治法也。

【脾虚气弱用四君，或佐藿砂与二陈(6)。】

昔人谓用香砂六君，然须用藿香、砂仁为当，木香与呕恶不相宜也。

【头晕肢倦饮食少，脉虚色皖苔淡寻。】

若呕吐是伤脾阳者，舌苔必然淡白，脉象虚软而缓，面无华色，少气神疲，不思纳谷，头晕肢倦，诸虚迭见，如此则属伤脾阳无疑，可以六君加藿香、砂仁等治也。

【健脾益气调中脏，】

四君健脾以益气，藿香、砂仁、二陈和中以畅顺气机也，是为有法。

【法宗东垣理堪深。】

治脾胃法，莫佳于东垣，然东垣之论之方，详于脾胃气虚、阳虚一面也，胃阴一面则缺。

【若舌光细上无苔，此为呕吐伤胃阴。口中碎痛面烘热，头痛便难诸证因。】

若呕吐而伤胃阴者，舌必红无苔，或有苔亦甚薄少，尖红多也。兼证如口中碎痛，头偏痛，面烘热，大便艰难等等，均属肝胃阴伤，虚火上炎之故也。

【脉细弦数或虚数，治宜平肝养胃阴。一切温辛不可投，治脾治胃分南针。】

温辛悦脾运胃，如香砂六君子之类，是治脾阳不足也。若胃阴不足木横侮土者，法当养肝体以柔肝，用生津养胃为治。此治脾治胃二大法门，细审上述脉症，分辨法则无误治矣。

【甘酸化阴苦泄热(7,8)，】

配合方剂须用甘酸化阴，酸苦泄热之法也。

【石斛白芍梅连剂。】

石斛合乌梅甘酸化阴也。梅芍合川连酸苦泄热也。妊娠呕恶喜酸味，肝体不足可知，用芍梅酸以补之，石斛大养胃阴，黄连苦泄胆火。凡木来侮土，肝阴胃阴不足，呕恶心中嘈杂烦热者，此法最妥，即乌梅丸之变法也，法出叶氏。

【沙参麦冬可佐之，或益竹茹枇杷叶。】

胃阴伤甚者用石斛，可佐以麦冬、沙参等，以大养胃阴。麦冬本养胃阴要药也，或更佐以竹茹、枇杷叶，以和胃止呕，亦恶阻之要药也，须知之。

【呕甚见血尤有功，更增桑叶清胃浊。】

恶阻呕吐甚者，每每呕剧见血，此时竹叶、枇杷叶尤有奇功。枇杷叶须用露，数两后入；盖更添桑叶一味，大有清胃止呕止血作用。以此等证，不宜重浊药品，重则过病所，反而无用也。孟英以霜桑叶、鲜竹茹二味为安胎要药，谓胎前体热者，用之功胜芩术也，其说甚详，兹不赘及，须特别留意者也。

【药不能受有燕汤(9)，】

若呕恶甚不能受药，闻药味即吐，药不得入者，须停药勿进，但以官燕煎汤，少加橘汁数滴，缓缓呷之。胃气来苏，呕恶自减。此即《金匮》所谓医治逆者，则绝之之意，绝之即停药也。因医治不当伤其胃气，须停药以更生其胃，或以饮食之品，消息止之，燕窝汤则其一也。

【清养胃阴功甚捷。】

六、胞阻腹痛、胎动不安

【妊娠腹痛曰胞阻，《金匮》治以胶艾汤，四物胶艾加甘草，酒水各半煎服康(10)。】

胶艾汤即四物汤加阿胶、艾叶、甘草三味，酒和水各半煎服是也。

【胎动不安或腰痛，已有所见用六藏(11)。】

《千金》治妊娠二、三月至七、八月，腰痛已有所见者，胎动见红也，用胶艾汤服之则安。

【身有微热去艾叶，加入葱白续断良。】

以葱白能散客邪，兼有安胎也，须知之。

【肝脾不和腹㽲痛，《金匮》当归芍药散。】

《金匮》妇人怀妊，腹中疞痛，当归芍药散主之。即四物汤去地黄加白术、茯苓、泽泻为散，酒服方寸匕，日三服是也。

【和肝养血芍归芎，健脾化湿术苓泻。】

本方用白芍、当归身、川芎以和肝养血，调血中之气；用白术、茯苓、泽泻以健脾化湿，利腰脐之气，故能止腹中疞痛也。按本方白芍、白术是和肝脾止疞痛主药；归、芎、苓、泽为佐使。须知芎、泽二味，行湿渗利，不可多用，随症加减之可也。后人逍遥散即从此方化出。

【当归散治胎不安，】

《金匮》妇人妊娠宜常服，当归散主之，常服即易产，胎无疾苦，亦治胎气不安，即四物汤去地黄加黄芩、白术为散，饮服方寸匕也。

【苓泽易为芩术剂。】

当归散与当归芍药散相近，惟易苓、泽二味，为黄芩、倍白术耳。二味乃为安胎主药也。后人种下安胎方，不出上数方范围矣。

【不得饮食痛叉心，《千金》但用芍术芩(12)。】

《千金》方用白芍、白术、黄芩三味，治妊娠满痛叉心，不得饮食，选药甚精，丹溪即本此法也。

【丹溪之说即本此，随症加味无不任。血虚四物漏胶艾，】

血虚合四物为治。漏红则加胶艾。

【气滞香附寒砂仁。】

气滞不调作痛，四制香附最佳。受寒者加砂仁，昔人以黄芩、砂仁二味，为安胎圣药。动甚是火盛，主黄芩；不动是寒，主砂仁；若寒热夹杂则黄芩、砂仁并用之可也。《医学入门》谓孕妇从高坠下，或为重物所压，致动胎气，心腹痛甚者，用砂仁略炒为末，热酒盐温艾汤调服，觉腹中热，其胎则安，胎家无所不治，功同芩术。为记，备用。

【动甚火盛不动寒，高坠重压桑苎根。】

伤胎者除上艾汤酒送下砂仁末外，更可加野苎根、桑寄生二味。

【腰痛将坠之预兆，】

胎动不安，腹痛而兼腰酸痛者，是胎将下坠之预兆，最宜注意之也。

【杜仲续断力最纯。】

腰酸痛加杜仲，续断二味，以补奇脉安胎，二味性纯力效甚著也。

【闪挫不行通气散，胡桃故纸效如神(13)。】

破故纸二钱，炒香核桃肉一个，研匀空心酒调服之，腰痛不可忍者。其效如神，若素有虚痛者，用丹溪青娥丸，即胡桃、故纸再加杜仲、生姜二味也。孟英曰：破故纸性热碍胎，只可暂用，不宜常服，可单服胡桃、杜仲等亦可，不可不知。

【素虚则用青娥丸，杜仲生姜补以辛(14)。】

通气散加杜仲，生姜，所谓辛以补之者是。

【房室动胎腰酸用，泰山盘石涵八珍，去茯加芪芩续断，砂仁糯米可安宁(15)。】

房室太过，以致胎动不安，腰酸坠痛，则有小产之虞。《大全》所谓妇人肾以系胞，腰酸甚则胎坠是也；又带脉环腰，房室伤任带二脉，任主胞胎，带为系胞，二脉不固，胎安能牢耶？此受胎之后，必须分房之理也。泰山盘石散用参、芪、当归、续断各一钱，川芎、白芍、熟地各八分，白术二钱，炙草、砂仁各五分，糯米一撮水煎，食送散，治胎动不安，欲漏下者甚佳。

【交接动胎症多呕，产宝竹沥或加参(16)。】

盖阴泄于下，而气逆于上也，竹沥能下气止呕。若因绝者加人参尤妙。

【竹茹桑叶丝瓜络，】

王孟英曰：血虚有水者，余以竹茹、桑叶、丝瓜络为君，随症佐以他药，极有效。盖三味皆养血清热，而息内风也。物之坚强者如竹皮，实为诸血证之要药；桑叶蚕食之而成丝，收敛阴分功尤佳；丝瓜络质韧子坚包罗维系之，形且色青入肝，肝虚而胎系不牢者，胜于四物、阿胶多矣。惜未有发明之者，其言实有见地也。

【孟英之说理可亲。】

余案孟英三味之说，甚有理解，若产宝之呕用竹沥，不如用竹茹为佳，竹茹止呕之功，胜于竹沥。外台治劳房复证有一味竹茹汤，谓能固气液之脱而清虚火，则移治交接动胎，火逆多呕者，不更合耶。

【胎动漏下之先机，未用绸缪慎所因。】

《石室秘录》曰：胎动不安即漏下。产之先兆也，须预防之，随其虚实，审证调理为安也。

【寒热虚实随症调，】

如寒用胶、艾，热用芩、术，血虚四物，气虚四君，气实不运用香附、砂仁，痰滞瘀阻用二陈之类，总以四物为主体。

【不拘一格活法寻。】

七、漏胎小产

【垢胎月见无所苦，】

妊娠有按月经事仍至者，谓之垢胎，必是壮盛之体，气血有余，故无所苦，若以安胎之剂服之，反堕。

【气血有余不为乖。忽然见红曰漏胎，】

《千金》云：妊妇血下不止名曰漏胎。血尽则死，不可忽也。

【腹痛腰酸则不佳。】

腹痛见红，腰不疼尚或可保，腰一酸坠，则必小产矣。

【带脉束约胞胎系，】

腰为肾府，带脉环腰。

【任失担任系不牢。】

任主胞胎，以为有担任之功，故名曰任脉。任失摄则胎元不固。

【小产多缘房室灾，析其根本肾精消。】

肾系于腰背，而主藏精。精之泄也，从带而前，从任而下，故房室过度，扰动奇脉，肾虚任带失其固摄，则坠胎最易。漏红虽有多因腰酸，则属肾亏，任带虚无疑。

【漏胎下血腹不痛，色鲜血热胎未伤。《金鉴》阿胶汤最佳，胶柏栀芩四物汤[18]。】

即四物汤，加此数药治也，当易生地，而减归、芎二味为妥。

【或下黄汁如黑汁，胎干易坠黄芪汤。糯米一合芪二两[19]，】

煎服。

【安胎饮子亦可尝。建莲青苎同糯米，似胜银苎酒一方。】

银苎酒用苎麻根二两，纹银五两，清酒一盏，煎服之。方见《金鉴》。余意纹银有毒，恐非所宜，不如安胎饮子之用建莲、苎根、糯米者为妥当也。然余见叶天士方案，胎前门中屡见此方，或有其理，记以备考。

【若是伤胎必腹痛，】

漏胎下红，若胎已伤则必腹痛。

【气血寒热审因用。】

当辨其气虚血虚，属寒属热，审其原因，而分治之，病症虽同，而因不同，故审因最要。

【八珍胶艾与术芩，砂仁续断及杜仲。】

气虚四君，血虚四物，合为八珍，惟血气统于漏下之证，补气重于补血也。续断、杜仲益肝肾，房室伤胎所必需，若见腰酸，非此不可。热则芩、术；寒则砂仁，又砂仁能调气止痛安胎，在胎前门亦要药也。须审其见证所宜，加减投之，所谓必求其。

【恼怒则以逍遥参，】

恼怒伤肝，肝火扰动伤胎，腹痛漏红者，则添入加味逍遥散法。

【房劳则以六味重。】

房劳伤胎者，昔人主以六味地黄丸，余意丹、泽须除，再添以上列各方加减之。

【跌仆筑磕而伤胎，疼痛不止恶露催，口噤欲绝症已急，神妙佛手探法佳。】

神妙佛手散，即归芎汤也。为末，即为佛手散，书谓其极有神效，故以此名之耳。如胎动下血，服此即安；子死腹中，服此即下。当归三钱，川芎二钱，按胎前诸方中，凡用四物汤者多，须去芎、归二味，以其流窜太过，恐动血也，独此证中即为主药。

【不损痛止子母安，已损胎下腹必痛。】

凡跌扑筑磕着胎，恶露已下，疼痛不止，口噤欲绝，用神妙佛手散探之。若未损则痛止，子母俱安；若损胎，然后遂下，见《沈尧封女科》中。

【证缓非急用加味，】

若跌仆伤胎，下血腹痛，而症势较缓，无上述之急者，则用《金鉴》加味佛手散。

【胶艾杜续芩术皆。】

即芎归方，加入阿胶、蕲艾、杜仲、续断、白术、条芩诸味，以安胎也。看症势似尚可保者，则此方稳当多也。芎、归温和流动，而性偏升举，与诸行血药不同，故震动伤胎者，得其升举而亦能安；若已大损，则活血行血脉络流通，而已怀胎自不能留矣！此点极须研究。

【胎漏不动辨生死，冷死温生须按腹。】

若胎不动，可以手按其腹部。腹部温和尚生，冷则胎死腹中矣。

【面青舌赤母先危，】

面青舌赤母死，子可活也。

【面赤舌青子不活。】

面赤舌青母活子死。

【若活子母两不金，面舌俱青口吐沫。】

以青为死色，赤为活色，面色主母，舌色主子，而辨之也。吐沫乃口角两边流涎沫也。

【子死腹中须急下，舌青腹痛冷如冰，时久口中出秽气，寒热峻缓详斟行。】

胎死腹中，自当急下之。下之之法，则用寒用热，或峻或缓，各有不同，须辨其母体，分别用之，难以一法统治。

【下胎缓剂佛手散[20]，峻则平胃加芒硝[21]。热病红花童便下，】

热病胎死腹中，新井水浓煮红花汁，加童便，热饮之立效。

【虚寒理中加芒佳[22]。】

虚寒之体，下死胎法，古人以理中汤，倍参加芒硝治。此不过略述，轻重寒热之意耳。其实亦有效，有不效，须随症变化方佳也。又代赭石下胎力亦大，可加入应用方中用之。《千金》下死胎法，用大麦芽一升，蜜一升，煎服立下，其方亦平稳可取也。

【小产胎下如大产，】

小产之后，其治法与产后相同，惟非顺自然之性，如瓜果之死摘者然，故治同大产，实则较大产尤当留意。

【未成形象名坠胎。】

五月七月已成形象者名曰小产，三月未成形象者名坠胎。坠胎轻，小产重，须辨。

【坠胎暴下血不止，面黄唇白独参当。】

小产暴下血不止，面黄唇白者，名曰脱荣，即以独参汤救之。

【缓则理气散瘀汤，】

症势少缓者，则专主理气散瘀汤亦佳。

【参芪为主归姜陪。茯苓红花丹皮佐，面面俱致无

不败[23]。】

方用人参一两，生黄芪一两，当归五钱（酒洗），茯苓三钱，姜炭一钱，红花一钱，丹皮三钱。盖用参、芪以补气，气旺则血可摄也；用当归、丹皮以生血，血生则瘀难留也；用红花、黑姜以活血，血活则晕可除也，用茯苓以利水，水利则血易归经也。方意甚佳，治小产血流紫块，头晕欲绝，血室损伤者，甚有功效也。

【血闭心晕元胡炭，崩不止者贯众灰。】

崩不止加贯众炭三钱。

【益气摄血本成法，去瘀生新多化裁。】

此方合益气摄血、去瘀生新为一炉，所以为佳也。

【若是恶露凝不下，益母回生去瘀妥[24,25]。】

小产后恶露不下，腹中胀痛者宜益母丸、回生丹等，以去瘀浊。

【腹胁胀痛是瘀征，倘无胀痛体轻破。】

小产后，恶露不多，若腹中胀满作痛者，是恶血不下。若腹无胀痛者，恶露稀，由虚故耳。

【气虚宜补热宜清，】

王孟英谓：坠胎后有恶露，全无腹痛酸楚，此血虚不能荣养，不可拘常例，再妄用行瘀也。齐仲甫谓：坠胎之后，分血出不止与血结不出二端。血不止者非血热妄行，即气虚不固也；血结不出，恶露稀少，则当温经逐寒。其说亦简，当须记之。

【血出不止遵二法。血结不行用温通，必有瘀凝证始可。】

用温通去瘀必有恶露瘀凝之证，如腹胀痛等，方可用之。

【又有萎胎亦须知，胎萎不长亦不坠。】

多由漏红损伤或素体大亏，胎萎不长，亦不坠落，有至十数月依然腹不大，胎不动者，亦时有之证，须审。

【大补气血用八珍，】

胎萎非大补气血不可，八珍汤主之。

【十不全一损七八。】

倘日浅者服大补气血药，间有胎复动得长大者，总之十中无一二全也。

八、胎前诸症

【腹壁狭窄胎上逼，胸膈胀满名子悬。】

子悬一症胸膈胀满，甚则喘促，是由胎元上逼所致。惟其何以上逼则前人多云气火有余，致胎不安而上逆也；惟山雷师独谓是腹壁逼窄之故。其说甚佳，观其症多发在孕六、七月间，服紫苏饮子，汤效可见也。

【紫苏饮子苏腹陈，归芎芍草姜葱煎(26)。】

亦一方无川芎名七宝散。

【惊怯心烦名子烦，】

妊娠胆怯心惊，终日烦闷者，名曰子烦。乃胎热乘心所致，或中有痰热也。

【竹叶汤以麦冬先。】

麦冬为主。

【黄芩茯苓参竹叶，】

淡竹叶十片。

【育阴清热一方兼[27]。】

此方一面育阴，一面清胎热，选药具好。

【痰热黄连温胆治，】

若痰热作烦，黄连温胆汤最佳，原方去枳实加竹沥一味，以枳实破泄太过恐伤胎也。

【去枳加沥最安全。阴亏火盛烦不安，】

若阴亏火甚舌红不能安寐者，仲景黄连阿胶汤最妙。

【黄连阿胶妙若仙[28]。子痫暴作不识人，手足抽搐口流涎。背强口噤胸满闷，甚则角弓反张见。】

又谓之风痉亦称妊娠似风也，推其时发时平应以子痫名之为正。

【须臾自苏续复作，名之曰痫意最慊。】

以其证忽然颠仆抽搐，角弓反张，口噤流涎，不省人事，须臾乃醒，良久复作与痫证最合，故以子痫名之也。

【诸风掉眩皆属肝，外风内风须辨先。】

子痫一症，古法多云：是体虚受风。余谓之者皆有两，而以内风证为剧为多也。又外风症，但强直而已，不抽搐也；若抽搐者，必是内风无疑也。

【古语无痰不作痫，兼除痰热亦当然。】

凡痫证吐涎沫必有痰，盖由内风挟痰上逆，蒙蔽清空脑府，灵明为之失司，络道窍隧为之不利，气火逆上煽动痰浊，则痫厥生。气火少平，痰浊亦降，则痫厥平。观其时发时平，则可知是内风冲激之故矣。譬如风起则波涌，而风平则浪息也。若舌光无腻苔，口无黏涎痰沫则但是内风而不夹痰浊者也。

【羚羊角散钩藤汤[20,30]，】

羚羊角散：防风、独活、羚羊、杏仁、枣仁、苡仁、五加皮、茯苓、木香、甘草诸味是也。钩藤汤：钩藤、桑寄生、人参、茯神、当归、桔梗是也。二方均见《金鉴》。又谓抽搐甚者，则用钩藤汤也。医家治子痫多引用羚羊角散以其内风、外风兼顾为用耳。余谓其方不纯，但师其意勿拘其药也。

【昔贤成法要抽添。】

能辨其意，随证加减可也，不必尽执方之药。

【外风引动内风者，羌羚钩枣简而专。】

《张氏医通》以逍遥散加羌活、羚羊、枣仁、钩藤四味，豆淋酒煎服。余意逍遥散升疏不可妄用；若是肝郁气火证亦当用加味逍遥也。至所加四味则绝简要，盖羌活祛外风，羚羊息内风，枣仁养肝体，钩藤泄肝用，面面俱到也，即此四味意足，何须合逍遥散哉？若无外风，则羌活可去之。要知羌独、防风均是祛外风之品也；羚羊、钩藤则泄息内风专药；枣仁、参、草则甘酸柔养顾其体虚之意耳。审知其意则随宜加减之，无不合度者矣。

【痰滞经络二陈化，竹沥姜汁胆星添[31]。】

沈尧封谓子痫痰滞经络者宜二陈汤加姜汁、竹沥、胆星等。

【气升为本痰为标，主佐之辨宜精研。】

痫多有痰。然痰之所以上逆者，气火冲激之也。气升为本，痰热为标。平气火为主，化痰乃佐也。

【更有虚风猝厥证，目窜如尸骤连发，无痰无热脉如平，】

其症目上窜形如尸，骤然而作，日连发有数十次者，甚则一厥不醒矣。既无痰征，又无热象，脉亦不数不迟，并无怪象，故知是虚风厥也。

【潜阳育阴有佳法。生地天冬斛草菖，青铅水煎镇而下(32)。】

沈尧封治此症，以青铅水煎生地一两，天冬二钱，细石斛三钱，甘草一钱，菖蒲一钱，覆杯得效，如鼓应桴。盖诸药大养真阴，复得青铅摄引引飞扬之脉，阳归于窟宅也。张氏谓其标本兼顾，定厥而无碍胎云。当为子痫猝厥无上神丹，非虚语也。取青铅水法：用青铅一斤化烊，倾盆水内捞起再烊，再倾三次，取水煎药。

【叶氏一方治反张，】

叶氏治一反张，发时如跳虫离席数寸，发过即如平人，用白芍、紫石英、甘草、炒小麦、南枣煎服而愈。张氏谓：与沈尧封上法异曲同工。盖石英镇纳合芍、甘、枣、麦柔润养液，选药之佳，真是珠联璧合，无独有偶也。

【淮麦甘枣借古法，增入白芍紫石英，柔润养液同镇纳(33)。】

叶氏此法亦极佳妙，可法可师者也。

【胎前肿满名子肿，亦名子气琉璃胎。】

一名子气，一名琉璃胎，则肿而光亮如水晶者是也。若但两脚肿者，则又曰皱脚，名虽多般，症实一也。

【有形之水无形气，斯两大法可尽赅。】

肾为胃关，关门不利则聚水而成肿，又或脾不能散精行肺，肺不能四布水精，三焦决渎之道不通，亦水积成肿。故水肿证以肾为本，肺为标，脾为中，三焦为道路也。此有形之水病，有胎如此，即无胎及男子杂病亦均如此也。若无形之气则惟胎前为多，以腹中骤增一物则大气升降之道窒塞，此气滞而肿也，故又以子气名之，斯二者乃大纲也。

【水肿皮薄色白亮，】

《灵枢经》曰：水始起目窠上微肿如新卧起之状，颈脉动时颏阴股间寒，足胫肿，腹大，以手按其腹随手而起，如裹水之状，此水肿之确候也。

【以手按之随手起。】

此辨水之要诀也，如囊裹水，形容极似矣。

【小便不利水不行，《千金》鲤鱼汤可拟，归芍白术苓橘红，鲤鱼汁纳姜三片(34)。】

《千金》鲤鱼汤治妊娠浮肿，小便赤涩。归、芍、茯苓、白术、橘红，鲤鱼一尾去鳞、肠，白水煮熟之去鱼用汁一盏半，入生姜三片，煎药一盏空心服，胎水即下，如未尽除，再合一服。

【《金匮》葵子茯苓汤(34)，】

冬葵子一斤，茯苓三两为散，饮服方寸匕，日三服，小便利则愈。本方主治妊娠有水气，身重，小便不利，洒淅恶寒，起即头眩诸症。

【亦治妊娠有水气。】

此方亦治有形之水，冬葵子滑而下行，近人有伤胎之说，而经方却主用之，此古今人不相及处，须知之，可避则避免之也。

【茯苓导水出《金鉴》，停饮膀胱气不行，五苓去桂加苏梗，桑腹陈砂瓜木槟(35)。】

此方为治水之通剂，即五苓、五皮之意出入为治也。治膀胱气化不行，三焦决渎不利，水渍为肿。药虽平淡却亦有效验，按有形之水治法不过尔尔，如再进一步须添《金匮》肿胀门法矣。

【气肿《内经》曰肤胀，】

《灵枢经》曰：肤胀者，寒气客于皮肤之间，鼟鼟然不坚，腹大，身尽肿、皮厚、按其腹，窅而不起，腹色不变，此其候也。

【亦即子气所由称。】

其以子气名，此症者正以此病。病源由于无形之气也，须辨之不可不知也。

【按之不起起亦缓，】

如《灵枢经》所言也。盖按则气散，一时不易复聚，故不起，缓缓乃复，起如初耳。

【与水相异凿可凭。气胀皮厚色不变，】

与水肿之皮薄色白亮，正相反也，如此等证即属无形之气肿。

【古方有效天仙藤。】

天仙藤散乃宋名医陈景初制，治胎前子气要方，后人多遵用之，实则唯气肿此方乃对证耳。

【天仙藤散香附陈，木香乌药甘草成。生姜苏叶水煎服[36]，诸药相合调气功。】

天仙藤洗略焙炒，香附、陈皮、乌药、木香、甘草等分锉末，每服五钱加生姜三片，苏叶五叶，水煎，日三服，肿消，此药气得通调肿自平。本方专从理气着手，意谓气得通调则肿可自愈也。故子肿属气胀者最为相宜，诸药均调气之品，似与香苏饮、抑气散相类。

【子淋转胞是两病，症似相类治法异。子淋湿热郁膀胱，小溲热痛而短涩。】

子淋是妊妇小便频数窘迫点滴而痛，乃肝经阴亏火炽，湿热郁结膀胱之故，与转胞不同。转胞是小便不出，少腹坠胀或有频数尿少如子淋者。惟转胞不热不痛。子淋必热必痛。此二症分别极关紧要处。

【相火炽盛肝阴亏，胶芩山栀合导赤。】

沈尧封治子淋方，用导赤散加入阿胶、黄芩、黑山栀三味，甚效，平和可学者也。

【若进一层清肺阴，源清流洁理不易。】

肺为水之上源，若上法不应则进一层加入清养肺阴之品，如沙参、西洋参、花粉、石斛、麦冬等等，源清则流自洁之意也。

【转胞小便不得出，】

转胞为小便不得出，然亦有频数出少，如子淋者，惟无热痛见象也。

【频数出少而窘迫。】

转胞症少腹窘逼坠胀急欲小便，而临圊时复不得出也，其频数而尚得解出少许者为较轻症，其至重者则小便完全闭塞，点滴不得出矣，此轻重之分也。

【胎压膀胱气不舒，】

转胎之故则由胎元不举，胎长压塞膀胱，膀胱气化不舒，以致小便胀满于中而不得出也。此症与子悬对峙，彼为胎元之太升，此是胎元之太降耳，故治与子淋大异。

【不热不痛是真谛。】

症象虽与子淋约略相同而病因迥殊，治亦大异。辨别之法则在子淋热痛，转胞不热不痛，此要诀也。又转胞由胎重不举，故必六、七月后始有之，先则无。子淋一症则胎前随时皆可见之。

【益气举胎是正方，】

丹溪治转胞用人参、黄芪、升麻等大剂煮服，即补中益气法也。胎若举，胞自疏通，水道自利矣，此转胞正治法也。

【浪投通利必无益。】

若见其小便不通，妄投通小便之品，则无益反有害矣。

【或用举胎参术饮，服后探吐通上膈。】

参术饮即四物、六君合方去茯苓加生姜是也。先以上方煎服，服后随以指探喉中，吐出药汁，候气定又再与之，此则开壶盖之法，所谓上窍开则下窍自利是也。

【欲得南风开北牖，】

书所云欲得南风先开北牖，则此法颇亦有效。

【上窍开则下窍滴。《金匮》两症均有方，】

《金匮》于子淋、转胞两症均有方法，兹附记之。

【肾气丸主治转胞，胞系了戾不得溺，】

《金匮》以不得溺标其征，以胞系了戾标其因，以转胞两字明其症，以肾气丸主其治，最为清晰。转胞之名即本《金匮》者也。惟方中桂、附后人所忌，固当知而慎用之耳。

【戾了得溺症自康。饮食如故小便难，】

小便利即愈也。金匮云妊娠小便难，饮食如故，当归贝母苦参丸主之，其症即今之子淋是也。

【当归贝母苦参当[38]，润燥开郁除热结，】

当归和血润燥，贝母清肺开郁，苦参除热结也，亦子淋之佳方，惟妊娠须用归身为当也。

【以治子淋效可彰。紫菀汤方治子嗽，天冬甘桔桑杏贝，再加蜂蜜竹茹煎，胎火射肺斯为贵[39]。】

服此治胎火上逆，火刑肺金，清肃失令之嗽，其咳多无痰，甚于早暮，或颧面红赤，舌红脉数，咳由胎病，故以子嗽名之。乃专症专治，非漫指一切风寒痰饮咳嗽也，切勿误用。

【风寒痰饮勿轻尝，各随证治毋拘泥。】

咳嗽原由至为复杂，详杂病中，须参考之胎前患各种咳嗽者，仍当随见症而施治之，毋拘泥此一方也。须知此方仅治因胎火而嗽之，子嗽若风寒痰饮等咳均忌也。

【若脉细数有内热，咳呛涎痰卧不安。妊娠见此似虚劳，六味为汤法不刊。】

尧封记钱氏室人案，内热咳呛痰涎，夜不能卧，脉细数，吴门叶氏诊之谓是百日劳不治，后延浦书亭治屡更方不应，亦以为无药可治矣，聊与六味丸塞责，以慰病人，意化丸为煎，初无求效心也，乃数剂之后咳减热退，后生一女，母女俱安。后以此法治怀妊咳呛涎痰或内热或不内热或脉数或脉不数五月内者具效，五月外者则有效有不效，此无意得之者也。

【效从意外偶得之，举一反三如是观。子鸣异症不经见，时或有之非詟言。】

子鸣一症不经见而确有之，曾闻前辈言，山雷师亦云：曾闻之。儿在母腹虽已成形，未离胎盘，本无自能发声之理，孟英以为詟言，盖据理而断也，然腹中有鸣声，确有其事，则又安能以詟言抹煞之耶？《金鉴》谓之子啼腹内钟鸣，诸书有称腹内儿哭者，亦有分腹内钟鸣与儿哭为二者。余谓为啼为哭实未确当，总之孕妇腹内忽然有声则一也。其声不一，或如钟鸣，或如啼哭。故昔贤以状名之耳，然不如直接简当称之为子鸣，可包括一切，且少语病也。

【腹内钟鸣与啼哭，声之相若非信然。】

所云钟鸣啼哭者，乃言其鸣声之相似若此耳，非真是儿啼儿哭也。

【青主谓是母气虚，】

青主独谓子鸣是母气大虚，儿不能随母之气以为呼吸而鸣于腹中也。治宜大补其气，使母之气与子气和合则子之意安而啼亦息矣，其说为独创者然。

【扶气止啼汤力专。】

方用参、生芪、麦冬去心各两，当归酒洗五钱，花粉、甘草各一钱，橘红五分，名扶气止啼汤。

【人参麦冬生芪主，归草花粉橘红兼[40]，肺气旺则

胞胎旺，子随母气病全消。】

谓此方一剂即可止啼，盖大补肺气，使肺气旺则胞胎之气旺。胞中子气有不随母之气以为呼吸者未之有也，其云如此。余按子鸣青主此说独创一解，为从前所无言，不知效验如何，惟方法平正，录记可备一格。此不经见之奇症，大概不外于此矣。

【子喑声哑当九月，】

非绝然无语，只是声音哑细不响耳。经云：妇人重身，九月而喑。盖九月是肾脉养胎，少阴之脉络舌本，胎盛阻遏其脉，不能上至于舌本也，须知之。

【书云胞之络脉绝，少阴之脉络舌本，娩后脉通声自澈。】

子喑见九月间，不须药治。分娩之后，肾脉上通其声自出矣。

【经行音哑意相通，尧封有方遵此制。】

子喑本无方治。沈尧封曾治一妇，经行时必失音，亦遵《内经》此意从少阴治。先服天冬、地黄、当归、茯蓉等滋补少阴之品；不应，音哑反更甚后加细辛少许于前方之中，声音即复。盖细辛能通少阴之脉于上也，《内经》之妙如此，因子喑故附及之。

【脏躁无故自悲伤，时笑时啼遂失常，象若神灵所凭附，】

脏躁一症歌哭不常，多言多语如有思神依附之状，在孕妇谓之脏躁，即非孕妇亦多有之。大概虚体汗出过多所致，故时邪之后每每见此症。否则忧郁过度亦能致此也，与经言五精相并，并于肺则悲，并于心则喜，并于肾则恐云云，甚相合，而尤以悲伤欲哭为主证，均以甘麦大枣汤主之，此方极灵验非常，实不二之妙法也。

【治以甘麦大枣汤。】

此《金匮》方也，原文云：妇人脏躁喜悲伤欲哭，象如神灵所作，数欠伸，甘麦大枣汤主之。方似简，学平淡，而有不可思议之效力，前人医案不言，即余亲历治验亦已不少，盖药简力专，非寻常意想可及，《伤寒》、《金匮》方之可贵，实非后贤制方可比也。《金鉴》注《金匮》此条谓不可意解疑误实大错之至，唯于《女科心法要诀》中则又云其效非常，殆非出一人手笔，有知有不知耳。

【甘草小麦与大枣，药虽平淡效非常。】

甘草三两，小麦一升，大枣七枚，以水六升，煮取三升，温分三服，此《金匮》原方分两也。

【甘以缓急麦心谷，】

麦为心之谷，诸药多甘，甘以缓诸急。经云：肺系急则悲。余可类推，此本方之要妙也。

【五精相并亦可尝。】

《松心医案》以此方治五精相并加苎花一味。

【胎前痢疾最难治，一切痢药多妨胎。】

治痢药品十九与胎有碍，虽云有故无殒，究非有绝对把握，极易贻人口实，况世风不古，尤当慎之又慎。

【一禁攻下二渗利，】

攻下荡涤肠胃之品，如硝、黄、朴、枳均忌。虽古人方亦多用之者，在此时世则非有绝对把握，不宜轻用矣。渗利小水本为痢禁，在胎前尤为甚也。《张氏医通》

本云：治痢三禁。除上二禁外，尚有兜濇一禁。惟吾等治痢方法最忌止濇，即在普通人患痢，除极久人虚者外，绝罕用之，故不复列入焉。

【化积之品亦须审。】

书云：无积不成痢。然化积之品如厚朴、枳实、山楂、神曲、麦芽等等，无一不列入胎前禁药，真令人无所措手，其实未必皆真碍胎也。第以《纲目》等书载之，既明遂致授人以柄，当时著者教人谨慎之意。实则舍大毒、大热、大攻伐外，其余诸药，性平和者均无大碍，但亦须审裁。

【妊痢惟以调气先，】

气调则积随气下，此间接之法也。昔贤治痢本有气调则后重自除之诀，胎前尤为不二法门，《医通》所言最合。

【腹痛后重均可赅。】

气调则腹痛可止，后重可除，积滞亦可行动也。

【治痢平剂防风芍，】

治痢最平和无流弊之剂，以痛泻要方法加减之，胎前最常应用。

【调气则用陈砂壳，扁豆花与炒银花，】

扁豆花为胎前治痢要药，噤口泛恶甚有功。

【黄芩香连清热灼。】

痢本属肠中湿热夹滞积为患，其后重窘迫即肠肿也。若云虚寒乃难得变证，多原体虚而然耳。芩、连苦寒，直清肠热，为痢症所必需之品；木香则调气止痛，助脾运化；惟有呕恶者则大非所宜也，须分辨之。

【噤口石莲红藕节，陈米参须扶正药。】

如痢重、噤口呕恶不纳者，则宗丹溪法，以人参须、黄连、石莲肉、陈仓米等扶正气以苏胃降逆，不治痢先顾胃气，乃安法也；痢若红多，须重用银花炭、条芩炭、藕节炭。

【血痢胶芩芍梅连，】

伤阴者以上方加阿胶、黄芩、白芍、乌梅、黄连。

【热甚白头翁可酌(41)。】

血热甚者，白头翁汤可佐入加减之也。

【虚滞三奇防枳芪，】

虚而气滞者，黄芪扶正，防风升疏，枳壳降泄；亦升降虚实并顾方也。三味功用远殊合为一方，故名三奇汤耳。

【详具杂病兹大略。】

治痢详法当在杂病中研之，此仅其大略也。

【胎前疟疾易小产，】

胎前疟发最易小产，以其抖战震动胎元也。

【先以安胎为要着，健脾益气不须疑，】

益气以固胎本，健脾以举胎元，此安胎所必需也。况疟疾一证，无有不关肝脾二脏者，治肝实脾二面均顾到也。

【六君子汤乃要药。】

六君子即四君合二陈汤是也，四君益气健脾，二陈化痰行气，书云无痰不成疟也。

【祛疟小柴有专长，】

再合入小柴胡汤以祛邪，治疟邪乃专方也。

【草果知母久截效。】

二味截脾疟最效。若日久者加此二味于上药中截之。

【热倍黄芩虚倍参，】

热多者倍用黄芩。人参为举胎圣药，虚者倍之。

【寒多姜枣兼桂芍。】

小柴胡汤本有姜枣，若寒多者则尤重之，以其调胃助阳也。寒多合入桂枝、白芍、姜、枣则柴桂各半，同六君用之，更为妥帖矣。肉桂胎前所忌，桂枝则否，后人多顾忌，不知仲圣且以桂枝汤为安胎首方，何未之见耶！真可叹矣。

【伤寒外感不同常，】

妊娠感邪，伤寒不与常妇同例。发表之药难于轻用。

【发表之剂须慎尝。寒热无汗头痛者，香豉葱白第一方。】

葱白五茎，香豉一升，热服取汗，治妊娠寒热无汗，乃《千金》方法也。可解邪气又可安胎，故为第一佳方也。其他发表之品均须慎用。

【寒重生姜苏叶加，】

寒多者前方加入生姜、苏叶二味。

【热盛山栀豆豉当[42]。】

如无寒独热盛少汗不解，仲圣栀子豉汤主之。

【邪热内犯迫胎元，】

若伤寒、温热之邪不外达，反从内犯，热毒迫胎者，宜《千金》石膏大青汤急救之，退则不及矣。

【《千金》石膏大青汤。】

治妊娠伤寒、温热头疼、肢节烦疼、壮热烦躁、渴饮诸热重证。

【石膏知母大青叶，栀芩前胡葱白成[43]。】

此方既可散邪又能安胎元，为妊娠伤寒、温热时行神方，非《千金》不能立也，张氏崇之极是。

【外用护胎井底泥，】

古人恐热毒伤胎外用井底泥敷腹上，现在西法用冰块，中外一理也。

【中西治理一例详。阳明府实实热证，非攻不可亦当下，不下胎伤母亦危，玉烛黄龙仿古法。】

若有孕妇患伤寒阳明腑实热闷证，非攻不可者，亦当用下法。不下则邪热无出路，非但伤胎，母命亦不可保矣。《医通》谓：急宜凉膈散、承气汤下之。虽有药忌，所谓有故无殒，有病则病当之也。或以小承气合四物汤，用四物保胎，承气攻实，两面并顾，名玉烛散，较为稳妥。或仿黄龙汤、增液汤法随症而定也。

【有故无殒虽难言，】

凡用此等方，乃万不得已而为之，必与病家言明，免贻口实。《内经》虽有有故无殒之条，实难靠定。病去胎亦下者，每每有之也。

【两害取轻宁用下。】

病去而胎不下，固属最佳。因邪热之灼伤，胎已不牢，胎亦随之而下，终较因循畏忌，任其燎原难遏，坐视母子俱亡者为稍佳也，两害取轻故宁取下，惟当与病家详细说明利害于先，庶免后悔耳。

【审症审体定从违,】

若腰腹酸痛者胎必堕矣，切勿再用攻下以贻谗慝之口实，若证甚剧而体虚羸不任者，亦勿轻用，恐胎下母亦随之则更有口难辨矣。

【守经行权各无颇。】

故须审证审体以定从违，守经行权各如其分，凡用到此等，有大出入之方法，非十有几分把握，不可意气从事以图侥幸至要。

九、胎前药忌

【胎前药忌亦须知，第一先将大例思。】

药忌多矣每难尽记，有病治病亦难尽避，先当明了其所以禁忌之故，则用药留神下笔时小心，不致有误矣。

【大积大聚其可犯,】

经云：妇人重身毒之如何？岐伯曰：大积大聚其可犯也，衰其大半而止。此至精论也。

【虚羸弱体勿轻施。】

如妊妇体极虚弱者，则一切禁忌勿轻犯之。

【证急病危先救母，主方要药必需兹，药无可避要明言，免致多言后悔迟。】

若急证病危，母命已在顷刻，纵有药忌，亦当不顾胎而顾母。皮之不存，毛将焉附耶？古方自仲景以下各名家医案，于胎前重证，一切忌药仍如常取用，即此意耳。譬如温邪内陷心包，主方要药犀羚、至宝、紫雪中忌药甚多，倘皆避忌，只能束手待毙矣！惟须详述其意于医案中，言明于先，庶免事后多言，此行道之苦，衷不可忽者也。

【缓病调理则毋犯，】

若杂病缓证调理方，则毋犯药忌，盖可以避免无犯之必要也。

【各有经权须慎之，忌药大概分权等，大毒大热大攻伐。】

如硫黄、砒石、水银、锡粉一类，以其大毒伤胎也。乌头、附子、天雄等等，以其大热也。硝黄、牵牛、甘遂、芫花、大戟、巴豆等等，以其大攻伐也。

【破血重坠与辛香，】

如破血三棱、莪术、䗪虫、干漆等等。重坠如代赭石、珠粉之类。开窍走窜如冰、麝、牛黄之类。

【泄气克伐同利滑。】

泄气如青皮、厚朴、葶苈之类。克伐如神曲、麦芽之类。利滑如车前、通草、葵子、滑石、泽泻之类。

【药忌虽同有重轻，】

大热大毒攻破重坠之品为重，若泄气滑利等等则为轻也。

【必禁随宜可酌夺。】

有必禁者，如大毒险峻之品，平时已极难用，何况有胎乎？此必禁之药，决不可犯者也。有随病体为转移者，如附子、干姜、川椒、厚朴等等。本为禁药，而仲景治胎前病方中均用之，盖有病当之故无殒耳。此有必要可用，无必要勿用之也。又有可酌夺者，如半夏均经制过本可不忌生姜，《千金》及仲师均用之治胎前病，又为食品中所当有者，而《纲目》列于禁品，《心悟》则谓食生姜令子枯指实臆造耳，亦无须过于禁忌，至后人并麻黄、射干、牛蒡、贝母等开上焦药亦列入禁品，则更难于处方矣。

【罕用之品人易避，日常用药记于先。】

罕用险峻之品，平常亦难得用及者，易避，附记于后备考，惟日常用药撰歌熟记之。

【乌头附子与天雄，干姜肉桂花椒联，】

诸味以其辛热兼有毒也。

【半夏南星厚朴苡，麻黄葶苈射干蝉，麦芽神曲蒺藜郁，莪术三棱皂角牵，】

苡仁、蝉衣、郁金、牵牛子等以上诸味以其攻破削积力甚大也，而半夏制透者不忌，南星胆制陈久者不忌。

【大黄芒硝与巴豆，】

火硝牙硝同之大下之品。

【鬼箭山甲威灵仙，姜黄没药五灵脂，】

诸药以其搜逐经络流通瘀阻也。

【归尾赤芍红花延，】

全当归亦忌用之。

【丹皮丹参桃仁膝，槐角紫草泽兰兼，】

槐花同。

【紫葳茜草益母草，犀角茅根苏木添，】

以上诸品皆行血药或凉血去瘀生新之品，以其动血，故切忌之也。

【龙肝赭石破故纸，刺猬皮与常山是，薇衔蔄茹龟

鳖甲，】

《本草备要》以蔄茹为经方四乌鲗骨一藘茹之藘茹大误，藘茹乃茜草非蔄茹也。

【瞿麦泽泻车前子，滑石通草木通葵，】

冬葵子自瞿麦以下皆滑利品也。

【刀豆大蒜藜芦蛭，虻䗪蛴螬干漆同，】

水蛭以下皆为破血除癥重品。

【牛黄冰麝珠硫雄，甘遂商陆芫花戟，】

牛黄以下皆辛香走窜或大热重坠之品，甘遂以下皆逐水峻品，自水蛭起至此本非常用之约，惟经方丸剂及温热救急丸方中每每有之，故记于末，以便留意也。

【汤丸所载细思从。胎前忌药虽尚多，惟此常须记在胸。】

上歌中药及下附记诸罕用药及食忌均采自《纲目》《女科辑要》、《心悟》妇科等书合为一编，但未必尽罗，恐仍有遗漏也。

水银　信砒　钢砂　蜥蜴　乌喙　侧子　羊踯躅　兔肉　雀肉　蛇蜕　锡粉　石蚕　桑蠹　续随子　王不留行　鳅鳝　蟹　蜈蚣　银朱　蜘蛛　飞生　野葛　赤箭　土瓜根　虾蟆　鸭子　斑蝥　硇砂　蝼蛄　樗鸡　蜕青（即青娘子）　棁根　驴马肉　龟鳖肉　豆酱　地胆　蟹爪甲　衣鱼　樟脑　红娘子（即葛上亭长）　犬肉　羊肝　鲤鱼　水鸡　一切野兽肉　鸡子合糯米

犬肉、羊肝等皆孕妇食忌，虽未必尽应验，然亦不可不知者也。

注释及校订：

（1）二陈汤：见《太平惠民和剂局方》。半夏、陈皮、茯苓、炙甘草、生姜、乌梅。

（2）左金丸：见《丹溪心法》。黄连、吴茱萸。

（3）橘皮竹茹汤：见《金匮要略》。橘皮、竹茹、大枣、生姜、甘草、人参。

（4）苏叶黄连汤：（夏氏珍藏本有以下歌诀和注释，摘录如下。）胎气阻逆惟呕吐，苏叶黄连夏橘茹。苏叶黄连汤，出《温热经纬》，用于妊娠恶阻。黄连清泄肝热，苏叶和胃止呕，合竹茹、橘皮、半夏以调气疏郁。痰湿阻滞夏苓汤，橘砂乌梅姜枣草。半夏茯苓汤，出《妇人良方》，用于妊娠恶阻痰湿偏盛者。半夏、茯苓、陈皮、乌梅化痰利湿止呕；砂仁、甘草、大枣、生姜健脾和胃止呕。

（5）温胆汤：（夏氏珍藏本有以下歌诀和注释，摘录如下。）热阻恶食温胆汤，半橘苓草枳茹枣。温胆汤，出《千金方》，用于妊娠恶阻痰热内扰者。竹茹、枳壳配半夏、陈皮以清化痰热，清热而不寒，化痰而不燥；茯苓、甘草、大枣健脾和胃止呕。

（6）加味六君子汤：（夏氏珍藏本有以下歌诀和注释，摘录如下。）脾胃素虚六君子，更加苏梗和香砂。加味六君子汤也。

（7）甘酸化阴法：出叶天士。石斛、乌梅是也。

（8）酸苦泄热法：出叶天士。乌梅、白芍、川连是也。

（9）燕窝汤：王孟英法。白燕窝煎汤，少加橘汁数滴，缓缓呷之。

（10）胶艾汤：一名芎归胶艾汤，出《金匮要略》。治妊娠腹痛、胎动不安，漏红等症；因胞气阻滞，故名。阿胶、当归、地黄补胞宫之血，芎䓖行血中之滞，艾叶温子藏之血，芍药，甘草缓子宫之急。或加干姜一味，温经散寒，开凝通阻，安子而止血。（夏氏珍藏本尚有以下二句歌诀及注释，摘录如下，供参考。）许氏奇效再加芩，阳搏阴虚崩证当。奇效四物汤，出《类证普济本事方》，即芎归胶艾汤去甘草加黄芩，治阴血不足，妊娠腹痛而有热，失血内崩。重用黄芩一两。

（11）六藏汤：《千金方》称芎归胶艾汤为六藏汤。

（12）芍药散：出《千金方》。只用白芍、白术、黄芩三味，血虚者加四物，胎漏者加胶艾，气滞者加香附，胎动有热者主黄芩，不动有寒者主砂仁。砂仁略炒研细末，用艾叶汤加少量盐酒，《医学入门》谓甚效，腹中觉热则胎安也。（夏氏珍藏本为注释，张氏珍藏本改为歌诀。）

（13）通气散：见《大全良方》。妊娠腰痛，因闪挫气滞者主之。补骨脂、胡桃肉。

（14）青娥丸：出《丹溪心法》。由通气方再加杜仲、生姜。《太平惠民和剂局方》青娥丸加蒜一味。

（15）泰山盘石散：出《景岳全书》。人参、黄芪、当归、续断、黄芩、白术、川芎、白芍药、熟地黄、砂仁、炙甘草、糯米。

（16）产宝百问方：因房事而致胎动呕吐者，用竹沥一味饮之，名产宝百问方，见《本草纲目》。困绝者或加人参一味，尤妙。人参补益而固气，以防气随阴虚。

（17）养血清热息风法：王孟英法。无名方，见《沈氏女科辑要笺正》。用竹茹、桑叶、丝瓜络治胎动不安，亦有良效，竹茹能固气液之脱而清虚火；《外台秘要》治房劳只有一味竹皮汤，止呕之功胜竹沥也。

（18）阿胶汤：漏胎下血多因热者，用阿胶汤，见《医宗金鉴》。由四物、阿胶养血以安胎，侧柏叶、炒黑山栀、黄芩清热以止血。

（19）黄芪汤：见《医宗金鉴》。黄芪二两，糯米一两，合煎，有益气培土安胎之功。

(20) 佛手散：见《医宗金鉴》。治胎死腹中，用川芎一两，当归三两，缓下死胎法。

(21) 平胃加芒硝汤：《医宗金鉴》曰："峻剂平胃加芒硝"。平胃即调胃之误。调胃承气汤，出《伤寒论》。用大黄及芒硝加倍，攻逐死胎；用甘草，攻下之中不伤正气。(夏氏珍藏本的歌诀是："峻剂调胃加芒硝"；而张氏珍藏本的歌诀是："峻剂平胃加芒硝"，何故？须研究。)

(22) 理中加芒硝汤：(夏氏珍藏本的歌诀及注释如下。) 热以硝黄寒桂附，两相对照真谛饶。原文见《圣济总录》。胎死腹中或胞衣不下，盖有寒热虚实之不同，用药寒温各从其宜。久病胎萎子死者，用附子、肉桂、破寒气坠胎；暴病热毒子死者，用大黄、芒硝，泻热毒坠胎。为之两两对勘，一温一寒，适得其反，各有真谛，益人智慧。

(23) 理气散瘀汤：见《傅青主女科》。人参、黄芪、当归、丹皮、红花、茯苓、姜炭。

(24) 益母丸：见《医宗金鉴》。只益母草一味。

(25) 回生丹：见《医宗金鉴》。由锦纹大黄、苏木、大黑豆、红花、米醋组成。

(26) 紫苏饮子：一名紫苏饮，出《济生方》。无川芎以避升提之故，名七室散，见《类证普济本事方》。《妇人良方》有人参，《医宗金鉴》云：量虚实用之，甚是也。当归、川芎、白芍、陈皮、苏梗、大腹皮、甘草，药味均轻。苏梗一钱，余均五分至七分，甘草亦用二分也。

(27) 竹叶汤：出《医方集解》。麦冬育阴，竹叶清烦，黄芩清热，茯苓、人参补虚。妊娠心烦，宜育阴清热法。

(28) 黄连阿胶汤：出《伤寒论》。乃治阴亏于下，火扰于上，心烦不寐者，始为适宜。方用黄连、黄芩、芍药、阿胶、鸡子黄清热除烦以安子。

(29) 羚羊角散：(夏氏珍藏本与张氏珍藏本的歌诀和注释不同，选方亦不一样。现摘录如下，以供参照。)羚羊角散治子痫。羚羊角散，出《济生方》。治子痫抽搐，不省人事。防独归芎枣仁杏，五加薏苡木草苓。羚羊角、防风、独活、酒当归、川芎、炒枣仁、杏仁、五加皮、炒薏苡仁、木香、炙甘草、茯神以息风止痉。抽搐甚者钩藤定，钩藤汤内桑寄生，人参茯苓归桔梗。钩藤汤，见《医宗金鉴》。用钩藤、当归、茯神、人参、苦桔梗、桑寄生、以补虚养血止痉。羚羊角散与钩藤汤，一治实一从虚，各有所宜，随见证而治。归芎防独与钩羚，参草茯神桑寄生。羚羊角散出《心悟》，两方加减合而精。《医学心悟》之羚羊散，选用当归、川芎、防风、独活、钩藤、羚羊角、人参、甘草、茯神、桑寄生，即合此两方为一，选药精于《医宗金鉴》。程国彭自制经效方，钩藤独重，余俱量轻。或选用羌、羚、钩枣四味，羌活祛外风，羚羊角息内风，枣仁养肝体，钩藤凉肝用，面面俱倒也，极精简。

(30) 钩藤汤：(见注 29)。

(31) 加味二陈汤：痰滞经络而发子痫，《沈氏女科》独到之秘，有禆后学，不亦多乎。加味二陈汤主之。

(32) 潜阳育阴法：子厥者无痰液，子痫者有涎沫；故治痫常兼祛痰，治子厥可投生地、天冬、石斛、甘草、石菖蒲等滋腻养阴药，兼顾标本，而必赖潜阳镇坠之品，始克有济。潜阳育阴法，见《沈氏女科》。

(33) 柔润养液镇纳法：(夏氏珍藏本称育阴柔阳镇纳法，现把歌诀和注释摘录如下，以供参考。)叶氏一方治子躁。妊娠脏躁，名子躁。发作时精神恍惚，不能自主，烦躁不安，甚则抽搐或角弓反张，发过即如平人。淮麦甘草本古法。炒淮小麦、甘草、大枣，即甘麦大枣汤，出《金匮要略》。增入白芍紫石英，育阴柔阳兼镇纳。在甘麦大枣汤基础上加入白芍、紫石英，以育阴柔阳镇纳。叶天士法，无方名。

（34）鲤鱼汤：（夏氏珍藏本在《千金》鲤鱼汤方解后尚有金鲤鱼汤一方，摘录如下，供参照。）《沈氏女科》金鲤鱼汤，用金鲤鱼一尾合用白术、茯苓健脾利水。加橘红以行气，使水即去；又恐水去胎虚，加当归、白芍以养胎。

（35）葵子茯苓散：出《金匮要略》。冬葵子、茯苓。

（36）茯苓导水汤：见《医宗金鉴》。茯苓、猪苓、泽泻、白术、苏梗、桑皮、大腹皮、陈皮、砂仁、木瓜、木香、槟榔。

（37）天仙藤散：此方原名香附散，宋朝陈景初制，李伯时更今名也。妊娠三月后，两足自脚背渐肿至腿膝，步履艰难，喘闷碍食，状似水气，甚至足趾间出黄水，谓之子气。张山雷不信天仙藤散之能治喘闷肿满，认为足趾出水，为水之泛滥，至岂调气能效？余谓气停则水停，水化则气化，本方固治气，亦能治气不行而停水者，如不信，试观鸡鸣散（《证治准绳》方：槟榔、陈皮、木瓜、吴萸、紫苏、桔梗、生姜）之能治脚气肿满，与此岂非一法耶。

（38）当归贝母苦参丸：见《金匮要略》。

（39）紫菀汤：见《济阴纲目》。治妊娠胎火淫肺而咳嗽不止，胎动不安。紫菀、杏仁、贝母、竹茹化痰止咳，桑白皮、桔梗、天冬、白蜜清肺养阴。

（40）扶气止啼汤：出《傅青主女科》。人参、麦冬、生黄芪、当归身、炙甘草、天花粉、橘红。

（41）白头翁汤：出《金匮要略》。白头翁、黄连、黄柏、秦皮。

（42）栀子豉汤：出《伤寒论》。（妊娠伤寒治法，夏氏珍藏本与张氏珍藏本歌诀和注释有不同，现摘录之，以供参照。）妊娠热病宜葱豉，伤寒葱姜用亦灵。妊娠发热，若风寒轻者用葱白、豆豉；若伤寒者用葱白、生姜。发表之药须慎行，胎伤用葱一味灵。其他辛温发表药不可轻用。若妊娠发热而又伤胎，但用葱一把水煮服之，汗出即安。寒胜生姜紫苏加，胎死不应姜苏增。妊娠发热寒胜者，除用葱白外，还可加用生姜、紫苏，若胎已死，须臾自出，不应加用。

（43）石膏大青汤：出《千金方》。石膏、大青叶、黄芩、前胡、知母、栀子仁、葱白。

临 产 门

临产一门本为妇科最重要者，现在则医院另有专设产科。内科、妇人科中医几于百一难逢，故从略不详及惟志其大要数点以备万一之需耳，至其详细处则自行参阅各妇科书可耳。

【临产第一要安胎，腹虽疼痛勿惊慌。一字能“忍”是要诀，】

“忍”字为临产要诀。忍者忽痛不慌乱也。

【瓜熟蒂落自然良。试胎月数未足痛，痛时疼楚定如常。】

如月数尚未足而见腹痛，痛定如常者，此名试胎，非正产也。

【月数已足腰不疼，时见腹痛亦不妨。】

即月数已足而腹痛不紧时作时止、腰未酸坠者，尚非其时，不宜轻动，此名异胎，仍当忍耐为要也。

【腹痛已紧腰重坠，儿身转顺胞浆破。】

儿未产前头向上，至期则儿身转顺向下，头顶正当产门，胞浆大来助其送下，腹痛紧腰重坠则是其时矣。

【中指跳动是其时，用力及时儿稳下。】

产母中指中节或本节按之跃动异常者，此正产之时也，方可用力自然顺生稳下，若非其时使产母用力，往往逼胎不正而为横生倒产诸端，悔无及矣。

【用力过早祸非轻，倒产横生尤可怕。产难要用催生方，保生无忧得撑法。】

治难产方不可胜数而以《医学心悟》所载保生无忧散一方为最普遍，程氏赞其神验，谓永救孕妇产难之灾，常保母子安全之吉，又解其方意之妙，谓用药全得撑法，理甚详明，可参阅之不录。

【黄芪当归白芍芎，艾叶荆芥与羌活，菟丝川贝甘草同，厚朴枳壳姜煎呷(1)。】

余按此方分两宜轻，方意甚好，可以取用。

【另有神散简效方，香白芷同百草霜(2)。】

等分各为末。

【为末童便醋酒调，】

每服三钱，以童便米醋和如膏，加沸汤调下，或用酒煎，加入童便少许，热服。方名催生如神散。

【顺生固血功甚良。】

《心悟》谓：血见黑则止。此药不但使顺生，大能固血治逆产横生，其功甚大也。余按九芝兄尝述，《沈氏女科》十七所用催生方甚效，即白芷、百草霜、滑石三味，各等分为末是也，似即从此催生如神散出。加滑石亦殊有意义。

【难产多缘气血虚，】

气虚不能推送，血少不能濡润。

【佛手归芎加味当(3)。】

凡一切治难产方多以归芎二味为主，归须重用。气虚则加参、芪用之。

【交骨不开败龟板，血余灰佐芎归尝[4]。】

加味归芎汤治交骨不开用当归五钱，川芎三钱，败龟版（童便炙酥）三钱，妇人头发一握烧灰存性，水煎服。

【或用归芎柞木枝，参膝红花降子汤[5,6]。】

青主降子汤亦治交骨不开之难产。按柞木枝一味亦为开交骨单方也。

【胞浆破早胎不下，加味八珍方最妥[7]。】

胎浆破早，浆干胎不下者谓之裂胞生，又名沥胎，谓胞水沥干以致难产之意。

【丹参益母明乳香，三味加入八珍可。】

人参钱半，白术一钱，土炒茯苓八分，炙甘草三分，丹参三钱，酒炒明乳香五分，熟地钱半，当归五钱，川芎钱半，白芍二钱，酒炒益母草二钱。此方分两大有意义，当归独重，丹参、益母次之，则参、地不致壅滞。《心悟》解此方谓：俗见不用人参，恐胎气上逆也；不知当归数倍于人参，则不能上逆，只可助药力下行耳；且用之浆水已行后，尤为稳当也。其解甚超卓。

【冬寒加入黑炮姜，呕加生姜砂仁末，浆水未行用保生，浆水去多须此法。】

《心悟》云：浆水未行用保生无忧散以顺其胎，浆水去多必用加味八珍汤大补气血以助其力，保产顺生此二语尽之矣。

【通津救命玉灵丹，】

仙传治裂胞生及难产数日不下，血水已干，产户枯涩，命在垂危者，方用龙眼肉（去核）六两，生牛膝梢一两，黄酒浸捣烂，将龙眼肉煎浓汁，冲入牛膝酒内服之，停半日即产。余救数人无不奇验。

【龙眼为主牛膝佐[8]。】

今南方人家，每蒸龙眼肉等以给产妇，即本此法也。

【甘温益血有奇功，酒以流通膝下达。盘肠未产肠先下，子下依然肠不收，外用草麻涂顶心，】

产后肠脱不收者，外治法以草麻子四十九粒，捣烂，涂产妇顶心以提肠上升。即刻洗去，时久则恐吐血也。

【内服升补法亦周，参芪归术芎升麻，补气升肠饮独优[9]。】

青主谓：升麻少则升气，多则血升也，不可不知。又脐下子未下时，勿服此方，先以净盆用开水洗热，将肠盛于盆内静待之，若时久恐脐与盆俱冷，则更用大盆另注温水以养之，或添入温水亦可，脐热气充子下后即可徐徐收回矣。若子宫下脐仍不收者，则用上法，以上为古法，不可信也。

【产门不闭由虚弱，】

产门不闭皆由气血之虚，八珍汤补之不应，用十全大补。

【八珍十全补之愈。初产艰难阴肿疼，甘草汤洗法可取。】

若系初产艰难因伤而致玉门不闭者，必肿而痛，浓煎甘草汤洗之，伤肿自平。

【内服逍遥散一方，加入丹皮荆芥穗。】

初产焮痛而不闭者，当用逍遥散加荆芥、丹皮二味。切忌用寒凉药。

【子宫不收用补中，肉桂白芍补而举。】

子宫不收亦缘虚亏之故，宜用补中益气汤加酒炒白芍一钱，肉桂五分，补而举之，或助以外治法，如草麻子贴顶心之类是也。

【胞衣不下症尤凶，血贯胞衣胀满疼，胞上冲心喘急死，瘀消衣下可回生。】

胞衣不下为产时最凶险症，瘀血贯入胞中腹胀满痛，若不得下反而上凑心胸，气喘胸满必死无疑，若能瘀消胞下则可生也。

【轻则归芎重失笑[10,11]，】

如血入胞中，胞大不下，心腹胀满疼痛，喘急者，用失笑散三钱酒下。

【不应花蕊石散灵[12]。】

血散胀消其衣自下，如用归芎、失笑二方仍不应者，则非花蕊石散不可。治胞衣不下，胀急不省人事，败血冲心血迷、血晕诸重险症，但心头温者急用一服灌下，瘀血化水而出，其效如神。医家不可不备也。其散见《心悟》须参考之。按此散药肆不备，无现成者须自备也。

【《金鉴》没竭夺命散[13]，】

《金鉴》治胞衣不下用夺命散，即没药、血竭二味为散也。方亦佳。

【方意相同用亦同。牛膝芒硝童便冲，或去芒硝法

更平。】

前人单方，亦甚验者。或牛膝二两、芒硝三钱、童便三味同用，或但用芒硝、童便二味，或去芒硝只用牛膝、童便则更稳妥也。

【消瘀下胞理尽同，温化凉下随其形。】

花蕊石散乃温化之方，牛膝、童便、芒硝则寒下之法，各有其宜，当随产母之形体，宜寒宜热而后定也。

【更有胞枯粘不下，破早浆干源血少，意躁心烦时欲昏，】

昏晕以非血贯胞衣，故无前证腹满胀痛喘逼之急也，此较缓症。一则血贯胞衣，一乃血枯胞干。胞衣不下虽同，而缓急大别矣！

【却无疼胀喘满者。】

青主谓：胞衣不下不致上冲于心，只瘀血难行，难免血晕之虞耳。盖指此一种胞干粘连不下者而言之也。此症较缓，故有二、三日不下，但见意乱心烦仍无大害者；若瘀贯胞胎不下则变生顷刻矣！二者皆有之，读书当活泼也。

【归芎益母送胞汤，乳没黑芥并麝香(14)，】

当归二两（酒洗），川芎五钱，益母草一两，乳香不去油，没药不去油，各一两，黑荆芥穗三钱，麝香五厘，研另冲入，名送胞汤也。

【生新除瘀而降浊，证相合者效非常。】

青主此方甚佳，证合者用之，当有效也；或破碎胞衣粘着不下者，亦为合拍。按青主不信胞上凑心之说，谓胞衣留腹不致杀人，并谓有存腹六七日不下竟不腐烂者，补之而自降也。其说与诸家大相悬异，但亦自有其理，其症不可尽信，亦不废弃之。余意照其所言之症自无危险，与前论症本不同也。

【胞留腹中五六日，既不烦躁无昏晕，百计不应治法穷，此是气虚失推送。】

此症较上症尤异，盖上症犹有瘀血粘连也，夫瘀血在腹，断无不作祟之理，有则必然发晕。今安然无恙，五六日不下而无所苦，即知血已净矣，是乃气虚不能推送。清不上升，浊难下降也。治以升清降浊之法，胞衣自下，方奇而极验。

【降浊升清法更奇，炒莱菔子五分研，加入补中益气内，药味虽同分两殊(15)。】

青主此方至奇特，虽用成方加一味，则有画龙点睛之妙，至堪研究者也。余尝谓傅氏女科看似板刻，多用四物、六君等补药，而细玩之，则所用分两大有变化，平中有奇不可轻视，不似今人用药分两大都有一定也。

注释及校订：

(1) 神验保生无忧散：见《医学心悟》。新孕妇人，“气血时常裹其胞胎，最难转动”，此时用撑法，以调和气血扶助正气。方中当归、川芎、白芍养血活血，厚朴去瘀血，羌活、荆芥疏通，枳壳理气，配合艾叶暖宫，川贝、菟丝子运胎，黄芪、生姜、甘草扶正，可除难产之灾，能保母子安全。空腹暖服。

(2) 催生如神散：一名黑神散，见《济阴纲目》。百草霜、白芷、童尿、醋。《沈氏女科》十七，用此方加滑石一味，云：

甚灵验。

(3) 佛手散：即归芎汤。

(4) 加味归芎汤：见《妇科要旨》。《医宗金鉴》称开骨散。川芎、当归、龟版、妇人头发。

(5) 降子汤：见《傅青主女科》。用当归一两，川芎五钱，人参五钱，牛膝三钱，红花一钱，柞木枝一两，水煎服。

(6) 柞木饮子：见《济阴纲目》。药用生柞木、甘草，治难产，或横或倒，腹中胀闷。

(7) 加味八珍汤：见《医学心悟》。即八珍汤加乳香、丹参、益母草。

(8) 通津救命至灵丹：见《沈氏女科》附方。王孟英深信之，云："殊胜他剂也。"龙眼肉、牛膝。

(9) 补气升肠饮：见《傅青主女科》。人参、黄芪、酒洗当归各一两，土炒白术五钱，酒洗川芎三钱，升麻一分。

(10) 归芎汤：见《医宗金鉴》，一称佛手散；《萧山竹林寺女科秘方》用川归汤，即川芎二钱，当归五钱，益母草三钱，绍酒煎服。

(11) 失笑散：出《太平惠民和剂局方》。蒲黄、五灵脂。

(12) 花蕊石散：见《沈氏女科》。花蕊石破瘀，乃温通之峻剂。《医学心悟》用花蕊石一斤，硫黄四两，煅细，研服一钱至三钱，童便热酒送下，若葛可久原方，则花蕊石一味，煅存性研细，童便下，男胎以酒，女胎以醋，各少许，每服三钱至五钱也。

(13) 夺命散：见《医宗金鉴》。没药、血竭散结行滞。

(14) 送胞汤：出《傅青主女科》。当归、川芎、益母草、乳香、没药、芥穗、麝香。

(15) 加味补中益气汤：出《傅青主女科》。用量多至一两（如生黄芪），少只一分（如炙草）。参芪益气能助流通；白术守中，多用留中不下矣，故术仅用五分。芪补卫气，司开合，卫出下焦，其用正合，故较参（用三钱）更重；加用莱菔子五分，能理浊气。青主长处，即在此等。青主之用药也，可佩甚矣。

产 后 门

一、产后大法

【新产之后百脉空，一切举措须从容。】

新产之后，气血沸腾，百脉空虚，一切举措，切宜谨慎，如无必要，切勿浪投重剂，非特攻伐克削之品，即峻补辛热之品，亦非其所宜也。

【先审恶露之有无，】

第一先问恶露之有无多少，以产后恶露为紧要问题也。产时血注于下，产后胞室空虚，余瘀并凑，不得归经，乃为恶露。恶露缓缓而下，血块渐渐而消，此其常也。过多、过少则皆为病也。

【次问少腹痛不痛。】

恶露少，少腹必痛。少腹无痛，则知瘀血已净，纵恶露少亦不为害。

【阴虚阳浮自汗多，】

产后必多自汗，此阴虚阳浮之故，虚阳逼津液以外泄也，因汗多。毛孔空疏，最易感受外邪而为郁冒、痉、厥诸症；又津液内竭，每为大便难也。

【津液内渴表不充，易感外邪为褥热，】

产后最易发热，即表气不充汗多，易于感邪之故耳。

【内则大便多不通。】

产后大便十九难下，问其大便之通否？可征津液之盛衰也。

【三症郁冒痉便难，《金匮》之旨存其中。】

三症皆由血少津伤、阴虚阳越而起。以阴虚阳越则多汗，以多汗则津液更内竭，以内竭之故为便难，以阳越之甚为郁冒，以汗多毛孔空疏易中于风为痉。痉与郁冒为重，大便难为轻，然其理则一贯也。观仲景所举言外微旨最要者，重在亡阴、亡血、伤液津，乃知后人产后宜温之说，为非是也。

【亡阴亡血亡津液，育阴涵阳理可祟。】

观仲景三症之旨，则知产后调理端宜。育阴涵阳为主，此大纲领也。诸家歧说，均不足信也。

【产后宜温旧说言，与圣法异毋盲从。】

旧说“胎前宜凉，产后宜温。”历来均奉信之，牢不可破，独王孟英氏力辟其谬。王氏一生偏于寒凉，所言人或不信。今余以仲圣此论推演之，是知王氏所言确乎有据。

【忌温热说本子和，】

张子和《儒门事亲》论产后忌温热之药。

【忌寒凉说从东垣。】

李东垣则主产后不宜用寒凉药也。

【偏热偏凉均不然，对症用药斯为先。】

究意或偏辛热或偏寒凉均非所宜，当以育阴涵阳平剂为最妥当也。至对证用药则宜温宜凉各有所必要矣。

【丹溪则主补气血，】

丹溪则谓产后以大补气血为主，其余诸证均以末治之。其言固有卓见，然亦不可拘泥也。

【诸症未治亦一说。补虚为本去病佐，】

如丹溪之说，非言但补虚而不治病也。有邪毋专散，有积无专消，必兼补治。盖以补虚为主，去病为佐耳。青主产后编大意，即本其说，所以异于常妇也。

【法与常人异其例。】

产后患病，病因与常人同，而体与常人异，故其治法一面顾虚，一面去病，为最妥当。

【血块未消勿轻补，】

新产少腹血块尚未消散者，勿轻投滋补，若急证则不在此例，或佐行瘀用之。

【块痛已无毋再泄。】

若少腹已无块痛者，勿再用化瘀消克之品也。

【恶露虽少勿轻通，血少瘀凝腹痛别。】

恶露虽少，有血少而不多者，有瘀凝，而不下者，须从腹痛上分辨之。有胀痛者是瘀凝；无胀痛者则为血少，不可通也。

【再问乳汁行不行，饮食多少胃气征。】

乳汁为血所化，血旺胃强则乳汁浓多，血虚胃弱则乳汁稀少。故问其饮食多少、乳汁稀浓是以辨其胃气之充馁也。荣生中焦，血生于谷，产后以胃气为最要也。

【产后胃气为最要，胃气一索百病生。胃旺胜攻亦胜补，胃虚攻补并难胜。】

产后病若宜攻者，必胃旺，方能胜攻。若宜补者，必胃旺，方能运化。故无论攻补，均以胃气为第一义。胃气薄弱，则攻补并难为力也。

【产后之脉宜沉静，缓滑沉微濡小吉，实大弦急则为危，喜见和平忌躁疾。】

产后之脉，最要和平。沉静虽微细附骨不绝犹无妨碍，最忌躁疾不平。方书所云，总不出此，能知沉静躁疾之分辨，则十得八九矣。

【产后之药宜轻灵，苦寒伤胃兼瘀凝。】

产后禁用苦寒以其凝滞且伤胃气也。

【辛热耗血而扰动，】

产后百脉空虚，气血沸腾，最要宁静。切忌扰动。辛热之药耗血伤阴，扰动百脉亦非所宜。前人产后用温之说，流弊已久，久而益甚，至孟英乃痛言其非也。

【汗下利便均不应。】

产后三禁，发汗、利小便、攻下是也。用药须勿犯三禁。苦寒、辛热亦当慎用。故产后之药最宜和平为要。

【和平调治为合法，《心悟》之说得其平。】

《心悟》云：产后用药，偏于凉剂，恐生脏寒；若偏辛热，脏腑无寒，何处消受。故不宜轻投凉剂，又不宜过于辛热。理应和平，调治方为合法。如或有偏寒偏热之症，又须活法治之，不可谬执也，其说甚是。

【产后重症曰血晕，败血之冲心肺胃。】

败血冲心、犯肺、冲胃也。

【郁冒痉厥与发狂，盗汗呕吐泻三急。】

呕吐、泄泻、盗汗并见，必危。谓之三急。其详均分见于后，须细读之。

【脱血崩冲均至危，其他杂证更多歧。】

此略举重险证耳。其余杂证，名目尤多，而有大纲提要在焉。知此则一切迎刃而解。

【一虚二瘀三虚邪，】

一为纯因产后去血过多，因虚而起之病。二为产后瘀血不行，败血留阻所生诸病。三为因虚而受邪，因邪而起之诸病。

【错综变幻诸疴为。】

至三者相因而成，或多、或少、错综变幻，则诸疴并起，数之不尽矣！

【以此三者为提纲，见症寻源自不疑。】

知此三大纲领，再从见症苔脉，推求病源，自不致迷惑无据矣。

【产后大要略如斯，各症分诠细审宜。】

至各症之详细辨法、治法，则分具于下，细研玩之，可得其要也。

二、产后通用生化汤方

【生化一方初产用，恶露不多血块痛。】

血块痛即俗称儿枕痛是也，七日内多有之，七日以外则渐消解。

【当归川芎炒桃仁，炮姜炙草酒煎送，童便少许入尤佳，祛瘀生新法甚稳。】

生化汤原方当归三钱，川芎钱半，桃仁炒研去双仁及皮尖七粒，黑炮姜五分，炙草五分，水煎服，或加黄芩，入童便少许，尤妙。此分两乃照《心悟》减用。若原方分两，则当归用八钱，川芎用三钱，桃仁用十四粒，似较多，不如《心悟》之妥。

【心悟减甘加益母，各有其宜随症用[1]。】

余意益母草可加，炙草不可减去。以既有归、芎、桃仁之行，黑姜之化，自不可少，甘草之缓以和之也。《心悟》则因既减其分两，恐力缓不足。草为牵掣故去之而加益母，其用意亦微。可随症所宜而酌用之，均可取也。

【化块行瘀体不伤，】

此方化血块、行恶露而不伤母体，有块痛而恶露少者确甚佳。初产服此一、二剂，以祛瘀生新为妙也。《产后编》谓：血块痛勿轻用古方三棱、莪术等攻破之品。只以此方服之，甚妥当也。

【阳浮微热亦为良。】

黑炮姜能退浮热。故若产后阴虚阳浮微热不盛者，此方一剂可愈之。倘壮热或外邪发热，则不可用也。

【若无块痛无须用，】

此方专除血块瘀痛，化行恶露，畅疏块痛。已除者，不必用之。自《达生编》风行海内，妇人、孺子无不知生化汤者，几于产后无病不用之。若《产后编》则然，观其每门证治，均以生化为加减，未免太滥矣！王孟英则深恶痛绝之，即又矫枉过正，亦非平心之论也。

【阳亢阴虚不可尝。】

孟英指生化为弋戟，固未免过甚其辞。然若逢阴虚阳亢、津液亏耗、气火沸腾之体，则确有大害也。如形瘦、脉弦数、舌尖红者，则当慎之，毋忽。

【加参生化虚人设，】

加参生化汤为虚人而设也。初产已见虚象，又因块痛未消，不能全补，以此两顾。

【寒痛甚加萸肉桂。】

初产受寒腹痛甚，喜热物按者，加吴萸、肉桂以煖之。外当用烘热衣服，煖和块痛处；虽暑天亦当和煖之也。

【气滞延胡陈木香，】

气滞加延胡索、陈皮、木香。《产后编》即名木香生化汤也。

【食滞陈砂楂曲剂。】

食滞则加陈皮、砂仁、神曲、山楂等以行化之也。

【心慌自汗或妄言，安神益智柏茯神[2]。】

《产后编》治初产块痛未消而有妄见症状者，于生化汤原方之中，再增加入柏子仁、益智仁、茯神三味。即名安神生化汤也。《心悟》有归姜汤治产后心慌自汗，即当归三钱，黑姜七分，枣仁炒钱半，大枣五枚，水煎服。其方较平稳，胜安神生化汤也。至用意则二方相同。

【归姜汤内枣仁枣，用意相若方更纯[3]。】

《心悟》方论均极醇正可法，勿以其浅近而轻忽之也。

【汗多欲脱加参附，重用当归瘀不停。】

若服归姜汤后，自汗仍多，心慌无主，恐其晕脱，即加入人参三钱，熟附子一钱，先顾根本，是为急其所要也。方内重用当归，则瘀血不得停留。余按此归姜汤加减法，本与生化汤无干，因其方意与加参生化汤、安神生化汤二方相近，可资比较，故附录之，亦有用之，佳方也。

【外感生化加羌防，血晕黑荆芥穗增。】

均见《产后编》，皆名加味生化汤。

【乌梅荆芥蒲黄炭，合以生化治血崩。】

产后血崩，生血止崩汤即生化原方加三物，枣水煎是也。

【诸加味法各有宜，总以块痛为主征。】

诸加味法各有所当之处，惟总以块痛未消为主征。若块痛已消，则根本无须用生化汤矣。

三、恶露不行、恶露不绝、血崩诸法

【恶露不下分虚实，实者腹中必胀痛，寒凝气滞瘀不行，】

实证少腹必胀痛，或因产时受寒，或因气滞不调，以致瘀蓄不下，恶露稀少而腹疼胀也。

【佛手芎归为必用。寒凝加以桂萸姜，】

寒凝者佛手散加炮姜，甚加肉桂、吴萸，温化之，随症而定。

【气滞玄胡香附送。】

气滞胀甚，佛手散加玄胡、香附以调血中之气。

【瘀蓄痛甚不可按，失笑花蕊石选之。】

若瘀蓄甚者，腹痛亦甚，当以失笑散合佛手散用之。实痛则拒按，此蓄瘀之明证也。若失笑散犹不及，则以花蕊石散治之。花蕊石能化血为水，是峻剂，非其的证，不宜妄用也。孟英谓：有胀痛而恶露不行者，苟无寒象，生化汤亦当慎，但以丹参、益母、泽兰叶、归尾、桃仁、玄胡等行之可已。

【苟无瘀蓄勿轻攻，】

若腹无胀痛而不甚拒按者，则勿轻用。攻瘀之品，须熟记之，而不可妄也。

【调气和荣妥易施。】

但以青陈皮、乌药，香附、玄胡、归、芎、泽兰、益母、桃仁、丹参等行气行血流通为治，可也。

【虚者腹中无痛楚，唇淡面黄脉虚弱。】

此因产时去血过多，或因平日素虚血少之故。腹中必无胀痛，此要辨也。形色脉象亦必有虚象显露焉。

【虚甚圣愈补而行[4]，不甚置之可勿药。】

若虚证不甚，可以勿投药饵，俟其渐渐恢复可也。王孟英所谓恶露不来，腹无痛苦，听之可也。勿乱授药饵，确是不易之论，更勿轻投破血之药。若囿于俗见，仍以生化等法行瘀，则等于砻糠榨油，势必损伤冲任为崩为脱，变象不可测矣！须熟之。

【恶露不绝分虚实，】

不绝与过多不同。不绝是日久淋沥不肯止而不甚多也。过多则非但不绝而且甚多，是血崩之渐矣。须分别。亦分虚实二大法。

【日久淋漓不肯止。】

大概产后恶露以弥月而净为期，然亦有旬日即净者，须以其他脉证为断。

【肝脾藏统失其司，劳伤冲任虚证是。】

虚症多由劳伤冲任而然，或肝气不和，血不藏脾，气虚血弱不统所致，当察症脉而调补之。

【逍遥归脾合八珍，加减随宜依证治。】

肝气不和以致血不藏者，逍遥散为主；脾气亏弱以致血不统者，归脾汤为主；若冲任劳伤气血并亏者，则八珍汤为主。至其复用加减，则随症变化可也。

【实证仍属瘀血停，阻碍新血不归经，其症腹痛亦拒按，归芎失笑参以行。】

用归芎汤送下失笑散，先去其瘀而后补其新，则血归经矣。按恶露淋沥不止一证，究属虚多实少，但间有之，亦不可不晓也。恶露不行，反有用补之法；恶露不绝，反有用攻之法。总以少腹胀痛与否？为辨症用药之据。其相互之理，至堪玩味。此中医精微处也。

【旋覆花汤新绛葱，意义相同方更精(5)。】

经方旋覆花汤，治半产漏下，亦系去瘀生新之意，为瘀积阻碍新血不得归经，因而漏下者设也。意义相同，而选药处方之精辟，则非后人可及矣。

【恶露过多崩证渐，阿胶一味为最善，煎汤代水伏龙肝，独重力专功甚验(6)。】

恶露过多不止，即是血崩之渐，不可忽略。此方甚佳，独用阿胶一两，以伏龙肝二两，煎汤代水，烊化之。服如不应，加人参。盖阿胶本血崩无上圣药，重用独用力专功捷。张氏谓：尚在独参汤之上。如加人参亦须重用也。

【阴虚防搏谓之崩，许氏奇效四物精。】

许氏奇效四物汤，即胶艾四物汤加黄芩也。阴虚阳搏之血崩证，此方主之。产后用芩，须慎，可炒炭用，加炮姜炭少许反佐。

【虚寒十全胶续加，】

若属虚寒血崩，《金鉴》以十全大补汤，再加阿胶、续断主之。惟必有虚寒证象方可用。

【崩脱独参汤最灵。】

若血崩欲脱，急以独参汤救之，迟恐无及，或加童便尤妙。

【血崩昏晕见“鬼神”，十九皆以房劳成，参术归枣地药萸，附子一分曰求生[7]。】

救败求生汤，治产后半月，血崩昏晕，目见“鬼神”，极危急证。用参、术土炒，各二两，归酒洗二两，枣仁生用五钱，熟地一两，山萸兼山药炒各五钱，附子制一分，回阳固气，归神摄血。方制甚好。余按此方，用参、术治太阴脾，补气。归、枣治厥阴肝，和血。熟地、萸、药，六味之半，治少阴肾，补精之阴。并顾气血双补，已稳甚妥。尤妙在附子一分，佐大队补药之中，自无悍桀之性，而得回阳之用。以附子合地、萸、药，正是阴阳并调之法也。方虽八味，面面俱到，意味深长。分两亦极有斟酌，孰谓此书，非青主作此等方，岂庸俗可创者耶！又青主论此症，谓是房帏不慎、房劳淫欲过度所致极中时弊，或产前房劳过度，产后即崩者亦多有之，此病今人最易犯。治女科者不可不留意者也。

【参附龙牡亦可合，】

或加龙、牡入前方，以回阳固脱，则成参附龙牡复方，亦必要之味也。

【固气摄血回阳并。】

此等方治，皆危急之证，勉图百一者也，不可乱用。

【崩症诸方皆可参，苦寒当避毋妄行。】

前崩证门诸方法，均可参用。惟苦寒之品须知避忌。

四、血晕、癫狂、不语、神志诸症

【产后昏晕曰血运，治法宜将虚实分。实证腹痛恶露少，面赤唇红瘀上攻。】

即败血冲心之证也。

【胸胁胀满痛拒按，失笑散主佐归芎。】

夺命散亦佳。没药去油二钱，血竭一钱，共研末，分二服，砂糖调酒送下之。

【恶露已多唇面白，虚人血晕用清魂，清魂散内黑荆芥，人参芎草泽兰同。】

虚人血晕而兼外邪发热者，此方为最佳。盖即《金匮》所谓郁冒之症是也。《金匮》言是血虚下厥，脉阳上冒，故头汗出。而所用方法却是小柴胡汤者，以血虚汗多，复感外寒，寒邪外郁，则内冒更甚也。清魂散之妙，在炒黑荆芥一味，能祛血中之风，而行血归经，以代小柴胡甚妥也。

【此即金匮郁冒症，以代小柴理可通，若无外邪则非宜，孟英之法最可从。】

孟英治此，从营阴下脱、阳越不潜著手用下面所列诸药，并非杜撰，即从《金匮》血虚下厥、孤阳上冒八字阐发而出也。

【牡蛎石英龟鳖甲，淮麦甘枣丹参珀，孤阳浮越失潜藏，育阴柔阳兼镇纳(9)。】

孟英此方，用淮麦、甘、枣养心敛液育阴和阳为主，佐以琥珀、丹参之安神去瘀，牡蛎、石英、龟板、鳖甲等潜阳镇纳。选药甚精，病理尤合。盖眩晕昏冒无一非阳冒于上、阴亏于下所致也。经云：下虚上实为厥巅疾；又云：气之与血并走于上，则为薄厥。亦与《金匮》所言相符。

【郁冒有邪清魂佳，纯虚无邪此法妥。】

有外邪之郁冒，须仿清魂散法治之。若无外邪，则此方之药为最妥善也。

【救急童便为最佳，】

山雷师谓：童便下行最迅，气降则脑不受激。《素问》所云气反则生是也。他药皆不可及也。

【外熏更有醋漆法。】

仓卒血晕，药不及备，先用外熏法救之，或烧旧漆器熏之，或以铁器火煅红淬入醋内，频烧频熏之，使其苏醒。虽此乃开其窍闭意，可暂不可久。

【血去过多气不固，昏晕最重曰气脱。】

张景岳云血晕有二证：一是瘀血上升，一是血虚气脱。气脱者作瘀血治，祸不旋踵。

【口开眼闭手足冷，六脉细微汗如泼。急用独参童便冲，】

此气脱症，非独参不救。古法用一、二两。今价贵，然至少亦必二、三钱，始有力。也有童便冲入更佳，无则但用参汤可已。以此症至急，不能久待也。俗有产后七日内，不可服参之说。张景岳曾痛驳之也。

【药能下咽或可治，《石室》二方意亦同[10]，】

《石室秘录》有治产后气虚血运方，曰救晕至圣丹。其方用人参一两，当归二两，川芎一两，白术一两，熟地一两，炒黑乾姜一钱，极言其效神效妙。又一方则去炮姜一味，加荆芥一钱，其治相同。

【黑姜参术地归芎，或以黑姜易黑芥，各随见证都有功。青主两合增减之，】

青主取《石室》二方之意，合而增减之，以治气虚血晕。

【气虚血晕治可从，黑姜黑芥参芪归，补气解晕汤亦崇。】

此汤名补气解晕汤，盖从《石室》二方合法，减去地、术、芎三味，而加黄芪也。评者谓此方不可加减，极有神效而不知其所，自余无意得之，乃知其学有本源也。

【脾胃虚弱则六君，呕恶纳少眩晕供。】

《心悟》云：产后眩晕多缘气虚。若脾胃虚弱而有痰者，则多眩晕而呕恶、少纳。滋腻之品不可进，当以六君子主之。其言亦可取也。

【血晕不语刺眉心，刺之出血用银针，眉心之穴上通脑，下通于舌系连心。清气得升瘀自降，内服归芪或

独参。】

当归补血汤，芪二两，归一两，煎灌。或人参一两煎汤灌之。外用银针刺眉心出血，则能语得生矣。古法有用灸眉心者，然不如针刺出血之佳，以灸法效缓也。舌为心之苗，心既无主，舌又安能出声。刺其眉心则舌与脑腑俱通矣。

【若但产后不语者，】

若产后非血晕，但见不语证者。

【古方有散名七珍，人参生地石菖蒲，辰砂川芎防细辛，研末调以薄荷汤，通心肾气方甚纯(12)。】

言为心声，肾脉系舌本，此方从心肾两经着想，甚有意味，可取也。

【虚用八珍钩远菖，痰热星连兼二陈。】

《金鉴》治产后不语，属痰热者，以二陈加胆星、黄连主之。治气血两虚者，则用八珍汤加远志、菖蒲、钩藤，均为合法。惟谓七珍散是治败血冲心不语，则误！七珍乃通心肾络脉之方，非治瘀也。

【肾气不荣舌本者，地黄饮子尤为神(13)。】

刘河间地黄饮子，治肾气不荣、脉绝不至之不语。见《金鉴》八珍加味一方也。

【产后癫狂及谵妄，乍见鬼神分虚实。】

产后发癫、发狂、妄言、妄见有如神灵所附诸症，分虚实治之。

【实证败血上冲心，或者痰浊蒙闭是，血瘀胸腹必胀痛，恶露不行可知旨，失笑散与无极丸，去瘀为主是其治。】

癫、狂、谵、妄实证有瘀血与痰迷二者不同。若属败血冲心，则胸腹必胀痛，恶露必不行，治以去瘀为主。失笑散、夺命散均为要方。又无极丸亦专治此证，其方出《本草纲目》，引《医林集要》云：是武当高士孙碧云所制也。大黄一味为主，分四份，以盐、酒、巴豆、红花、当归、醋等分制过为丸，温酒下之。取下恶物甚验，与罗谦甫之血极膏相近。惟血极膏只醋熬大黄一味，为简单耳。详不备记。

【恶露仍通无胀痛，舌苔腻厚是痰迷，六神汤乃最佳方，化痰开窍得先机，胆星菖蒲旋覆花，橘红半夏茯神随。】

六味各用一钱，水煎服，名六神汤。尧封极言神验。为产后神志病第一佳方。余观其选药甚精，与温胆汤大同小异，确是可师佳方也。须熟记之。

【实证脉盛音声扬，举动有力辨其征。】

凡癫狂之属实证者，必脉有力、面红、语声洪亮，或打人骂人，掀按不住，力量甚大。是实证之确据，细辨之。

【若为虚证便不尔，色㿠音低脉软弱，自汗心慌腹无苦，多言少动力亦薄。】

若癫狂之属虚证者，则面色必㿠白，音声必低微，脉必软弱无力，兼之心慌、自汗、寐不安宁，且少打人骂众之举，只是多言妄见耳；纵有举动力亦薄弱。总之，实证则多行动，少言语。虚证则多言语，少举动也。以此分别之。

【神不守舍由血虚，】

此由虚神不能守舍，原由产后血虚而得。

【五精相并理至确。】

《内经》所谓五精相并云云。其理至确。凡神志病之属虚者，皆当从此消息之。

【淮麦甘枣第一方，】

《金匮》淮麦甘枣汤，乃神志病属虚者第一佳方，他方均在其下。

【安神定志亦要药，人参远志茯苓神，菖蒲龙齿辰砂著[15]。】

炼蜜为丸，辰砂为衣，每服二钱，开水送下。

【更有灵方琥珀珠，】

另有单方治此，亦甚灵验。琥珀一钱，珠粉四分，包入龙眼肉或南枣肉内，分次吞服之。治不寐心悸亦有效。

【心神惊悸皆可效。】

产后心神不安，言语健忘，少寐惊悸，皆由血少心神不守而来。心之所主者血，心血一虚神何由定。以上诸方均能兼治之。

【败血之冲亦当知，】

说出张石顽氏。

【冲心狂妄乱言辞。】

败血冲心诸治，已见于上血晕、癫狂各症中矣。

【登高而歌弃衣走，】

甚则登高而歌，弃衣而走，口咬拳殴，无所不至。此至重也。

【花蕊失笑并主治[16]。《准绳》一方效亦佳，青主合以芎归施，地黄荷叶粉丹皮，生蒲黄末冲入之[17]。】

《准绳》方治产后败血冲心，发狂笑妄诸症，用干荷叶、干生地黄、丹皮各等分，煎，冲入生蒲黄末二钱。傅青主本之，加入归、芎二味，易名安心汤。治同。惟蒲黄入煎，不另冲，生地、丹皮均炒用也。青主女科方人每每谓其好奇，实则均有所本。余当逐渐诠释之。

【腹满腹痛胸饱闷，恶呕不止曰冲胃，古法五积散主之[18]，平胃散加姜桂吉[19]。】

张氏谓：尝用平胃散加姜、桂。往往获效。

【不应更送来复丹[20]，】

如若不应，再加来复丹，送下。

【伤食二陈丁香入。】

若因伤食起者，呕吐不止，可以二陈加丁香治之也。

【冲肺面赤或鼻衄，呕逆欲死且喘急，瘀血入肺至可危，征之口鼻起黑气。】

口鼻起黑气，乃血败肺绝至危之证，百不救一二。

【二味参苏饮救危，】

人参一两，苏木三钱，杵细，水煎，顿服。若厥冷自汗，更加附子二、三钱，或加童便，尤妙也。

【人参苏木只二味，厥冷自汗欲脱矣，更加附子童便急。】

稍迟则不救。如童便仓卒难得，不用亦可。

【冲胃之症半生死，冲心十仅保一二。冲肺喘促鼻黑者，百难救一源详记。】

张氏谓：冲胃五死五生，冲肺十全一二，冲心十难救一。其实冲肺而至口鼻起黑气、喘急、厥逆者，百难救一也。不可不慎，须详记之。

五、产后发热诸症治法

【产后发热证多端，第一先分标本观。】

如气血虚少、阴虚阳浮等证，属本。如冒邪伤滞、蓄瘀等证，则属标。标本之辨最要。

【有邪无邪更当辨，】

外感六淫之邪与纯虚无邪者，发热之状既有不同，其他脉症有别处尤多。当细意辨之。女科书论产后发热，多注重血虚、内伤诸证，而忽于六淫外感。每谓产后发热，气血大虚，只宜补养，不可疏散；而不知分别其有邪无邪，但以一语笼统之。倘遇伏邪、温热之症，一投温补，轻者转重，重者必死。此女科书之大弊病也。盖不知分证，但知论理，又多偏重于胎产本身，致有此失耳。辨有邪无邪实第一义。

【一有误认悔已难。】

认虚作实，固非所宜。认实作虚，祸害亦大。过与不及其病固相若也。

【昔人议论重温补，只为因产而发热。】

其发热之原因，即由胎产而起，绝无外邪，是乃本症。如阴虚阳浮发热是也。温补本合。

【倘然发热属外邪，亦宗此说祸必烈。】

倘其发热之原由，本与胎产无关，只以适逢产后之时，而患六淫热病，亦以书所言，温补之法投之，则其祸害之烈，不可胜言矣！此有邪无邪之辨，所以最为紧要也。

【兹将各证细分明，内伤外邪辨要清。初产蒸乳不必治，热度数日即自平。】

若初产二三日，体强未受外邪，忽见发热、乳房胀者，名曰蒸乳发热。不必用药，数日自平也。

【血瘀发热恶露少，少腹疼痛辨可晓，生化汤为不二方，或再加以黑荆芥。】

详见产后通用生化汤方节。

【伤食发热又不同，嗳腐吞酸胸膈闷，脾虚不运是其原，姜朴楂曲合异功。】

生姜、厚朴、神曲、焦楂合五味异功，即名加味异功散。治产后脾虚伤食发热，若无虚证象及虚脉者，可去参、术用之。先消后用补可也。

【但见虚象无表证，人虚脉虚腹无苦，产时失血已甚多，血虚发热方论补。四物汤加黑炮姜，敛阳入阴实可取，不应取加童便引，治无不效法师古。】

若无外邪风寒见症，又无伤食、瘀血等胸腹不适之象，人虚、脉虚方可断为血虚发热。必是产时出血过多，阴虚阳浮所致。宜以四物汤补阴血，加炮姜敛阳归阴，以为从治浮散之阳得归依于阴，热即退矣。如不应，更加童便为引，治无不效也。古人所谓产后复发热，宜于温补者，只此一症。后人漫不知辨，一见发热，便投温补；倘遇伏温蕴发者，再得炮姜、归、地等味，助其邪焰，不死何待！读者切须识此，细辨见症，万勿妄用贻害也。

【气血两虚用八珍，】

若气血并虚者用八珍汤，气血双补。

【虚甚更以十全补，汗多色晄脉虚大，热势迅来而迅去。】

此为虚热，必有之见状，须熟辨之。又其热势必不高也。凡瘀血、伤食、血虚、气虚等热，热之来势，均甚和缓，与邪热之壮盛不同。

【虚热当以甘温除，】

十全大补汤之退虚热，即本《内经》甘温能除大热之旨也。

【本乎经旨斯为主。内伤发热法东垣，】

内伤无邪发热之治，以李东垣发明诸法为最佳。后来诸家均不出其范围也。

【阳陷入阴意甚玄。】

东垣阳陷入阴之说，升阳降阴诸方，以治内伤发热，意甚玄妙，确有至理明验也。

【升阳益胃补中气(21)，】

东垣所制诸方，以升阳益胃汤、补中益气汤二方为主，凡诸变化均不出此。此二方须精熟其理。

【制方选药何精严，久热不退成蓐劳，形肉消瘦难为痊。损其肺者益其气，咳呛补中生脉兼。】

蓐劳难治。法详于虚劳门中。分其大要，不外损上、损下、损气、损精血数种。损气者，从肺脾起；损精血者，从肝肾起也。

【损其心者调荣卫，】

脉数急而代结，虚寒热，面浮也。

【炙甘草汤以为先，脉促面浮虚寒热，心悸乏力虚汗沾。】

此损其心者，见症也。

【损其脾胃调饮食，】

损脾胃者，调其饮食。鸡汁、牛肉汁之类均为调饮食法也。

【泛恶纳呆面黄萎，六君子汤是佳方，苏其胃气第一义。】

久病以胃气为主也。

【损其肝者缓其中，虚羸腹痛苦里急。】

少腹里急。

【内补当归建中汤，方出《千金》至可贵[22]。】

内补当归建中汤，即小建中汤加当归也。治产后虚羸不足，腹中刺痛，吸吸少气，或苦少腹里急，胁痛引腰背，不能食饮。盖损肝，缓中之惟一效方。

【损其肾者益其精，精不足者补之味。】

填精以厚味，甚则用血肉之品继之。

【六味四物为主方，】

补肾不出六味、四物等方，当以张景岳法为最善。

【从阴从阳各加味，滋阴知柏与龟胶，】

若阴虚者，则加黄柏、知母、龟版、阿胶等以滋养之。

【温阳桂附鹿茸剂。】

若阳虚者，则加肉桂、附子、鹿茸等以温养。

【言虚至此已为详，再论外邪之发热。试从《金匮》寻其源，阳旦小柴都有例。】

后人言产后忌寒凉，而仲师不废芩、芍。后人言产后发热不可表散，而仲师不离柴、桂。可知药无一定，只在对症。善用者活泼地无所拘着也。只须辨其有邪、无邪、实热、虚热，得其确据，果是邪热实证，则一律不禁，善哉。仲师著此数方，所以为百世宗仰医圣也。

【产后血虚而受风，头痛恶寒时有热，干呕汗出心中闷，续续不解阳旦制。】

数十日不解。此《金匮》原条证也。阳旦汤即桂枝汤原方则加黄芩，须观证所合。

【血虚汗出乃受邪，枢机不和热以厥，郁冒发热大便坚，但头汗出阳微结。】

《金匮》郁冒症，大便坚，呕不能食，厥而发热，但头汗出者，小柴胡汤主之。“当汗出，阴阳乃复”云云。人多不解其旨，其实则虚而受邪，阴阳相格之症也，与《伤寒论》阳微结症用小柴胡相同。纯虚无邪者，不可用也。

【呕不能食小柴胡，扶正达邪亦有说。】

后人以此方为扶正达邪之治。正虚而邪恶者，极为相宜，其说亦简而当也。

【中风发热面正赤，喘而头痛用竹叶，竹叶汤即桂枝方，减芍加参防葛桔(23)。】

按竹叶汤即桂枝汤去芍药一味，加入葛根、防风、人参、桔梗、竹叶数味是也。桂枝加葛根汤《伤寒论》以治柔痉。此即从之加味。

【新产多汗喜中风，故令病痉此效捷。】

《金匮》云：新产血虚，多汗出，喜中风，故令病痉。此方功效亦捷。盖桂枝加葛本治柔痉，今再加防、桔以疏风，参、竹叶以生津清热也。

【安中益气竹皮丸，烦乱呕逆由中热。】

《金匮》谓：“妇人乳中虚，烦乱呕逆，安中益气，竹皮大丸主之”一条。人多不得其解，或是或非，都非真谛。盖此条明有阙文，以论证方，必不可通。以方求证，方能得实用之妙而无疑滞也。桂枝、石膏合用，退热甚灵，即知其烦乱必是热烦；呕逆必是热呕；故佐竹茹、白薇等以清热止呕耳。石膏之凉，亦所不禁，可破俗说之谬陋矣。

【甘草七分膏茹二，桂枝白薇各一制(24)。】

右五味，末之，枣肉和丸弹子大，以饮服一丸，日三夜二服。按此方分两，配合其有法，故特记之。重甘草者以益气为主也。

【胃实发热日晡甚，烦躁谵语用大承。】

仲师产后门中，实热用大承气汤。凡烦躁，谵语两见之，可征。见证治证，方从证转，膏、黄均尔，况其他耶。

【经方不禁膏与黄，见证治证最可凭。后人产后禁寒凉，但就调理言其情。】

产后忌寒凉，只为平常调理证言之耳。非谓邪热实证亦不可用也。以仲师方证之自见。况体禀各殊，病情无定，对症用药，期为上乘，安能执一端而赅一切哉！

【内伤外邪既不同，虚热实热尤迳庭，守经达权各有宜，审症审脉研其精。】

欲求不拘成见，对症用药，第一先精辨证、察脉，而辨证、察脉之妙，固千古无出仲师《伤寒论》之右者也。

【头痛憎寒而壮热，外感仍从外感治。】

凡外邪感冒发热，必有头痛见症，且外憎寒而内壮热，身痛骨楚，无汗，寒热无休止之时，不似内伤诸热之迅作迅退也，以此辨之。外感寒热仍从寻常外感治法，疏散可也。惟分两及药品少为和缓耳。不必拘产后不可疏散之说，恐反致蔓延生变，除经方外，时方解表诸法，可随症用之也。

【炒黑荆芥用最多，古拜清魂一例是。】

炒黑荆芥一味，在女科中其用至广，产后退外邪寒热亦要药也。独用之名古拜散，合当归用之则名清魂散。又前记另一清魂散亦为虚人感冒发热之良方也。

【虚人感冒用清魂，】

用前一方有人参诸味者。

【四物柴胡葱白同。】

四物汤加柴胡、葱白，亦治虚人感冒者。

【往来寒热阴阳格，小柴四物合其功。】

柴胡四物汤，治往来寒热。由于阴阳格拒者，即小柴胡汤、四物汤各半也。

【败血流经证相似，四肢刺痛腹痛分。大调经散用琥珀，茯神黑豆紫苏冲。】

往来寒热，有属败血流经者，与阴阳不和证似同实异。当以四肢刺痛、腹痛等候辨之。有刺痛者败血；无刺痛者阴阳不和也。陈无择云：败血留阻闭诸阴，则乍寒；阴闭诸阳，则乍热。治以大调经散及五积散。大调经散用大黑豆去壳，炒茯神各一两，真琥珀三钱，右为细末，浓煎。乌豆、紫苏汤调下二钱。一方黑豆一两，茯神五钱，琥珀一钱，治同。

【闭诸阳热闭阴寒，之因之说颇可从。产后伤寒或温病，适逢其会须留意。】

产后病伤寒犹易为治；产后病温热则最难于着手，以处处有掣肘也。

【伏气之发每乘虚，虚邪交织难为计，书之所忽证至多，诸家记载无前例。】

况伏气之证，每乘虚而骤发。产后气血变虚之时伏温蕴发。虚甚，邪之炽亦甚。顾此失彼，绝难着手，而实事上此等证候近日乃至多，若仍本女科书产后诸法治之，则杀人不用刀矣。盖此症本不关产后之事，特以适逢其时而发耳。历来女科书均略忽于此点，诸家记载亦无前例可援。余因临证上屡见之，故特提出，以资留意也。

【孟英于此独擅长，产后各案明而决。】

王孟英产后伏温蕴发诸案，痛诋生化汤、赤砂糖、炮姜、肉桂之害，而用犀牛角、石膏、银翘、栀、芩、知母、天花粉等一概不忌。盖以证为主，证属温热，自不必守产后宜温补之成见也。孟英尝著论痛诋产后宜温、宜补之非，以当时医家均宗立斋、景岳温补一派。遇温热证亦扭而不变，且古来女科书论产后者，亦极罕及此。故皆拘守旧法，不知变化。孟英目击心伤，所治多此等坏证，故不觉言之烈耳。余为之平衡，曰温补乃治无邪之虚热，言其常也；若有温邪蕴伏，则不可用，当从孟英说矣。其实二者见症不同，能辨证自得之。

【若是阴虚血热入，邪从阳化多温热。】

邪从体转。虚寒之体易病寒；伤阳阴虚之体则易病热；伤阴邪从热化，温热病最多。安可执一不变。

【阴气先伤阳独炽，再投温补添火势。】

如火上加油，其势燎原矣！

【风乘火势必燎原，多致动风而劫胆，神昏谵妄内陷危，手足掣纵为痉厥。】

热入少阴心、厥阴心包，则为神昏；热窜足厥阴肝，则为瘛疭、痉厥。皆由阴伤热炽所致也。可不慎之又慎者欤。

【不忘清凉只忌温，】

产后温热病，不忌清凉，只忌温热之剂。孟英诸案用药可参也。

【苦寒甘寒随证设。】

或用辛凉，或用甘寒，或用苦寒，各随其见证而设。治详温热书中，不赘。须详知之，不可忘。

【外邪辛凉以清解，】

外邪温热主辛凉清解，叶氏外感温热篇可法也。

【伏气苦寒以泄热。】

伏气温热病，所在肠胃者，主用苦寒以泄热解毒。

【若还邪伏血分深，透荣泄卫为真诀。】

使血分伏邪转从气分而解也。其说均详见《温热经纬》。须细玩。

【但见壮热不恶寒，苔黄舌绛便知端，烦渴欲饮脉数滑，温热证里辨不难。】

此数者，乃辨温热病之要证，必如此方是。

【风温症必见咳呛，】

若风温症，必有咳嗽者也。

【伏气在肠多泄泻。】

伏气发肠胃者，多见大便泄泻。风温亦间有之，则肺热迫肠也。

【肺热下迫小水无，】

小水无，或有亦短赤点滴，此肺热下迫，尽趋大便而出也。

【洞泻如火必灼热。】

温热之泻，肛门灼热如火，泻物秽浊，与寒泻本大不侔。治女科者，一见产后泄泻，无有不用温摄。倘是热泻，害不胜言矣！温热症初起，见泄泻者甚多。须留意辨认之。

【治法详于温热篇，经纬一书最可传。】

温热诸书，以《经纬》为最细致，他书不及也，宜熟诵之。

【产后用凉非杜撰，本诸《金匮》汤真诠。】

《金匮》论产后，本有亡阴、血虚、阳气独盛之语。其治产后发热、谵语，主以大承气汤。治产后下利，主以白头翁加甘草、阿胶汤。实为产后用寒凉之祖。孟英之治产后温热，不禁寒凉，实本仲圣遗规，非杜撰也。奈何时流不读古书，但信明代诸家之说，不问见症病象，概行温补。一齐众楚，孤掌难鸣，流毒不浅矣。余于此症所见实多，兹特详释孟英所言，亦欲补救于万一耳。读者幸勿河汉斯言。

六、产后诸痛证治

【产后腹痛辨虚实，《金匮》立方明其旨。血海虚寒脉细弦，喜温喜按虚痛是。】

凡虚寒之痛，必喜温暖、喜按、喜蜷卧。此辨证要点。

【当归生姜羊肉汤(25)，补虚散寒疗痛止。】

当归、生姜温血散寒，羊肉补虚止痛也。孙思邈云：羊肉止痛利产妇。此方三味，配合至妙，补虚独用羊肉者，精不足补之以味也。昔人每谓痛无补法，实误。虚痛固当补，惟选药有考究。若性静止不流动而味腻滞者，则为非宜。后贤治虚痛，多用苁蓉、巴戟等味，谓之通补，即本乎此意耳。生姜不独能散寒，且能制羊肉膻腥之气。若不用生姜一味，则服之易呕吐也。仲景制方之义精矣！

【虚劳不足亦主之，】

羊肉厚味补精，当归补血，生姜去秽恶以通神明。妇人精血虚之虚劳不足，此方主治之。故原文曰：产后腹中疠痛，当归生姜羊肉汤主之。并治腹中寒疝、虚劳不足也。惟余意治疠痛、寒疝，生姜当重；治虚劳不足，则生姜宜少，轻也。

【腹中寒疝并可治。】

此方治妇人虚羸寒疝桂萸等药不应者如神。

【《千金》加芍审症宜，】

《千金》此方多芍药亦好，审症所宜，遵用可也。

丹溪产后忌芍之说，本为寻常之证而言，言本有疵。程氏诸家已辨之详矣。大概脉沉细者，不必加；脉弦者，则可加芍也。

【以脉为衡法最奇。】

脉沉细宜温通为主，故不必加芍。若脉沉弦、细弦则必加芍药为佳。按之伤寒书中加减法，本以芍药为腹痛主药也。以脉分之最妥。

【痛无补法乃谬说，要知通补实微机。】

塞补之品不可用，必选通补之品为宜。所谓通补，即补药而具流动性质者，或病之所必需亦必多以流通品化之。此至微妙之辨也。

【内补当归建中汤，】

出《千金》，即建中汤加当归一味是也。

【产后虚羸不足方，吸吸少气腹中痛，痛引腰背里急尝。此亦虚寒腹痛治，以佐上方妙异常。】

《千金》此方亦产后虚寒腹痛之调治，以佐当归生姜羊肉汤，可随症择用之也。

【实痛之治则异此，枳实芍药散乃是[26]。腹痛烦满不得卧，烦则有热满为实。】

原文曰：产后腹痛，烦满不得卧，枳实芍药散主之。此实痛之治法也。“烦满”二字乃此症眼目处，当分别看。烦为有热之征；满则内实之象；如西医所云发炎作痛是也。从腹痛且满烦不得卧，以上辨出其内实有热，岂非明白如见耶。仲师之佳处，每在极微细处探出病情，而一方治虚寒，一方治热实，亦两两对照，以资后人参考。格律之妙，可云至矣！奈何后人多瞶瞶读过，不加细玩，辜负其意，深可叹息也。

【枳实烧黑意可师，】

原方枳实烧令黑勿太过，芍药各等分杵为散，服方寸匕，日三服。并主痈肿，以麦粥下之。按枳实烧黑者，取其入血分也。今人但知用枳实炭，不复知其为血瘀而设矣。此方和肝去瘀止痛至佳，观其并主痈肿可见。

【下以麦粥顾胃耳。枳实芍药设不愈，腹有干血着脐下，下瘀血汤主治之，亦主经水不利者。大黄桃仁与䗪虫，蜜丸酒服瘀自化(27)。】

下瘀血汤：大黄二两，桃仁二十枚，䗪虫二十枚，熬，去足。三味末之，炼蜜和作四丸，以酒一升，煎一丸，取八合顿服之，瘀血下如豚肝也。按此虽名汤，实则用丸也。

【观此寥寥数法中，虚实攻补尽有法。】

当归生姜羊肉汤治虚寒；枳实芍药散治瘀实；下瘀血汤则更进一层，破干血也。若不愈，以内补当归建中汤佐当归生姜羊肉汤，或以下瘀血汤佐枳实芍药散。方简法精，虚实寒热攻补面面俱到。

【不似后人议论多，成见既深方杂沓。】

后人名家则多成见。如子和之无病不攻，立斋之无证不补。究非应变之才，且各家议论繁复，方药杂沓，终不及仲师之妙也。

【但当熟诵得精微，一切方书迎刃解。】

能熟读《伤寒》《金匮》二书，得其精髓，则其他方书纵繁如乱丝，亦可迎刃而解矣。

【再辨停食与感寒，血虚血瘀肝气端。停食之痛痛在上，】

瘀血多痛在少腹，停食多痛在脘中。此其分辨，不可不知也。

【嗳腐胸痞闷吞酸，右关之脉见独实，二陈香砂楂曲入。】

二陈加木香、砂仁、神曲、山楂等以消化之。山楂为产后消积之要药，兼化瘀血。

【瘀血之痛多在下，】

瘀血痛多在少腹中。瘀血与停食痛均拒按，惟上下不同，极易分别。

【拒痛相同恶露少。】

瘀血痛恶露必少，且痛在少腹。若停食则不关恶露，且在上也。

【痛如刀刺即瘀征，第一灵方失笑散。感寒之痛得热减，】

寒痛得热物熨之即减。寒得热而行也。

【轻者姜艾重桂附。】

散寒止痛轻则炮姜、艾叶，重则肉桂、附子。随症加减之。

【手按痛瘥属血虚，内补当归建中主。】

虚痛喜按，按之则瘥。《千金》内补当归建中与当归生姜羊肉汤并主之。

【寒重骤急虚缓绵，】

大抵虚寒痛每相兼。细分析之，则但感寒重者，痛发骤急，忽然而起；若纯虚痛则痛势缓和而绵绵，久延不止是也。

【每相兼见多复取。】

虚多兼寒，故补虚方中多佐以散寒之品复治。惟须审轻重以分宾主耳。

【须知诸痛属肝家，】

诸痛多属肝。血虚者肝体不足也。寒痛者肝气不疏也。故仲景以芍药一味为止痛主药，旨哉妙手，诚能举其纲，挈其领矣。

【体虚用余均为痾。】

无论在气在血，均不离乎肝；无论体不足用有余，均能作痛。故治痛以肝为主也。

【肝脉挟胃抵少腹，】

故上痛、下痛之症均有之也。

【血去肝虚气最多。】

肝为藏血之脏，血去肝虚其气易动。一加气恼则痛发矣。

【怒则气上郁气滞，】

怒则气上为胸胁脘中诸痛证，抑郁则气滞于中，为腹中、少腹诸痛证也。

【肝气作痛络失和。】

或血虚络痹，或阴亏络伤，或气滞络闭，均络不和故也。

【气痛撑胀喜噫嗳，】

凡肝气痛必兼撑胀，喜噫嗳以通其郁闷，或得矢气则忽然甚畅，此肝气作痛之象。

【脉必沉弦说不讹。】

易思兰云：下手脉沉弦，便知是气痛也。

【木郁达之用逍遥，】

抑郁气陷于下，升之不及者，逍遥散以疏达之。若薛立斋治肝病，无方不主逍遥，则滥用非法，不可从其谬说也。

【木横太过宜降和。】

升之太过，肝气横逆于上者，宜降泄以和之。

【越鞠抑气左金丸，】

诸方均降泄肝横太过者也。

【金铃子散功亦嘉。】

金铃子散即川楝、延胡二味，泄肝理气止痛甚佳。王孟英最喜用之。加橘核叶络等苦泄之品尤妙。

【痛自少腹逆冲脐，忽聚忽散为气瘕。橘核丸内荔子核，香附茴香川楝楂[28]。】

橘核丸治少腹瘕气甚效，乃厥气失疏，络道不通，故作痛逆窜也。方用橘核、荔子核、川楝子、小茴香、香附、山楂等，神曲为丸，每服三钱，制法见《心悟》中。

【肝气辛疏苦以泄。】

辛疏，吴萸、青陈皮、紫苏梗、生姜、厚朴之类。苦泄，川楝子、核橘、叶络等。

【酸收三法实要诀，】

酸收，白芍、乌梅、木瓜三类。治肝要药，不出三者之外矣。视症所宜，变化参伍用之。辛疏泄治肝用，酸收则养肝体也，而养肝补血则更为根本要著。盖补肝血乃治本之图，诸恙皆由血虚而起者也。

【更添养血治根源，乌梅一丸妙无继。】

仲师乌梅丸一方，妙汤！辛通、苦泄、酸敛并用三旨，体用兼顾之。痛久诸药不效，以此加减投之，甚有功。天士用此方极得法，加减选裁，圆转如意，可佩也。

【小腹块痛名儿枕，】

不可手按。

【生化加楂失笑设。】

儿枕痛初产后见之，痛不甚剧，但痛处有块拒按。生化汤加焦山楂，或失笑散并主之。

【若无块而恶露行，大便不通燥屎结。】

产后津液大伤，大便必难。若少腹无块而全部满痛，恶露如常通畅，大便却不行者，此燥屎作痛也。

【少腹满痛宜润通，归蓉桃麻楝实剂。】

宜以当归、苁蓉、桃仁、泥麻子仁、川楝实等润而通府气，大便通，燥粪下，痛自止矣。胀满甚者，可稍用枳壳、川朴佐之。

【风入胞门亦有焉，】

多因难产久坐而起，致腹痛欲绝，其脉浮弦。用续断一两，防风五钱，煎汤服之。又前有炒黑荆、防、甘、橘方，亦相似。

【腹痛欲绝脉浮弦，续断防风只二味，】

其法与叶氏治经时痛之风入胞门症相类。惟因在产后，故用药少异。

【用之得当可霍然。心胃寒厥痛在上，】

心不可痛，真正痛症极罕有。倘有，则朝发夕死，不治之症也。凡俗称心痛者，皆胃之上脘痛耳。今循俗称心胃痛，其实仍是胃为主也，须知之。

【四肢厥逆指青白，风冷寒凝气血滞，大岩蜜汤温行得，细辛肉桂吴萸姜，独活远志甘草炙，芍药当归干地黄，加岩蜜入方有力[29]。】

此《千金方》也。甚佳。《医通》所载分两与《金鉴》不同，当作《金鉴》为较和平也。地黄、当归、白芍各二钱，干姜、肉桂各一钱，吴萸、独活、炙远志、细辛、炙草各八分。水煎，去滓，入白蜜半盏，再煎温服之。按《金鉴》方中失去白蜜，大疏忽也。此方之蜜与建中之饴糖同意，绝不可少，况方以岩蜜汤为名，安用弃而不用耶。又《金鉴》附注，用赤芍，附方用熟地，均非，当用白芍、干地黄也。

【大寒痛用蜀椒汤，川椒桂心与生姜，人参炙草茯苓半，芍药当归同蜜尝[30]。】

《千金》蜀椒汤治产后大寒、心痛。此本《金匮》三物大建中法，但饴糖与蜜稍变耳。此方亦甚好。

【名为心痛实胃耳，意与建中相抵昂。真心痛则不治候，指青过节顷刻亡。】

《千金》此二方与《金匮》大小建中相类，各有妙理。然名为治心痛，实治胃上脘痛也。昔人曾言俗名心痛者，均是胃痛；或纵心痛者，亦心包络痛也。若真心痛，则手指青过节，顷刻丧命，不活之最坏证也。

【产后头痛有表证，】

感表邪，寒热、头痛是也。表解则头痛自止也。无须另治。

【表解自然头痛定，川芎茶调熏头风[31]，或但荆防桑菊等。】

头风痛用川芎茶调散。内服之外，犹可外熏法。用茶调散两许，煎汤，乘热熏其痛处，即止。或用荆芥、防风各五钱，桑叶、菊花各三钱，煎熏之。或以热手巾敷头痛处亦可。

【大便燥结小溲赤，无表有里渴饮冷，苔黄脉实须通府，玉烛散或用凉膈[32]。鸟巢高巅射去之，非以硝黄不为力。】

胃腑实热上冲头痛，须进硝、黄下夺不可。前人所谓鸟巢高巅射而去之是也。凡头痛用大黄者，必以酒浸，引其上行。

【无表无里血虚疼，虚用八珍加蔓荆。】

若无表里证而头疼者，方是血虚疼也。面色黄白无华，脉软弱者，可以八珍汤少加蔓荆子为引治之。

【阴虚阳胜则勿用，】

若是阴虚肝阳上扰头痛者，则勿用八珍之法。当有脉弦、面烘热、舌绛、便难等症可考。

【杞菊二至桑麻平，或以介类潜镇之，石决牡蛎玳瑁灵。】

阴虚厥阴头痛，当育阴柔阳，如桑、菊、女贞、旱莲、料豆、白芍、钩钩等品是也。若更进则佐入介石之类，如珍珠母、玳瑁片、牡蛎等品以潜镇之。

【遍身疼痛桂枝汤，和荣止痛功最良。败血流经关节肿，痛不可按调经当。】

遍身疼痛，血虚受风，荣卫不和也。仲师桂枝汤最妙。若关节之间肿痛，手不可近，则为败血流入经络骨节之间所致。前记大调经散及《局方》小调经散均主之。

【腰为肾府痛属肾，纯虚兼风治之导。】

书云：腰为肾府，腰以下皆肾所主。又带脉环腰，产后奇脉空虚，肾亏风冷乘之，则均腰痛。治分纯虚及虚而兼风二者。

【兼风独活寄生宜[33]，下连腿膝上连脊。】

兼风者不独腰痛，且上连脊背，下连腿膝，俱痛也。以独活寄生汤加减之。

【独自腰痛为纯虚，八珍杜续桂牛膝。】

若独腰部痛，则为纯虚。八珍汤加杜仲、续断、肉桂、牛膝等主之。此其大要耳。更参余症及脉为断，随宜加减可也。

【腿股间痛如锥刺，手不可按难转侧，大小便时痛更甚，败血流注斯可测。失笑散佐桃仁汤，牛膝当归苏木泽[34]。】

败血流注腿股之间，痛如刀锥之刺，不可转动，动则痛甚，大小便时用力时痛尤不堪。当以失笑散及桃仁汤治之。桃仁汤用桃仁十粒，炒研，当归三钱，牛膝二钱，泽兰三钱，苏木一钱，水煎，热酒冲，空心服之。此症产后妇人患之者极多也。

【胁痛瘀滞犯肝经，身之两侧肝脉行，疏肝第一为要着，柴胡金铃延胡青。旋覆新绛青葱管，去瘀通经效可凭。】

胁乃少阳之界，又肝脉布于两胁，故胁肋痛必以疏肝通络为主治也。柴胡除胃腹结气，疏厥阴以和少阳，故为胁痛主药。佐以金铃、延胡、青皮疏肝，旋覆、猩绛、葱管通络。其效最捷。

【气火上犯化肝煎[35]，】

若属气火上逆而胁痛者，则脉必弦数，痛处发热，小溲短赤诸证兼见，以景岳化肝煎加减之。青陈皮、丹皮、山栀、芍药、泽泻、贝母七味是其方也。

【青陈丹栀芍泽贝。疏泄不应主血虚，滋水清肝为要义。】

若用疏肝泄肝不应，则当责之虚。故良由血虚水不涵木，木横无制，当养肝体以柔肝用，如高氏滋水清肝饮、魏玉璜一贯煎之例是也。

【当归杞子柏子仁，白芍炙草淮麦橘。】

橘叶或橘络、橘饼均可。

【柔肝缓肝两法兼，】

此养血，以柔肝，甘以缓肝法也。苟属虚痛，用无不效，法甚佳妙也。

【虚痛用之无不利。】

血虚胁痛切忌辛温香燥之品。若以普通疏肝理气药投之，必更剧也。脉必弦动，舌多光红，阴虚之体，犯此最多。

七、产后中风发痉、瘛疭证治

【太阳所至谓之痉，】

角弓反张也，《金匮》有刚痉、柔痉之别，详于杂病中。

【少阳所至谓之厥。】

手足抽掣也，此二语在杂病则云然，若产后则又不同。

【手足瘛疭背反张，病在产后异常例。】

产后见痉见瘛疭，与寻常不同，多原气血虚，筋脉失其柔养，以致抽掣拳缩，故历来诸名家，治此均以补养气血为主要也。

【亡血误汗则为痉，产后血虚何待说。】

仲师谓：亡血家误汗则成痉。此血虚筋脉失荣之痉也。产后血虚为本，属此者当为最多矣。

【血虚汗出喜中风，亦能致此须分别。】

若产后血虚汗出，外风乘之，亦能病痉，二者为不同矣，当分别其证脉而各为施治。

【大法不出二者中，分疏于下审症设，汗出受风因发痉，口噤头强背反折。外证必有寒热征，】

有外风者，可名中风。其证必有寒热，此要征也，以此辨之。又汗出多，风中之后则汗反闭矣。

【风中之后汗亦阙，中风发热面正赤，仲景有汤名竹叶。】

仲景竹叶汤，已见前段。

【项强加入附一枚，外风乘虚进此剂。】

仲师此方，正治产后汗出中风发痉之证。盖由外风邪害空窍乘虚而病也。中风发热面正赤一语，正表示其寒热汗少之象。可见属外风者，必有寒热也。

【华陀愈风散亦同，荆芥豆酒童便冲。】

荆芥炒，为末，每服三钱，黑豆碎，酒调服，童便亦可。此方亦治外风者，诸书盛称其妙。一名如圣散，一名古拜散，一名独行散，一名再生丹，其实均此一物耳。非外风者勿服也。

【清魂散或加防独，】

后贤治此，每用清魂散，或少加防风、独活以祛风亦可。须知等等均为有风邪者设也。清魂散已见前段。

【扶正祛风在意中。血虚发痉无寒热，】

若是产后血虚发痉，必外证无寒热。以此分辨，是要诀也。此不能以中风名之也，但可云似中风耳。

【筋脉失荣手抽掣。】

外风多强直而少抽掣，内风则多抽掣，与《内经》太阳少阳说合。

【治辨温柔二大纲，从阴从阳视其别。阴血不足孤阳亢，阳化内风为痉厥。阴虚阳盛柔润宜，更当潜阳佐镇摄。】

血虚阴亏，孤阳无依，因而化风上腾为痉，横窜为瘛者。法当滋阴柔养，更佐以介类潜镇之品以镇摄之。其证必有内热、便难、面赤、舌绛、脉弦劲数等等。阴亏阳旺见症可采也。

【三甲复脉意可思[36]，】

三甲复脉汤治阴亏阳盛、化风痉厥证，最佳。以其柔养潜镇并具也。

【甘麦加味亦佳制。】

叶氏方用甘麦大枣汤加紫石英、白芍者，亦为此证，佳方。方已见前子痫门中，不详说。

【汗多变痉每伤阳，气血两虚阳欲亡。】

产后汗多发痉，背反张，手搐搦，此气血大亏，筋无所养，内伤元气，大虚之证也。非特与外风之痉厥判为两途，即与阴虚阳亢内风煽动之痉厥，亦有大别。盖一则犹有内风鼓动，一则纯属虚亏大危之候也。须细辨之。

【口噤背张搐无力，】

搐搦虽同而有力无力，则大异。有力者，犹是风阳鼓动；若无力则气血大虚，筋无所养而作也。

【十全大补为主方。】

此大虚之证以十全大补为主要方。薛立斋所谓：产后中风发痉，大补气血，多保无虞。若发表驱风，百不全一，正为此证言之。本方确有神效。

【瞤惕汗多加附子，】

若汗多而筋惕肉瞤者，更于十全十补方中加入附子一味，以回阳救逆。此方至重，此症至危，不可忽也。

【治从温养保元阳。】

此阳虚气血大亏发痉搐搦，用温养之法也。与阴虚阳亢、阳化内风之痉瘛，须用柔润者。正属相对之证，相对之治。而此为更重，非此大剂，安能敛汗液，定搐逆，而救此垂危之症乎！

【此方之治确有功，意等理中与地黄。】

或问十全大补加附治虚痉之法，果否有验？余谓：其法与幼科治慢惊之理中、地黄，用意相同，颇效，此亦无不效也。

【戴眼反折汗不止，气促头摇情更亟，两手撮空莫望生，大虚见此均无命。】

若两目上窜，谓之戴眼反折。大汗不止，气喘促，头摇动，两手撮空，此为真气去，邪气独留。证属不治必死之候也。凡大虚之证，若见此等败象，均为脏真内绝，必无挽回之理矣。

八、产后乳症治法

【乳汁不通多胀痛，】

产后乳汁不通，因气脉壅滞而然。其乳必胀痛。重用佛手散，当归八钱，川芎三钱，加入炙甲片、王不留行、白通草等疏通壅滞为治也。

【归芎甲片疏通用，木通猪蹄汤亦佳(37)，】

俗用木通猪蹄汤通乳，亦效。惟木通太苦，不适于口，不如易白通草、归、芎为佳。

【葱白煎熏外治稳。】

外治用葱白煎汤，时时熏洗乳房以通其气也。方法甚稳。

【乳汁稀少则不同，】

乳汁稀少则与完全不通者不同。不通是壅，稀少是通，但短少不多耳。外无胀痛之形，纯为气血不足虚象也。

【既无胀痛乳能通，只为化源嫌不足，气虚血少乳无从。】

因化源不足，兼气血衰少，乳无从多，自非补不可。

【精不足者补以味，食补药补并皆贵。四物八珍审体宜，鸡汁肉汤随所喜。】

药补则不外四物、八珍等汤，随体所宜而与之。食补则鸡、鱼汁、猪肉鲜汤，均可各随所喜可也，但宜淡味，不宜过咸，咸则耗血，无益有害矣。

【乳汁暴涌亦为虚，虚而不摄治何居，十全大补倍参芪，气旺收纵得自如。】

乳汁忽然湧出不止者，此气血大虚，不能自为收摄也。十全大补倍参、芪治之，气旺则气能摄血，收纵自如矣。

【乳多回乳免怀散，归尾赤芍红花膝[38]。】

若食少乳过多，欲回其乳者，可用免怀散。即归尾、赤芍、红花、牛膝四味是也。乳为血化，有乳则少经行，今以导血下行之品治之，欲其经通而乳自少矣。

【若无儿食欲断之，炒麦芽汤一味定。】

无子吃乳，乳不消，令人寒热、胀痛，用大麦芽二两，炒为末，每服五钱，频频服之，乳自然回断。此丹溪法也。

【但凡消食即消乳，】

但凡消食之品，均能消乳，不独麦芽。山楂、神曲亦灵。治乳疾者必以阳明为主也，治乳妇者当留意之。

【治乳妇时留意事，妒乳实即乳痈渐，】

《医通》谓：新产儿未能吮乳，乳汁蓄结与气血相搏而壮热大渴，通乳胀硬掣痛，名曰妒乳。此即乳痈之初起者耳。

【乳头生疮《金鉴》言。】

独《金鉴》即谓：乳头生小细疮痛者，名为妒乳，与诸书不同。张山雷师尝诋内外吹及妒乳诸称为不当，当直作乳痈，其言甚是。惟《金鉴》所言别是一症，须保留之。

【鹿角甘草各等分，】

即名鹿角散，治乳头小疮。

【鸡子黄调炙敷痊[39]。】

二味共为末，以鸡子黄调，铜器内炙敷之。

【乳房属胃乳头肝，厥阴阳明两经兼，乳病都从二经治，仲醇之说得真诠。】

缪仲醇谓：治乳病不出厥阴、阳明二经。其言极是。可括一切也。

【虚证实证均不离，】

初起实证，疏泄厥阴，清通阳明为治。若日久虚证，则育阴柔肝，补阳明气血为治。总不出二经之外也。

【知其要者勿多言。乳痈寒热红肿痛，败乳凝瘀蕴结壅。】

乳痈则由败乳凝瘀，壅塞不通，而作乳房红肿硬痛，憎寒壮热，头痛并见。青主瓜蒌散屡验。实佳方也。

【瓜蒌散方效甚佳，】

即田桐所记，治日妇验案所用者是也。

【瓜蒌当归银花重，青皮白芷生甘草，乳没灯心炒后用。】

方用全瓜蒌一个，当归、银花各三钱，青皮、白芷各一钱，生草节五分，乳香、没药各一钱。均用灯心炒过。《金鉴》亦有此方，但少青皮、白芷二味。

【药本无奇效尽奇，异域争传汉法征。】

日医籐崎诊为非割治不可之乳痈肿溃证，亦服此而痊，故以为奇，事见田序。

【再加柴胡浙贝母，僵蚕花粉力尤专。】

《金鉴》有消毒饮治乳痈。亦佳。即瓜蒌散方无乳没，而加入柴胡、浙贝疏肝解郁，花粉、僵蚕消散退肿也。或即以瓜蒌散加之亦佳。力更宏也。

【初起寒热加荆防，】

初起寒热盛宜疏散、可加荆芥、防风、柴胡等疏散之品为治。

【脓成甲片皂刺添。】

若不能消散，其浓已成者，宜加皂角刺、穿山甲等以穿发之。

【溃后不敛气血虚，须宗益气养荣煎。】

若溃久不敛是气血两虚，又宜人参养荣、八珍、十全等培补为治矣。

【外吹内吹均俗名，】

外科有外吹乳痈、内吹乳痈之分。盖谓儿口鼻气吹入乳管以致不通为痈肿也。若在乳子时期则谓之外吹；若在怀孕时期患此，则谓之内吹之名，尚可通。内吹之名则荒谬绝论矣，其实内外吹均俗名，不足论者也。

【吹乳结核间有然。】

若吹乳结核则时有之。

【瓜蒌散方亦可治，半贝橘叶旋覆兼。】

乳核以瓜蒌散加化痰通络之品为治，如半夏、贝母、橘叶、旋覆花等是也。乳痈以下当详外科诸书中，此仅及其略耳，不细载。

【乳岩初起如棋子，不赤不痛无所苦，积久渐大忽崩溃，形若熟榴翻花数。】

乳岩初起，但一小核如棋子大，不红不肿痛，但坚硬不散，若日久年深，一旦崩溃，血水淋漓形如熟榴，则谓之翻花，象其形也。此至恶之证，不能治其一。

【岩无善证古云然，郁结忧思致此故。】

凡云岩者，均为恶疾，如肝、胃、子宫等岩证，及舌岩、乳岩无一不是恶证也。

【本元先怯七情伤，】

岩证先以本元之怯，继以七情之伤。其来也渐，其成也多。不治之候矣。

【古今治此鲜效方。加味逍遥与归脾，】

一解其肝郁，一养其心脾，间服两顾之。

【初起常服或有康。】

须耐心守服，勿躁性思迁，又当摒除七情、烦扰，间有消者。

【若是阴虚木旺人，】

形瘦，脉弦细数，肝火素旺者，则上二方稍嫌温燥，无用。须改用育阴、滋水、清肝之品。

【滋水清肝解郁当。】

育阴须有流动性而不腻滞者；解郁理气须撤去香燥之品。如用石斛、白芍、女贞、旱莲肉、穞豆、桑、菊、姜、贝、牡蛎、元参、橘叶、白蒺藜等等。王孟英所选诸药，最为合拍，然亦无显效也，但仍勉为维持，已幸。

【病势已成穿溃后，虽有扁鹊难为方。】

若病成穿溃，扁鹊难于为力，只可调补气血以望带疾延年。若妄用方治行气破血，损其胃气，更速其死矣。是当注意者也。

【调养气血顾胃气，带疾延年勉可望。】

凡证属不治者，当断然处置以退为进。第一保其胃气，调养真元，以为不治之治此要诀也。惜知者易行之维艰，人多无此守性，宁可乱投方药，自速其危，可叹也。老子曰：知雄守雌，医人不可不晓。

【乳卸异症产后见，细小下垂长过腹。】

乳头忽然拖下长尺余，名乳卸，又名乳悬，多见于产后。此怪症也。是肝经风热发泄，女人盛怒者多得之。《金鉴》则谓是瘀血上攻所致。

【肝经风热小柴胡，】

若是肝经风热者，小柴胡汤加羌活、防风主之。

【羌防白敛烟熏助。】

外用羌活、防风、白敛三味烧烟熏之，此《心悟》法也。

【瘀血上攻芎归汤，馀药熏鼻并内服。】

若是瘀血上攻者，浓煎芎归汤，不时饮之，以其余药熏鼻。瘀散乳即上收，此《金鉴》法也。《心悟》之熏是烧烟熏乳；《金鉴》之熏是药汤熏鼻。熏法虽同，而用法不同，用处亦异，不可不辨也。

【蓖麻麝香涂顶心，乳收之后急洗除。】

外治蓖麻子四十九粒，麝香一分，研烂，涂顶心，俟乳收上，急洗去。按此等怪症，目不经见，上载二法，不知验否，但记备万一之用耳。

九、产后杂症概治

【产后筋挛鸡爪风，】

筋脉拘挛疼痛，不能舒展，俗名鸡爪风。由产后血液亏损，不能荣筋，又被风乘之故。

【血亏液损复乘风，无汗养荣兼散邪，柴桂瓜钩四物中。】

无汗者用四物汤加柴胡、桂枝、木瓜、钩籐四味为治。四物养荣，柴胡散外邪，木瓜、钩籐柔肝舒筋急也。

【有汗黄芪五物汤，八珍加胶大补荣。】

有汗者用黄芪五物汤，即桂枝汤加黄芪一味是也。合入八珍汤、阿胶等益气补血调和荣卫为治。

【肝主诸筋赖血养，柔润舒筋理可想。】

上方均出《金鉴》。惟诸筋皆属于肝，肝血不足筋脉失养拘挛。不关外风者，亦甚多。当养血柔肝舒筋为主。随症所见而定。

【若无外邪即内风，】

若无外邪之见症者，即是血虚内风拘挛。当以养肝补血为本。

【缓肝之急兼柔养。】

拘挛是筋急即肝急也。缓肝之急，养肝之虚，柔润息风，是为不二之治，所用药如下。

【当归杞子柏子仁，淮麦甘枣与芍药，生地牛膝制首乌，天麻三角胡麻着。】

当归、杞子、柏子仁柔肝也。淮麦、甘、枣、芍药缓肝也。生地、牛膝、首乌、天麻、三角胡麻等养血息风也。

【舒筋蒺藜木瓜钩，桑麻寄生加减却。】

以上述诸药，加减出入投之，病无不却者也。

【筋挛结核治相同，】

血虚筋急，四肢关节间及胸项多处，多结小核，不疼不痒，以养血舒筋为治。用药与上相同。

【归脾逍遥亦有效。】

薛立斋治关节结核有验案，谓用八珍、归脾、逍遥各方出入而愈。盖疏肝之急，即所以舒筋也。然阴虚血少者，归脾、逍遥方终兼编则近燥，无上述诸药之柔和。故山雷师非之，以为通套伎俩，呆板无甚可取也。

【胞伤小便多淋漓，】

接生不慎，伤其尿脬，以致小便终日淋沥，不能自为约束，其症甚苦。难产妇人每每有之，急治。久则成废疾矣。不可忽略者也。

【黄芪当归散补全，参术芍草共六味，猪羊脬作引子煎(40)。】

参、芪宜重用，用猪或羊尿胞一个，为引。先以猪或羊脬煎汤，再取汤煎药，可也。此取同类相从，竹破竹补之意，方须多服乃效。

【或加白及蚕茧添，】

黄芪当归散，乃《金鉴》方。青主完脬汤意相同。惟加川芎、益母、桃仁、红花等去瘀之品。余意可不必，不如《金鉴》方之净也。又方内加白及一钱，可取。白及盖补损之要药也。缪德仁用二只蚕茧，烧，存性为末服，谓一月可愈，方亦佳。

【极饥时服久可痊。】

服此方者，须极饥时服之。庶其乃于下达耳。又云：服后不可作声也，亦须多服，躁急无功。

【遗尿不禁频数白，肾虚不固因而得，益智破故桑螵蛸，桂附八味治不易。】

时时欲小溲，曰频数，此为轻。欲小便不能，稍待则自行遗出，或一行动用力、一咳嗽小便亦流出，曰不禁。此较频数为重矣。若再重则小便自遗，完全无约束能力，不能自主，则曰遗尿。三者虽有轻重不同，总是虚而不摄，谓而不固之象。须看其小便颜色清白而无黄赤者，方合肾阳虚也，八味丸加益智等温摄之。

【不应则为中气虚，补中益气有定则。】

上方不应，则当作气虚不摄治之，重用芪、参、术等升举。

【小便不通分数等，淋闭腹胀而点滴，热瘀流渗入胞中，虎杖散意土牛膝。】

古方虎杖散治热瘀淋闭痛而点滴灼热不通者，甚效。今虎杖草不易得，乃以土牛膝代之。法用土牛膝三钱，煎汁，冲入麝香一、二厘。

【煎汁麝香冲入之，辛香开窍通瘀积，轻则四物六一通，】

合再加入木通。

【桃牛蒲黄与瞿麦。】

此治小便不通之属热淋者，较重法。

【阴无阳化肾气丸，】

阴无阳化而致小便不通，则以《金匮》肾气丸为主。

【腹胀脉沉肢厥冷，阳无阴化则反之，滋肾通关妙相应。】

阳无阴化而致小水不通，其症与阴无阳化者，正相对。脉尺部独大，或弦，或数，或有烦热、口苦、咽痛、面赤者，滋肾通关丸最佳。二证正相反，二方亦正相对。从阴从阳各有所宜矣。

【下闭开上法更奇，蒌贝桑皮菀桔梗(41)。】

或诸法不效，则用开宣肺气药投之。下病治上，所谓水出高源，欲得南风先开北牖是也。其法极有效验，有进诸重剂不应者，一服而行。

【外治填脐葱白盐，艾火灸之法轻省。】

用盐填脐中，令平，再葱白捣烂，铺一指厚，安盐上以艾，烂饼上灸之，觉热气入腹，即通，甚效法。出《产乳集中》。

【产后气喘为危候，瘀血参苏夺命兼。】

败血攻肺作喘，已详前。其症气喘，鼻煤，面紫黑，夺命散、二味参苏饮兼用为治也。

【血脱气散阳欲亡，救逆还须参附煎。阴虚阳铄肺津销，参麦味方生脉先。】

虚喘欲脱，当分阴阳。以救血脱气散阳亡者，参附煎为主。阴虚阳铄肺阴欲绝者，生脉散为主。

【救阴回阳大有别，】

一救阴，一回阳，同为救命挽危之方，同治虚喘而方不能相互误用也。此等要紧处，非一言一证所能确定，须自行揣摩玩味。

【鼎足而三细分诠。】

亡阳、亡阴、败血三证鼎立，同为产后喘促危急险证，当细分诠之，熟玩深思，庶临证之时，胸有成竹，不致为见症之凶险而乱心目也。其大纲总不出虚、实、寒、热四字，辨证脉法。

【若是实喘属风痰，肺系急者毋轻拈。肺胀气逆必咳嗽，一虚一实为天壤。】

若是风痰壅塞，肺系急，肺胀肃降不行之实喘，则当用苏杏、二陈、小青龙等药者，万不可用上虚喘之法，实作虚治，亦能壅塞而死也。肺胀之喘，必兼咳嗽痰多，此可为辨。又虚有虚象，实有实证，迥乎不同，但能临症留心，极易分辨，无待多言乱费也。

【千言不及一见证，临证多复自恍然。】

凡辨论虚、实、寒、热等等，笔下千言，不及临证一诀，多见之后，自能入目了然，此学医以多临证为最要也。

【产后肿胀分水血，】

分水分、血分二者，不同而治之。

【血分难医水较易。经水先闭后肿来，是为血分须当记。】

经水先闭而后病肿者，谓之血分，乃血壅经隧可致，其症恶，不易图效者。

【血分寒湿伤冲任，浮肿血壅不能行，但使经通肿可消，大小调经二散灵[42]。】

血分肿，《局方》大小调经散治之良佳。大调经已见前。小调经散用药如下。

【麝香琥珀与没药，细辛桂心归芍朋。温通去瘀辛香走，开其隧闭自然轻。】

小调经散辛温香窜化瘀。凝结寒湿闭血分者，用之为当。

【皮如熟李色青紫，腹筋盘结血瘀征。】

血分肿，皮色不似水肿之皮薄白亮也，却如烂熟之李子相似。色带青紫黯晦，此为瘀血化水也。又腹上如筋突，盘结而乱，无修理，且无首尾，亦为瘀征。惟是瘀凝络隧者为然。若败血化水，则如熟李也。

【瘀凝络隧及化水，各随所见为权衡。寒凝故以温通主，败血流经多热情。】

寒凝阻其经隧故宜温通，如小调经之法是也。若败血流经，血化为水之证，则多化热。通瘀固一，寒热不同矣。

【大调经佐红丹膝，】

大调经散方，则化瘀而不辛热。若是败血化水作肿有热者，则胜小调经散也。

【大黄䗪虫圣法精。】

败血流经化水肿而热痛者，经方大黄䗪虫丸为最佳之妙法。后贤制方总不如其确切不移。惟须认症真耳。

【水分之辨类胎前，】

水分之辨，已见胎前子肿。其辨证及治法与前相同，兹不复赘具矣。

【大抵温化为最先。】

产后作肿属水停者，总属阳微水蓄，不能化气之故，用方首重温阳化气也。

【其标在肺本在肾，先喘先肿再究研。】

先喘后肿者，主在肺。先肿后喘者，主在肾。

【五苓肾气二要方，】

肾气丸、五苓散等为温化主要方。

【气实气虚分后前。】

胎前肿多气实，以胎气不疏通而肿也。产后则百脉空虚，胎既去血又虚，故无气实之肿而多气虚之肿。此胎前与产后大异之处也，同属气分，而虚实迥然，治亦大异。

【产后气虚而作肿，时加时减肿不甚。】

气虚之肿或作或退或朝轻暮甚或劳动乃加，其肿势不重，色萎唇淡，便溏神疲，诸症可诊。

【便溏纳减色无华，神萎脉虚都可诊。气虚之治重于脾，芪附六君方最允。】

气虚之肿，重于脾，芪、术乃主药，佐以健运，如陈皮、砂仁，益火生气如附子、益智之类，随症增减之。

【更有阳虚下陷人，愈分利之肿益甚。】

书云：下肿宜利小便，此常法也。然有愈利小便，愈见肿愈甚者，此阳陷入阴之故。当以东垣法治之。其说甚精，详见杂病。

【东垣之法为出奇，升阳益胃资增损。】

升阳益胃汤法，治阳陷入阴肿胀，升阳降阴极有功效。前贤医案多用之增损实佳法也。惟须认症勿误耳。产后杂病指不胜屈，兹但举大略有关系者言之，余均后略，如产后痢、疟、咳嗽、泄泻之类，虽亦要证，余意以为胎前产后不同，胎前以有胎之故，用药未免有异，故不得不详列言之；若产后之疟、痢、泄泻等，则见症治症无所顾忌，与寻常同，当于杂病中求之，不必另列矣，故均不备述。

【产门不闭子宫坠，补而升之已具前。】

子宫下坠，产户不闭，治法已见初产门中。

【产户下物证有二，如线如帕各有然。带脉虚脱肉线出，】

产后产户下肉线一条，长至尺，外动之，则疼痛欲绝，此带脉虚脱而下垂也。线收则愈，断则死。

【疼痛欲绝宜参术，地药扁豆芡实芎，巴戟萸杜白果合，补任督而利腰脐，方名两收举带最[43]。】

两收汤，参一两，术二两，土炒熟地二两，山药一两，炒萸肉四钱，蒸芡实（炒）、扁豆（炒）各五钱，杜仲五钱（炒黑），巴戟（盐水浸）、川芎（酒洗）各三钱，白果十枚（打碎），水煎服。此方补奇，服而利腰脐之气，升举带脉，实较诸书所载各方为佳。凡肾虚、腰痛、遗尿、带下均治。

【如帕谓即子宫坠，】

产户垂下一物，其形如帕，或如合钵，状有二。丹溪有此验案。山雷师谓确是子宫下坠也。

【参芪归芍术升并[44]。】

收膜汤生芪一两，参五钱，当归三钱，酒洗白芍五钱，酒炒白术五钱，土炒升麻一钱，补中益气小异耳。

【五倍煎汤熏洗之，外治之法亦可行。】

可用五倍子末泡汤熏洗之，助其收敛，此亦外治之佳法也。

十、妇人杂病证治

【妇人隐疾前阴病，】

书谓：妇人隐疾，皆属前阴诸病也。

【治此故称带下医。】

书记扁鹊如带下医，即指治女人诸阴病，之因不欲明言，故讳称带下耳。以其病处在束带以下，故以带下代之，即知古籍所云，带下者乃统妇人隐疾诸症而言。至后贤乃以此二字，专指赤白带一症也。此点既晰，方可读古医籍所云。

【后人以此为专称，】

但作赤白带病解。

【义与昔殊须辨之。】

昔人带下二字所括者多，后人则专指一症矣。

【阴吹正喧谷气实，】

《金匮》曰：胃气下泄，阴吹而正喧，此谷气之实也。猪膏发煎导之。

【胃气下泄所致焉。】

阴吹者，气出前阴，喧喧出声如大便矢气之状。连续不断，故曰正喧。是由谷气之实，胃气下泄不循正通，别走旁窍所致。此症甚多，惟每不肯言耳。

【不循正道走旁窍，大便燥结为必然。猪膏乱发同煎服，】

猪膏半斤，乱发如鸡子大三枚，和膏中煎之，发消药成，分再服之。

【润导方名膏发煎[45]。若是中虚气下陷，大便不燥补中先。】

若是中虚，虚气下陷之阴吹，则大便必不燥结，且脉症间必另有虚象显露，补中益气汤主之。

【小户嫁痛即阴痛，痛极手足不能舒，初婚之妇易患此，顾名思义候其余。】

名曰小户嫁痛，顾名思义可知，但指初婚后之阴痛症，言非漫指其余也。《金鉴》载此症名及治法而不为分别，阙漏当为补充也。此症近于阴痉挛一类，故痛极手足亦痉挛，不能伸舒。旧说郁热伤损肝脾，湿热下注所致。其实着重在肝，肝主诸筋。前阴为宗筋所聚，肝脉络阴器，又肝脏内藏相火也。故内服以加味逍遥散为主方，或合金铃子散、失笑散亦可。

【加味逍遥内服佳，】

曾见一妇人新婚月内患此，用上方增减而安。

【四物乳香捣饼敷。】

外以四物汤料合乳香，捣饼，纳陷中，其痛即定。

【交接出血伤冲任，】

每同房即出血，乃伤冲任二脉之故。《千金》方用：

【酒冲桂心釜脐墨。】

二味为末，酒冲服方寸匕。自愈。

【伏龙肝纳归脾汤，心脾之损治亦得。】

《金鉴》谓由损伤心脾二经所致，宜归脾汤加伏龙肝，煎服之。

【精冲血管说最新，】

青主谓：交接出血症，乃经期之中同房精冲血管得之。其说最新，虽有意涉玄说之嫌，而不可谓其全无所见也。

【引精止血汤可测[46]。】

所制引精止血汤，自记四剂可愈，十剂不再发。其方意，参、术、地、萸补精气；茯苓、车前利窍；黄柏引夙精出于血管之外；芥穗引败血出于血管之内；黑姜以止血管之口。云：自赞一方之中有调停曲折之妙，治陈疴效有如神灵。窃恐无知草木，未必能如其所言，走何处作功，宛延而如意，有此特效异用耳？按青主自夸神妙处全仿《石室秘录》口气，用药说理亦多近之，是其所本，似非全杜撰也。故以录存，以备临证实验也。

【熟地萸肉参术苓，黑姜黑芥车前柏。】

原方芥穗不炒黑，余以为炒黑佳，故易之。其白术土炒，车前酒炒，萸肉蒸用之也。

【药本平常理太玄，记而待验非无益。】

此方药亦平常，恐无其所言之玄妙，但记而待验亦非无益也。又青主谓：此症须宜寡欲，服本方后当忌房事数月；否则反复不能痊愈，此为确论也。以上数法量体所宜，增损用之。

【阴疮阴挺阴肿痒，诸般隐疾理相同，大旨都缘不洁起，肝火湿热蕴其中。】

诸症多由不洁而来，以致肝火湿热蕴结于内，化生种种病症也。

【隐疮之证名曰䘌，䘌蚀成疮脓水滴，时疼时痒若虫行，少腹胀急溺赤涩。】

妇人阴疮，其名曰䘌。由七情郁火，气血凝滞，湿热下注，久而虫生，虫蚀成疮，脓水淋滴，时疼时痒，有若虫行之状，小腹胀急，小便赤短频数，是其证也。

【阴挺下脱即㿗疝，突物如蛇如菌形。】

阴挺乃阴中突出一物，如蛇、如菌、如鸡冠者，不一其状，即古之㿗疝类也。总源湿热蕴蒸而成。

【湿热作肿虫作痒，】

湿热蕴发，气血凝滞，则为肿。湿热生虫，则为痒也。

【清肝湿化无疑情。】

治此等症，总不出清肝火、化湿热一法之外。

【加味逍遥导赤散，龙胆泻肝汤更精。】

加味逍遥散、导赤散均为此等证要方，而龙胆泻肝汤更属必用主方之重者。

【当归生地龙胆草，黑栀黄芩甘草生，木通泽泻与车前，湿热隐疾无不灵。】

前阴湿热诸隐疾重症用之，靡不灵效者。龙胆泻肝诚佳方也。

【脾胃弱人则当慎，】

若脾气虚弱，胃气不强之体，纵有下焦湿热之证，则此方须当慎用，以寒凉太过恐其伤中败胃也，不如加味逍遥平稳矣。

【寒中之弊亦可惊。】

下热未除，中寒复起，清凉太过每有寒中之流弊，此亦宜注意者也。须视体之强弱，症之新久，而分别取舍焉。

【湿热肿痛溺赤数，气虚重坠便长清。】

若气虚下脱之癞疝，则但重坠而不肿痛，小便则清长而不数，此分别虚实之明证也。须问证时细辨也。

【肝脾郁结与气虚，】

若非湿热实症，上方不应反甚，或日久不愈，渐见虚象者，从肝脾郁结，中气下陷论治之，如下方治。

【补中益气合震灵(47)。】

虚证阴挺、癞疝以补中益气汤合震灵丹，甚效。

【加味逍遥与归脾，补泻兼施六味寻。】

六味丸三补三泻，肾水亏而有湿热者，最宜之。若肝脾郁结，则归脾汤合加味逍遥散，最佳。中气虚下脱，则补中益气法为妙，当各随所见，审脉合症而用之也。

【九味芦荟出《心悟》，】

统治阴部隐疾，痔、蚀、疮、肿诸症亦治。实证方也。

【归芎芍草木香并。】

五味和血调气，治其本也。

【龙胆草与胡黄连，】

二味泻肝火，化湿热，治其标也。

【芦荟芜荑法精省(48)。】

二味化湿热以杀虫，治其症也。盖根本由气血瘀滞而生肝火湿热，由湿热蕴蒸而生虫蚀耳。此方配制甚精矣，故附录之，备用。龙胆草用老酒炒，木香、甘草各三钱、芦荟五钱，馀均一两，米糊丸每服一钱至钱半，开水送下之。

【若化湿热以杀虫，调气和荣为最胜。】

此丸之大法如此，着实可取。

【妇人疣痃两胁痛，】

内服龙胆泻肝汤。

【蕲艾防风大戟熏。】

洗之方，用防风三钱，大戟一钱，艾一团，三味共熬汤，熏洗疣痃经痛处。

【枳实陈皮炒热腾，】

方均出《金鉴》。所谓腾方者，是乃以枳实、陈皮各等分，研为末，炒热腾之也，腾者即以薄布包药末，乘热熨运之意。

【其肿可消痛可平。湿热生虫阴户痒，】

内服逍遥、龙胆等方。

【桃仁膏合雄黄末。】

桃仁三钱，研膏，雄黄三钱，二味研匀，纳阴户中，渐愈。

【阴挺外治蛇床子，乌梅煎汤熏洗之。】

蛇床子五钱，乌梅九枚，二味熬汤，乘热时熏洗之。

【藜芦为末猪油调，外敷之法亦可施。】

阴挺内服逍遥、泻肝等方，外用洗敷二方，无不愈者。

【阴冷宿寒客子脏，桂附地黄温暖下，吴萸干姜蛇床子，远志为末绵裹纳。】

四味研细末，绵裹之，纳阴中，一日二次换之佳。

【经水不利藏坚癖，中有干血下白多，外纳须用矾石丸，矾石杏仁二味和。】

二味末之炼蜜丸，枣核大，纳阴中，此《金匮》方。专治癖积下白物，即今人所称白带也。可征古人治此，重在去浊。

【阴疮蚀用狼牙汤，一味煎汤外洗嘉。】

狼牙三钱，煎汤，以绵裹药如茧，浸汤透，乘温熏洗阴中，日三、四次，《外台》加苦酒尤妙，亦《金匮》方也。

【阴中突肉名阴痔，黄水易治白难治。】

流黄水属湿热胜，故易治。流白水则属虚亏之，故难治。其理至明也。

【乌头一味烧存性，酽醋熬熏消散是，内服逍遥与泻肝，补中归脾随证使。】

流黄水湿热者，可用逍遥、泻肝诸方。若流白水者，则非归脾、补中益气不可矣。量其虚实斟酌行之可也。以上外治方，除《金匮》二方外，均出《金鉴》所载也。

【妇人咽中如炙脔，】

自觉喉中有物梗塞，吐之不得，吞之不下，视之却无形踪，后人名之为梅核气也。

【吐之不得吞不能，视之无形梅核气，若辛泄气方有灵。仲景半夏厚朴汤，半朴生姜苏叶苓。】

仲景治此有专方，即半夏厚朴汤是也。其方苦辛开泄，疏通气分，降气散结，最佳也。

【结者散之意如此，四七汤即此别名。】

后人四七汤，即此方也。以治一切气郁之证，极有功用，不可不知。

【若是气火所结者，】

若是阴虚火旺人，气火结成梅核气者，则上方嫌温辛太过，当以下列方法易之。

【乌梅黄连黛蛤散，蒌贝海石杏桑皮，绿萼枇杷叶等齐。】

气火上冲致成梅核气者，则上列诸药为最合也。

【独笑独悲畏人见，神虚夜梦思邪侵，归脾汤调辰砂珀，定志宁魂以清心。】

妇人梦与鬼交症，等于男子梦遗，极普遍，惟多不肯言耳，大抵皆虚羸之体，心脾亏损，神无所护，邪侵正位，魂魄不宁而成。故《金鉴》以归脾为主，养心脾之虚，调辰砂、琥珀以镇定之法，甚善也。

【鬼交治与梦遗同，】

大抵治法与男子梦遗相同，可类推之。

【育阴制火脉弦(49)寻。】

梦交与梦遗多由阴亏相火盛所致，盖七情郁结，所欲不遂，相火妄动，每成此症也。寡妇与尼姑、室女尤属乎此因者，最多。但以脉弦出寸，一法辨之，无不得也。

【间日不寐症奇特，】

间一日不寐症，甚奇，特妇人患之者多，盖女子以肝为先天，肝以血为养，又最多抑郁七情，此症缘由血不养肝，肝虚郁抑而生也。自古无言及者，费氏《医醇》始发明之，甚可佩也。产后患此者为尤甚。

【《医醇》论治重厥阴。甲乙归脏珍珠母，龙齿丹参柏子仁，生地柴胡归芎薄，红枣合欢夜交沉[50]。】

诸味成方，名甲乙归脏汤。实则从逍遥药加味增入，柔养镇定安神之名是也。柴胡升，沉香降，同用殊有意义，此方乃费氏自制，非古方也，惟用之颇有效。

【女科大略都已具，熟诵方能变化新。知其要者一言终，不知其要徒劳神。此中颇有精微处，】

虽属普通方法为多，亦颇有各家精义在焉。

【勿负辛勤一片心。】

注释及校订：

(1) 生化汤：(夏氏珍藏本的歌诀和注释如下，供参照。)产后首用生化汤，行瘀化块最为良；生化芎三归八钱，炮姜炙草五分添，再加桃仁十四粒，童便水酒各半煎。生化汤，系《景岳全书》引钱氏方。《心悟》减甘加益母，分量均以减半偿。《医学心悟》之生化汤，去甘草，加益母草，用量亦减半。

(2) 生化汤加味诸法：加参生化、木香生化、加味生化、安神生化，均见《傅青主女科》。

(3) 归姜汤：见《医学心悟》。枣仁、大枣、黑姜、当归。

(4) 圣愈汤：见《医宗金鉴》。即佛手散加熟地、当归、芍药养血，人参、黄芪补气，均佛手散加减法也。

(5) 旋覆花汤：出《金匮要略》。原治妇人半产漏下。旋覆花通血脉，葱通冲任，新降祛瘀活血。

(6) 独胶汤：阿胶激浊扬清，为血崩无上圣药。此小品佳方也。

(7) 救败求生汤：见《傅青主女科》。人参、当归、白术、熟地、山萸、山药、枣仁、附子。

(8) 清魂散：见《医宗金鉴》。药用黑荆芥一两，配人参、炙草以益气止血；泽兰叶、川芎活血止血。

(9) 育阴柔阳镇纳法：王孟英方，无方名。用牡蛎、紫石英、龟版、鳖甲、琥珀以潜藏孤阳浮越；淮小麦、甘草、大枣、丹参育阴柔阳以助镇纳。源由血少下厥而亢也，亢者镇之。孟英此说，实出《金匮》，真乃读书得洵者。血晕，败血上冲，用救败求生汤；瘀血内阻用佛手散、夺命丹。血晕郁冒，有邪和解，外有寒热之形，用小柴胡汤或清魂散；无邪镇纳，用王孟英法。

(10) 救晕至圣丹：出《石室秘录》。此是理中合四物，减除芍草因守中。(夏氏珍藏本有以上歌诀两句。)

(11) 补气解晕汤：出《傅青主女科》。用人参一两，生黄芪一两，当归一两，黑芥穗三钱，姜炭一钱。青主书，非杜撰也，如此则合。《石室》二方，为之加减有法。补气解晕汤实胜原制，余无意得其所示，记以示后。

(12) 七珍散：见《医宗金鉴》。人参、生地、石菖蒲、川芎、辰砂、防风、细辛。产后不语，心肾脉络不通也，言为心声，少阴之脉系舌本。此方通心肾，沟脉络，甚佳，妙！《金鉴》以为败血冲心，乃大误，此方非去败血之品也。余按沈尧封治经行音哑，用细辛少许，方即从此化出也。

(13) 地黄饮子：出《宣明论方》。《沈氏女科》用生地、山药、茯苓、归身、肉桂、远志肉，即从地黄饮子变化而来。余意《金鉴》用八珍加味，不如河间地黄饮子为合也。

(14) 六神汤：见《沈氏女科》。半夏、胆星、石菖蒲、旋覆花、橘红、茯神，乃是祛痰开泄宣通之法。

（15）安神定志丸：出《医学心悟》。人参、远志、茯苓、茯神，石菖蒲，龙齿，乃是养心安神定志之法。《杂病源流犀烛》加麦冬、酸枣仁、牛黄、朱砂则功更强。

（16）花蕊石散：即蕊石散。（夏氏珍藏本的歌诀和注释如下，以便参照。）冲心发狂花蕊石，龙齿清魂失笑当。败血冲心而致发狂者，用花蕊石散、龙齿清魂散（见《张氏医通》振颤门，龙齿、远志、人参、归身、茯神、麦冬、桂心、甘草、延胡索、细辛）、失笑散合而用之。

（17）安心汤：出《傅青主女科》。（夏氏珍藏本有以下歌诀及注释，供参照。）若脉虚大发狂者，《准绳》治之另有方，生地荷叶牡丹皮，煎汁冲末生蒲黄，青主再以归芎主，合煎易名安心汤。用当归二两，川芎一两，生地五钱，牡丹皮五钱，生蒲黄二钱，干荷叶一片。补心血，清血热，安心神。应用于败血上冲，脉大而虚，发热狂言奔走。生地、丹皮之凉有归芎，不为害也；荷叶引邪而外出，可通七窍；更佐蒲黄以化瘀，祛恶露之力尤强，是以《准绳》方合佛手散也，可见其学有本源，非妄测臆造也。唯药后狂定，恶露下，不可多用，免取咎也。

（18）五积散：出《太平惠民和剂局方》。白芷、川芎、甘草、茯苓、当归、肉桂、白芍药、半夏、橘皮、枳壳、麻黄、苍术、干姜、桔梗、厚朴。

（19）平胃散：出《太平惠民和剂局方》。苍术、厚朴、橘皮、甘草。

（20）来复丹：见《太平惠民和剂局方》。硝石、硫黄、玄精石、五灵脂、青皮、橘皮。

（21）升阳益胃汤：出《脾胃论》。黄芪、半夏、人参、炙甘草、独活、防风、白芍药、羌活、橘皮、茯苓、泽泻、柴胡、白术、黄连、姜、枣。

(22) 内补当归建中汤：出《千金方》。当归、桂枝、芍药、生姜、甘草、大枣、饴糖，去血过多，崩伤内衄不止，加地黄、阿胶。

(23) 竹叶汤：出《金匮要略》。加防风，解外之风邪；新产多汗加人参固表之脱；复加桔梗及主药竹叶以解表热。原方之附子不合，当从《活人书》为是。若头项强加附子；呕者，加半夏。

(24) 竹皮大丸：出《金匮要略》。甘草七份，生竹茹、石膏各二份，桂枝、白薇各一份。热重倍白薇，烦喘加枳实。原书作“柏实”，《活人书》作枳实，余谓仲师用柏实甚罕，当是枳实之误也。

(25) 当归生姜羊肉汤：出《金匮要略》。腹中寒证亦主之，虚劳不足亦可尝。当归三两，生姜五两，羊肉一斤，去脂。若寒多加重生姜，痛多而呕加橘皮、白术。《千金方》加芍药二两，审脉必须弦，若脉沉细，仍用原方为佳。可作食疗。

(26) 枳实芍药散：出《金匮要略》。适用于腹痛拒按，腹满不得卧，属实；烦则血热，用枳实烧令黑，能入血行滞，同芍药为和血止痛之剂也。顾胃气，以大麦粥和服。

(27) 下瘀血汤：出《金匮要略》。大黄、桃仁、䗪虫。

(28) 橘核丸：见《济生方》。橘核、昆布、海藻、山楝子、桃仁、厚朴、木通、枳实、延胡索、桂心、木香。

(29) 天岩蜜丸：出《千金方》，一名桂心汤。治产后心痛，四肢厥逆，唇甲青白。地黄、当归养血补虚，芍药，甘草缓急止痛，肉桂、吴萸、干姜温中散寒，配合细辛、独活温通散寒，远志安神。原方熟地黄，《济阴纲目》生熟同用；应以干易熟为妥，既可养血又不滋腻，亦可减桂、萸、姜之辛燥。

(30) 蜀椒汤：出《千金方》。治产后大寒，谓心痛者，皆胃痛之近上者；真心痛指青超节，主死。此方蜀椒、桂心祛寒，芍药、当归和血，茯苓，半夏化痰和胃，人参，甘草扶正缓中，再含姜汁，白蜜辛通甘缓，方药配合极有意义，可熟记。《千金》两方，与大小建中汤相近，惟易饴为蜜。《千金》方之佳者，如杜诗、韩文，极有醇味厚重，非后人所制之方，浇薄可比也，故仲师下即此书。

（31）川芎茶调散：出《太平惠民和剂局方》。薄荷、香附、川芎、荆芥、防风、白芷、羌活、甘草。为末，每服二钱。茶水调服。

（32）凉膈散：出《太平惠民和剂局方》。连翘、大黄、芒硝、甘草、栀子、黄芩、薄荷、竹叶、蜂蜜。

（33）独活寄生汤：出《千金方》。治产后腰痛而兼有发热怕风，脊背腿膝骨节酸痛者，参、苓、炙草、地、归、芍、芎补产后气血不足，杜仲、牛膝补腰膝，秦艽、防风、细辛、桂枝祛风散寒。若产后独腰痛，去风药即可。《严氏济生方》之蠲痹汤，亦可应用，归芪益气补血，羌、活祛风，赤芍、姜黄引血中之气，姜枣调和营卫，方佳可法。

（34）桃仁汤：出《医学心悟》。

（35）化肝煎：出《景岳全书》。丹皮、陈皮、青皮、芍药、栀子、泽泻、土贝母。

（36）三甲复脉汤：出《温病条辨》。炙甘草、生地黄、白芍药，生牡蛎、麦门冬、阿胶、火麻仁、生鳖甲、生龟版。

（37）木通猪蹄汤：见《医宗金鉴》。《沈氏女科辑要笺正》认为“鲜猪蹄汤，滋液助血，确是佳品，只此一味，淡煮清汤啜之，已是有余，何必更以木通苦之。”通草易木通，遵《济阴纲目》方。王不留行亦可加用，俗称“妈妈多”。一味山甲，名涌泉散，见《沈氏女科》。《妇人良方》用赤小豆煮粥食之，即可通乳。

（38）免怀散：见《医宗金鉴》。当归尾、赤芍药、红花、牛膝。

(39) 鹿角散：见《医宗金鉴》。鹿角、甘草。外敷鹿角散，再内服银翘散（《金鉴》连翘散）。

(40) 黄芪当归散：见《医宗金鉴》。黄芪、当归、人参、白术、芍药、甘草、猪或羊肠。

(41) 下闭开上法：瓜蒌、川贝母、桑白皮、紫菀、桔梗等是也。

(42) 小温经汤：出《太平惠民和剂局方》。麝香、琥珀、没药、细辛、桂心、赤芍。

(43) 两收汤：见《傅青主女科》。人参、白术、川芎、熟地、山药、山萸、芡实、扁豆、巴戟、杜仲、白果。

(44) 收膜汤：见《傅青主女科》。黄芪、人参、白术、白芍、当归、升麻。原丹溪法也。

(45) 膏发煎：见《金匮要略》。猪膏、乱发。

(46) 引精止血汤：见《傅青主女科》。人参、白术、茯苓、熟地、山萸、黑姜、芥穗、车前子。

(47) 震灵丹：出《太平惠民和剂局方》。禹余粮、赤石脂、紫石英、五灵脂、代赭石、乳香、没药、朱砂。

(48) 九味芦荟丸：出《医学心悟》。当归、川芎、芍药、木香、甘草、龙胆草、胡黄连、芦荟、芜荑。

(49) 滋阴制火法：如地黄、山药、莲肉、女贞子、旱莲草、龟版、黄柏、知母、竹叶、连翘等药是也。

(50) 甲乙归藏汤：出《医醇賸义》。珍珠母、龙齿、丹皮、人参、柏子仁、生地、柴胡、当归、川芎、薄荷、红枣、合欢皮、夜交藤、沉香。

附：西溪书屋夜话录歌诀

《西溪书屋夜话录》王旭高著，详论治肝病各法，极其精粹，惜只此一段耳，想非全璧，其余不可问矣，兹撰为歌括以备采用。

肝气、肝火、肝风三者同出异名，其中侮脾、乘胃、冲心、犯肺、夹寒、夹痰、本虚、标实种种不同，故肝病最杂，治法最广，姑录大略于下：

肝气肝风与肝火，三者同出而异名，冲心犯肺乘脾胃，夹寒夹痰多异形，本虚标实为不同，病杂治繁宜究情。

肝　气

肝气自郁于本经，两胁气胀或疼痛。疏肝理气香附郁，苏梗青皮橘叶平，兼寒吴萸热丹栀，兼痰半夏与茯苓。疏肝理气法。疏肝不应宜通络，营气室痹辛润行。辛润以通络道也。络脉瘀阻归须桃，旋覆泽兰新绛增。兼通血络也，疏肝通络法。肝气胀而疏更甚，归膝杞柏（柏子仁）柔肝认。兼寒（加）肉桂与苁蓉，兼热（加）天冬生地审。柔肝法。缓肝之急经方好，白芍橘饼甘麦枣，肝气甚而中气虚，此方变化无穷奥。此经方淮麦甘枣汤加芍药、橘饼两味也，此方天士最喜用之，平淡而神奇，善用之，变化不测也。历来验案甚多，乃女科要方，余亦屡用，获奇效。

培土泄木用六君，吴萸白芍木香临。脘腹胀痛肝乘脾，疏木温中法意深。温中疏木，黄玉楸惯用此法。黄坤载立法大意胆胃宜降，肝脾宜升，而以脾胃为升降之枢机也。此中尚有微旨，如桂枝柴胡一类是升疏，所谓木喜条达是也，吴萸、川楝、白芍之类为降泄而非疏泄矣。疏泄二字当分析，各有其所宜，逍遥散是土中疏木，抑气、四七之类则土中泄木也。疏是竖，达其郁结，泄是横，《局方》四七汤桂、草、参、夏四味：不用一味理气药，而能泄其有馀，是方合疏泄，二者均用之，与逍遥又微有不同也。须辨。治七情之气，与逍遥散同，极堪玩味，其用意深也。脘痛呕酸肝犯胃，泄肝和胃法亦异。与肝乘脾之治，又异途也。二陈汤合左金丸，金铃白蔻犹同意，泄肝和胃法与疏木温中法不同，却是相对之治，研究二者用药之分，思过半矣。抑肝肝气冲于肺，猝得胁痛暴上气。喘主吴萸（汁）炒桑皮，苏梗杏仁橘红汇。抑肝法。泄肝肝气上冲心，热厥心气用左金，金铃子散寒椒桂。寒加椒桂。寒热俱有连芍均，仍入川连或再入白芍。泄肝主法苦辛酸，三者错综随证任。疏肝法。以上治肝气诸法，虽为吾人日常所用者，但能分别精切，用之适合，亦殊不易矣，药均和平之品，惟从此化裁之，则变化无穷，举一反三，其有裨于临床实用殊非鲜也。天士于此一门大有妙旨，脾胃及木乘土两篇中妙绪不穷，宜细考研之备用。

治肝八法：

疏肝理气法——香附、郁金、苏梗、青皮，橘叶。

疏肝通络法——旋覆、新绛、归须、桃仁、泽兰叶。

柔肝法——当归、杞子、柏子仁、牛膝。

缓肝法——炙甘草、白芍、大枣、橘饼、淮小麦。

培土泄木法——六君加吴萸、白芍、木香。
泄肝和胃法——二陈、左金、白蔻、金铃。
抑肝法——苏梗、杏仁、橘红、吴萸汁炒桑皮。
泄肝法——金铃、延胡、吴萸、川连。

肝　风

气有多馀便是火，内风多从火发生，阳亢上冒巅顶甚，血虚旁走四肢轻。肝风一症虽多上冒巅顶，亦能旁走四肢，上冒者阳亢居多，旁走者血虚为甚也。肝风初起头目眩，息风和阳即凉肝，羚羊钩钩白蒺藜，决明甘菊丹皮攒。息风和阳而不效，潜阳便是滋肝著。即滋肝法。牡蛎生地女贞子，菊花阿胶同白芍。肝风旁走四肢麻，经络牵拘掣不和，养血息风归杞膝，首乌生地蔚天麻。茺蔚子即三角胡麻也。此法即养肝也。培土宁风亦缓肝，即缓肝法也。中虚纳少肝风逆，宜滋阳明泄厥阴，参甘玉竹芍菊麦（冬）。暖土以御寒风法，此法治肝实补中也。近效白术附子汤。见《金匮》——术附草姜枣。风虚头重眩苦极，不知食味服之康。是煖土以御寒风之法，此法用之得其当者极有神效，余曾多次验过，可见经方之神奇，苟能药证相合，其功力迥非后贤制方所能比拟也。凡头眩重苦极，伏枕不能稍转动，动则眩晕欲死，与普通眩晕不同，且服滋阴潜镇反甚，而脉软弱无弦劲之象，苔证无热状，可进温药者，以此方投之甚验，出于意料之外也。余按此方亦可名暖肝之法也。外风引动内风者，搜肝即是搜风旨，羌独荆防薄蔓荆，天麻僵蚕白附子。一法曰搜肝之外有此搜风一法。凡人必先有内风而后外风，亦有外风引动内风者，故肝风门中每多夹杂，则搜风之药亦当引用也。此条本属后附之法，不在此间，余因暖土御风之例，而移置于此，以便比较而资参考。内风外风每多夹杂，旭高已先言之，则列入其中亦分所当也。

肝风六法：

息风和阳法（凉肝）——羚羊、钩钩、丹皮、菊花、决明、蒺藜。

息风潜阳法（滋肝）——牡蛎、生地、女贞、元参、白芍、菊花、阿胶。

养血息风法（养肝）——生地、归身、杞子、牛膝、天麻、首乌，三角胡麻。

培土宁风法（缓肝）——人参、甘草、麦冬、白芍、菊花、玉竹。

暖肝御寒风法（暖肝）——近效白术附子汤。

搜外风法（搜肝）——天麻、羌独活、薄荷、蔓荆、防风、荆芥、僵蚕、白附子。

肝　火

肝火游行于上焦，上下内外无不利，如目红、颧赤、痉厥、狂躁、淋闭、疮疡、善饥、口渴、呕吐、不寐、上下血溢，皆是也。清肝羚羊丹栀芩，竹叶连翘夏枯草。泻肝当归龙荟丸，龙胆泻肝泻青合。肝火上炎清不已，清肺制木《内经》出，清金以制木之亢逆，制肝之法亦即法其所主也，治其所主之法出于《内经》，五脏皆然，其用甚溥也。沙参石斛天麦冬，玉竹枇杷（叶）石决好。补母六味大补阴。肝火盛，清之不应，当益肾水，乃虚则补母之法，亦乙癸同源之义也。泻子黄连与甘草，肝火实者，兼泻其子，乃实则泻子也。郁怒伤肝用化肝，化肝煎，张景岳方。气逆动火生烦热，青陈丹栀芍泽贝，胁痛胀满或动血，方名化肝煎，是清化肝经之郁火也，肝火本脏之治三。清、泻、化是也；隔脏之治三，补母、泻子、清金是也。

肝火六法：

清肝法——羚羊、丹皮、山栀、黄芩、竹叶、连翘、夏枯草。

泻肝法——当归龙荟丸、龙胆泻肝汤、泻青丸（龙胆草、山栀、大黄、川芎、当归、羌独活、防风、竹叶）。

清肺制木法——沙参、麦冬、石斛、天冬、玉竹、枇杷叶、石决明。

补母法——六味丸、大补阴丸。

泻子法——黄连、甘草。

化肝法——化肝煎（青皮、陈皮、丹皮、山栀、白芍、泽泻，贝母）。

治肝诸法（补、镇、敛、温、平、散）

补肝沙苑（制）首乌（菟）丝，杞子枣仁萸肉脂（麻）。镇肝牡（蛎）（石）决龙首齿，金箔青铅代赭磁（石）。敛肝乌梅木瓜（白）芍。三者随宜皆用之。此三法无论肝气、肝风、肝火，相其机宜，皆可用之。肝寒温肝（吴）萸（蜀）椒（肉）桂，如肝有寒，呕酸上气，宜温肝法，参姜加入中虚治，兼中虚胃寒加人参干姜即大建中法。平肝蒺（藜）（金）铃橘叶钩（藤），散肝达郁逍遥是。木郁达之，逍遥散是也，肝欲散，急食辛以散之，即散肝也。

补肝四法（气、血、阴、阳）

补肝气法效堪夸，白术天麻与菊花，细辛生姜辛以补，羊肝杜仲用相和。归芎膝断补肝血，苁蓉（川）椒（肉）桂补肝阳。肝阴地黄（白）芍乌梅，四法精研细审详。按此治肝诸法极为详备，条条皆是实用之方，非凿空谈玄者比也，都从叶氏案中得来。

（姜宜孙整理，录《上海中医药杂志》1983年第三期）

跋

“余朽迈而又罹癌症，尚有著作若干，冀能校正付梓。”忆1972年，程师门雪患恶癌住吾病区，病危之际，嘱咐吾等弟子。1978年，科学的春天来临，吾佽助夏玲医师整理《妇女经带胎产歌诀》二万余言，陆续发表于《上海中医药杂志》。1981年中华全国中医学会内科学会成立，在武汉晤张老镜人，闻及吾等夙有校勘程师遗著之心，欣然把珍藏之《伤寒论歌诀》、《妇科摘要歌诀》手抄本献出。《伤寒论歌诀》程师花甲寿已作析疑纠谬，又有张老镜人重力迻录校订，付梓时未作改动。《妇科摘要歌诀》由于弟子辗转传抄，阙漏传讹甚多。遂以张氏珍藏本为蓝本，根据夏氏珍藏本（即《妇女经带胎产歌诀》）参照校订，逐一注明，裒集成《书种室歌诀二种》。“书种室”、“晚学轩”均是程师晚年号，系取勤奋学习，到老不倦之意。

读先师之遗著，朗朗顺口，易懂易记，能启蒙初学，足为后学规矩准绳，亟为重梓，以广其传，并志纪念。

张　天

癸亥年仲春月望日

本书整理过程中，上海中医学院青年教师何新慧、周西任等同志协助工作，特此致谢。